GOLDMANN
Lesen erleben

Buch

Fifty Shades of Grey hat die erotische Fantasie angeheizt und neugierig gemacht auf die Möglichkeiten, die heißer, ungewöhnlicher Sex mit Handschellen und Fesselspielen, Unterwerfung und Dominanz bieten. Doch die Frage nach der praktischen Umsetzung eines solchen Abenteuers bleibt. Deshalb machte sich die zertifizierte Bodyworkerin und Erfolgsautorin Jaiya auf eine Entdeckungsreise zur dunklen Seite der Lust. Sie zeigt, wie Machtspiele, Fesselungen und aufregende Sinneseindrücke ohne großen Aufwand Einzug in jedes Schlafzimmer halten, und gibt Anleitung, mit der man die eigene erotische Psychologie versteht und die geheimsten Wünsche des Partners erkennt. Außerdem stellt sie Hilfsmittel sowie Regeln für alle Arten von »Kinky Sex« vor und beschreibt alle Methoden, mit denen man den Partner nicht nur fesseln, sondern in Ekstase versetzen kann. So kann jedes Paar eine ganz neue Dimension der sexuellen Erregung erleben und gleichzeitig die Verbundenheit in der Beziehung fördern.

Autorin

Jaiya ist zertifizierte sexologische Bodyworkerin, Tantra-Lehrerin sowie ausgebildete Massagetherapeutin. Die renommierte Autorin des Bestsellers »Fass mich an« bietet in den USA Seminare und Workshops zu erotischer Massage und sexuellen Techniken an.

Außerdem von Jaiya im Programm

Fass mich an (mit Jon Hanauer; auch als E-Book erhältlich)
Blow each other away (auch als E-Book erhältlich)

Jaiya

Erfüll mein geheimes Verlangen!

Der beste Sex mit aufregenden Fesselspielen

Mit Orgasmusgarantie

Aus dem Amerikanischen
von Annika Tschöpe

GOLDMANN

Alle Ratschläge in diesem Buch wurden von der Autorin und vom Verlag sorgfältig erwogen und geprüft. Eine Garantie kann dennoch nicht übernommen werden. Eine Haftung der Autorin beziehungsweise des Verlags und seiner Beauftragten für Personen-, Sach- und Vermögensschäden ist daher ausgeschlossen.

Die Namen der in diesem Buch erwähnten Personen wurden geändert und manche Geschichten miteinander vermischt, um die Anonymität der Dargestellten zu wahren.

MIX
Papier aus verantwortungsvollen Quellen
FSC® C014496
www.fsc.org

Verlagsgruppe Random House FSC®N001967
Das für dieses Buch verwendete FSC®-zertifizierte Papier
Classic 95 liefert Stora Enso, Finnland.

Dieses Buch ist auch als E-Book erhältlich.

1. Auflage
Deutsche Erstausgabe Mai 2015
Wilhelm Goldmann Verlag, München,
in der Verlagsgruppe Random House GmbH

Originalverlag: Harmony Books, an Imprint of the Crown Publishing Group,
a division of Random House LLC, New York
Originaltitel: Cuffed, Tied & Satisfied
Umschlaggestaltung: Uno Werbeagentur, München
Umschlagmotiv: Getty Images / YouraPechkin
Illustrationen: Stasia Burrington
Fotografien: Sequoia Emmanuelle
Redaktion: Dunja Reulein
Satz: Uhl + Massopust, Aalen
Druck und Bindung: GGP Media GmbH, Pößneck
KW · Herstellung: IH
Printed in Germany
ISBN 978-3-442-17536-9
www.goldmann-verlag.de

Besuchen Sie den Goldmann Verlag im Netz

Für Ian in der Hoffnung, dass unser Leben immer voller Ekstase bleibt.

– Deine Gebieterin Jaiya

Inhalt

Einführung

»Ich kann mir selbst nicht erklären, warum ich darauf stehe, gefesselt zu werden. Wahrscheinlich bin ich einfach nicht ganz normal.« Sandy sah nervös hinüber zu ihrem Ehemann, der mir noch immer nicht in die Augen schauen konnte. Die Frau, mit der er seit 20 Jahren verheiratet war, die Mutter seiner drei Kinder, offenbarte gerade ihr geheimes Verlangen, beim Liebesakt gefesselt zu werden. Sex war für die beiden eine absolute Privatangelegenheit, aber Sandy fehlte es im Bett an Würze. In ihren heißesten Fantasien wurde sie gefesselt und dominiert, doch ihr Ehemann Greg war ein sanfter, zärtlicher Typ, dem es nie in den Sinn gekommen wäre, eine Frau zu »verletzen« oder »respektlos« zu behandeln. Sandy sehnte sich danach, »genommen« zu werden, und nach der Lektüre der *Fifty Shades of Grey*-Trilogie konnte sie dem üblichen »Blümchensex« immer weniger abgewinnen. So kam es, dass sie Greg schließlich mit in meine Praxis geschleppt hatte.

Als Allererstes versicherte ich Sandy, dass ihr Verlangen absolut in Ordnung war und keinesfalls auf psychische Störungen oder eine traumatische Vergangenheit schließen ließ. Greg wiederum musste erfahren, warum seine Frau so erpicht darauf war, gefesselt und dominiert zu werden. Sandy erklärte ihm, dass sie sich dann richtig gehen lassen konnte und ihr die Vorstellung gefiel, dass ein starker Mann ihre Lust beherrschte. Das ist keineswegs ungewöhnlich; beim Sex spielen Schamgefühle eine große Rolle, sodass viele Frauen ihre Lust nur dann hemmungslos genießen können, wenn der Mann die Kontrolle übernimmt. Mir war klar: Wenn Sandy und Greg diesen Weg gemeinsam gehen wollten, würden sie gezielt daran arbeiten müssen. Besonders Greg – wenn er Sandys Leidenschaft dominieren sollte, musste er sich in Sachen Erotik vollkommen wandeln. Die beiden hatten noch viel zu lernen.

Die praktischen Fertigkeiten waren für Greg kein Problem, mit Seilen und Handschellen kam er auf Anhieb gut zurecht. Ungleich schwerer fiel es ihm, eine dominante Rolle zu übernehmen. Das entsprach nicht seiner Wesensart, und er kam sich dabei lächerlich vor. Nach und nach entdeckte Greg jedoch einige dominante Aspekte seiner Persönlichkeit, die er weiter ausbauen konnte, um Sandys Verlangen nach Unterwerfung gerecht zu werden. Er nahm das auf sich, weil er sie sehr liebte und eine lange, erfüllte Beziehung mit ihr führen wollte. Sandy strahlte über das ganze Gesicht, als sie mir überglücklich berichtete: »Ich hatte zum ersten Mal im Leben multiple Orgasmen, und die waren einfach *unglaublich*!« Greg grinste dabei von einem Ohr zum anderen, und auch ich musste lächeln, denn mir war klar, dass die Reise der beiden gerade erst begann.

Somatische Sexologin?

Ich habe den tollsten Job, den man sich vorstellen kann! Ich bin sexologische Bodyworkerin – das bedeutet, dass ich praxisbezogenen und körperorientierten Unterricht in Sachen Sexualität erteile. Nach dem durchschlagenden Erfolg von *Fifty Shades of Grey* konnte ich mich vor Anfragen kaum retten: Alle Welt wollte wissen, wie man die Praktiken aus dieser revolutionären Trilogie am besten umsetzt. Da ich meine Partner bislang noch nie gefesselt hatte, beschloss ich, mich *eingehend* fortzubilden, um meinen Schülern die richtigen Tipps geben zu können. Also tauchte ich so tief wie möglich in die Welt des »Kink« (darunter versteht man die verschiedensten nicht der Norm entsprechenden sexuellen Vorlieben) ein und eignete mir das nötige Fachwissen an.

Früher war ich ungewöhnlichen Sexpraktiken gegenüber nicht so aufgeschlossen. Vor vielen Jahren hatte ich einen Freund/Partner, der auf BDSM stand (BD = *Bondage/Discipline*, englisch für Fesselung und Disziplinierung, DS = *Dominance/Submission*, Herrschaft und Unterwerfung, SM = Sadismus und Masochismus). Er kam oft mit blauen Flecken und Striemen nach Hause, wenn er wieder mal einen Abend seiner Leidenschaft gefrönt hatte – nach meiner Vorstellung in düsteren, unheimlichen Verliesen. Ich konnte beim besten Willen nicht verstehen, was er daran fand. Wieso sollte man freiwillig Schmerzen hinnehmen oder einem geliebten Menschen Schmerzen zufügen? Ich hatte große Vorurteile gegenüber dieser furchteinflößenden Welt, über die ich allerdings kaum etwas wusste. Aber ich war mir sicher, dass dieser Mann, den ich eigentlich liebte, nicht ganz normal sein konnte.

Springen wir zehn Jahre weiter: Mittlerweile bin ich viel toleranter. Mein aktueller Partner steht auch auf Kinky Sex. Ich habe selbst »ungewöhnliche« Praktiken ausprobiert, die mein Sexualleben ungemein bereichert haben. Mein Partner und ich haben ein sehr inniges Verhältnis (und unglaublich heißen Sex).

Ich kenne die dominante und devote Rolle aus eigener Erfahrung und habe zudem sowohl in meiner eigenen Praxis als auch online unzählige Stunden Paarberatung geleistet. Ich weiß genau, was auf Männer und Frauen psychisch und körperlich erregend wirkt. Besonders viel Freude macht es mir jedoch, Anfängern die Welt der Machtspiele zu eröffnen – also quasi Kinky Sex aus dem Verborgenen ans Tageslicht zu bringen. Ich biete Orientierung in einem finsteren Wald und beleuchte dabei Dinge, die bislang als unheimliches Tabu galten, obwohl sie eigentlich der goldene Schlüssel zu wunderbar intensiver Lust und inniger Verbundenheit sind.

Ich möchte Ihnen klarmachen, dass es vollkommen in

Ordnung ist, wenn man auf Dinge steht, die andere anormal oder abartig finden. Es ist höchste Zeit, dass »Kink« gesellschaftsfähig wird.

So habe ich für dieses Buch recherchiert

Als »praxisorientierte« Sexologin suche ich unermüdlich nach den optimalen Methoden, mit denen sich die bestmöglichen Ergebnisse erzielen lassen – nicht nur für mich selbst, sondern für jedermann.

Natürlich könnte ich dazu Bücher lesen (das habe ich auch zur Genüge getan), wissenschaftliche Abhandlungen studieren (auch erledigt, und zwar alle, die ich finden konnte) und meine Erkenntnisse dann an Sie weitergeben. Ich finde jedoch, dass man nur richtig vermitteln kann, was man aus eigener Erfahrung kennt. Deshalb habe ich mit meinem Partner ein Experiment durchgeführt: Erst war ich 40 Tage lang seine Gebieterin, dann tauschten wir die Rollen, sodass ich 40 Tage lang von ihm dominiert wurde. So konnte ich Erfahrungen als weibliche Dom (dominierender Partner) und als weibliche Sub (sich unterwerfender Partner) sammeln und von Ian wertvolles Feedback bekommen. Dieses 40/40-Experiment hatte ungeahnte Folgen für meine Beziehung, die ich auf den folgenden

Seiten erläutern werde. Sie dürfen sogar einen Blick in unsere privaten Tagebücher werfen. Doch damit nicht genug: Ich besuchte auch verschiedenste Sexprofis, um so viel wie möglich »am eigenen Leib« zu erfahren. Am ersten Tag des 40/40-Projekts ging ich bei einer Dominatrix namens Ivy Young in die Lehre, die mir zeigte, wie man seinen Partner richtig dominiert. Einige der faszinierenden Insider, bei denen mein Partner und ich uns weitergebildet haben, werde ich Ihnen in den nächsten Kapiteln vorstellen. Bei der Arbeit an diesem Buch habe ich unglaublich wichtige Dinge gelernt – und zwar nicht nur für meinen Beruf. Mein Sexualleben, meine Beziehung und meine persönliche Psychologie spielen sich seitdem auf einer ganz anderen Ebene ab.

Das erwartet Sie in diesem Buch

Praxiserprobte Techniken mit garantiertem Erfolg

Sie haben sicher schon gemerkt: Ich scheue keine Mühen, um mich gründlich weiterzubilden. Ich lese und forsche gerne, dann setze ich das Gelernte in die Praxis um und gebe meine Erfahrungen weiter. Aus der Arbeit mit meinen Schülern lerne ich jedoch viel mehr als durch sämtliche Recherchen. Und auch Sie können von meinen Klienten lernen, denn Sie werden erfahren, mit welchen Problemen sie zu kämpfen hatten und wie sie diese meistern konnten. Die meisten Namen und manche Einzelheiten in den jeweiligen Berichten habe ich jedoch geändert – das war notwendig, um die Identität meiner Klienten zu schützen.

Eine neue Sichtweise auf Machtdynamiken, BDSM und Kinky Sex

Zu Beginn meiner Entdeckungsreise fand ich die Bilder und Ausdrucksweisen, die in der Welt des BDSM üblich sind, ziemlich verstörend. Das soll nicht heißen, dass diese Form des Kinky Sex falsch oder schlecht ist. Wenn Sie das antörnt – nur zu. Dieses Buch richtet sich jedoch in erster Linie an Personen, die BDSM vielleicht furchteinflößend oder verstörend finden, sich aber dennoch etwas mehr Spannung im Liebesleben wünschen.

Schluss mit den Mythen rund um außergewöhnlichen Sex!

Es ist mir ein großes Anliegen, mit bestimmten Mythen aufzuräumen, die sich um die menschliche Sexualität und insbesondere um sexuelle Tabus ranken. Ich habe eine Reihe von Freunden und Fans – gebildete Menschen, die ich zum Großteil gut kenne – zu ihren Ansichten über Kink und/oder BDSM befragt, und die Antworten haben mich sehr überrascht. Ich bekam fast ausschließlich Gerüchte und falsche Vorstellungen zu hören, sodass reichlich Aufklärungsarbeit vonnöten war. In Kapitel 2: *Definitionen, Mythen und Wegweiser – ach du meine Güte!* werde ich näher auf diese Mythen eingehen.

Es wird heiß!

Die folgenden Seiten sind prall gefüllt mit Tipps, Hilfsmitteln und Techniken, mit denen Sie künftig ein spannenderes und erfüllteres Sexleben genießen können. Sie sollten es an all Ihre Freunde weitergeben, und zwar mit den Worten: »Hier gibt es die *echten* Fakten zum Sex à la *Fifty Shades of Grey*!«

Dieser Ratgeber zeigt Ihnen, wie Machtspiele, Fesselungen und aufregende Sinneseindrücke sicher und ohne großen Aufwand Einzug in Ihr Schlafzimmer halten können. Das verleiht nicht nur Ihrem Liebesleben mehr Würze, sondern Sie werden eine ganz neue Dimension der sexuellen Ekstase erleben und gleichzeitig Ihre Beziehung und die Verbundenheit zu Ihrem Partner fördern. Ich habe sogar die Erfahrung gemacht, dass jemand, der Kinky Sex praktiziert, auch das Leben außerhalb des Schlafzimmers besser im Griff hat.

Ich erlaube Ihnen etwas, nach dem Sie sich vielleicht

schon lange sehnen: Sie dürfen in sexueller Hinsicht über den Tellerrand schauen. Sie dürfen unglaubliche Lust verspüren, Ihr innerstes erotisches Ich erkennen, sich in andere einfühlen, im Bett das fordern, was Sie sich wirklich wünschen, und die inneren Barrieren überwinden, die Sie an der höchsten Erfüllung hindern.

Ihre Gebieterin Jaiya bestimmt, dass Ihre Ausbildung nun beginnen kann.

Hier ein Vorgeschmack auf das, was Sie erwartet:

- Anleitungen, wie Sie Ihre erotische Psychologie und Ihre geheimsten Wünsche erkennen können,
- Tipps, Hilfsmittel und Regeln für Machtspiele,
- Techniken für faszinierende Sinneseindrücke,
- Methoden, mit denen Sie Ihren Partner ganz leicht fesseln können!

Und hiermit beginnt die Reise...

Warum macht mich das an?

Die letzten drei Stunden hatte ich damit zugebracht, meinen Geliebten genüsslich zu dominieren, ihn zu fesseln, mit ihm zu spielen, ihm süße Lust zu verschaffen und auch ein wenig Schmerz zuzufügen. Jetzt, da sein ekstatischer Orgasmus langsam abebbte, streichelte ich ihm ruhig den Rücken, bedeckte ihn mit zarten Küssen und sanften Bissen. Dann löste ich vorsichtig die Fesseln und massierte meinem Liebsten Handgelenke und Knöchel. Als ich ihm das Halsband abnahm, sah ich ihm tief in die Augen; unsere Sitzung war beendet. Er zog mich fest an sich. Unser Atem ging im Gleichtakt, gemeinsam genossen wir die wohligen Nachwirkungen. Schließlich sah ich zu ihm auf, um mich zu vergewissern, dass bei ihm alles in Ordnung war.

»Das war ganz unglaublich, sehr intensiv«, flüsterte ich leise, um den Bann nicht zu brechen. »Kann ich noch etwas für dich tun?«

Er holte tief Luft, seine Miene wurde etwas ratlos. »Ich kann einfach nicht begreifen, warum ich auf so etwas stehe. Klar, der Sex ist toll und wirklich heiß, aber ich kann mir nicht erklären, warum mich das so unglaublich scharfmacht.«

Diese Ratlosigkeit kenne ich nur zu gut. Nach vielen Gesprächen, nach unseren gemeinsamen Sitzungen und manchmal auch aus heiterem Himmel fragt Ian, mein Partner, mich immer wieder: »Warum macht mich das nur an?« Und genau diese Frage beschäftigte mich auch: Warum? Warum machen ihn bestimmte Dinge so ungeheuer scharf, und warum verspüre ich dabei solche Erregung, obwohl mein Körper gar nicht berührt wird? Warum wirkt es stimulierend, Macht über einen anderen Menschen zu haben, ihn herablassend zu behandeln oder ihm gar Schmerzen zuzufügen? Und wie konnte ich das jemandem »antun«, den ich so sehr liebe?

Als ich so neben Ian lag, neben dem Vater meines Sohnes, dem Mann, der seit fast zehn Jahren an meiner Seite ist und den ich bewundere, liebe und respektiere, dachte ich an das gewagte Abenteuer, mit dem wir dieser hartnäckigen Frage auf den Grund gehen wollten. Wir hatten gerade vereinbart, unser 40/40-Experiment zu starten. Gut möglich, dass sich dadurch manches für immer ändern würde. Vielleicht standen uns Erkenntnisse bevor, die wir lieber gar nicht erlangen wollten. Oder vielleicht würden wir noch heißeren Sex erleben, uns noch näher kommen und unsere eigene Erotik noch besser verstehen. Wir hatten uns vorgenommen, das gemeinsam herauszufinden –

das Risiko einzugehen und tief in eine Welt der Erotik einzutauchen, in der wir zum ersten Mal Seite an Seite lernen würden.

Jaiyas Tagebuch: Dominant/Tag 2

Gestern Abend hat Ians Ausbildung begonnen. Ich werde ihn nun 40 Tage lang dominieren. Ich bin sehr gespannt auf dieses Abenteuer und fühle mich schon jetzt ganz anders. Ich kann es kaum in Worte fassen – irgendwie hat sich zwischen Ian und mir bereits jetzt etwas verändert. Ich muss lächeln, wenn ich ihn ansehe, ich spüre eine gewisse Spannung, eine Energie, die sich nur schwer beschreiben lässt. Als wären wir wieder frisch verliebt …

Wir haben mehrere Jahre gebraucht, um so weit zu kommen: dass er sich für seine Fessel- und Unterwerfungsfantasien nicht mehr schämt, sondern sie sich eingesteht und mir anvertraut. Obwohl ich als Sexologin Tag für Tag mit den intimen, geheimen sexuellen Wünschen anderer Menschen zu tun habe, obwohl ich Ian akzeptiere und liebe, obwohl wir einige der intimsten Momente unseres Lebens miteinander geteilt haben, fiel es ihm schwer, mir seine ungewöhnlichen Vorlieben zu gestehen. Ich musste erst ein sicheres Umfeld schaffen, ihn voll und ganz akzeptieren und ihm versichern, dass sich diese Akzeptanz niemals ändern würde, ganz egal, was er mir offenbaren sollte. Wir beide wollten der Sache auf den Grund gehen. Warum findet er Fesselspiele und Unterwerfungsfantasien so erregend?

Viele Menschen müssen erst die Frage nach dem *Warum* beantworten, bevor sie sich richtig gehen lassen, alle Scham ablegen und ungehemmt Spaß haben können – sie brauchen sozusagen eine Erlaubnis für das, was sie vorhaben. (Wenn das Warum für Sie keine Rolle spielt, können Sie dieses Kapitel gerne überspringen und sich sofort dem nächsten widmen.) Ich habe mich intensiv mit dieser Frage befasst, habe Hunderte von Büchern, Artikeln und Aufsätzen studiert, Forschungsberichte und Studien gelesen, professionelle Dominas, Sadisten und devote Menschen befragt, mit Therapeuten gesprochen und unzählige Male »Warum?« gefragt. Warum finden manche Menschen Sex anregend, der nicht unseren kulturellen Vorstellungen entspricht? Warum ist Unterwerfung ein Aphrodisiakum? Warum werden manche Personen gern gefesselt? Warum tragen einige Männer gern Damenunterwäsche, während andere das Gefühl von Leder auf der Haut lieben? Warum kann Schmerz ein Genuss sein? Warum wirkt eine bestimmte Fantasie auf meinen geliebten Partner so erregend, dass ihn der bloße Gedanke daran ganz heiß macht? Warum blüht er in ungeahnter Weise auf, wenn ich ihn dominiere? *Warum, warum, warum...*

Was motiviert uns dazu, etwas Ungewöhnliches auszuprobieren?

Ein aufschlussreicher Blick in die Geschichte

> Letztendlich geht es darum, bis ins Gehirn vorzudringen und das Bewusstsein maßgeblich zu verändern. Schon im Altertum wusste man, wie sich das erreichen lässt – durch Schmerz, körperliche Veränderungen, chemische Experimente, spirituelle Verzückung. Die »Modern Primitives« halten dieses Wissen am Leben.
>
> – Flagg, *The Forked Tongue*

Niemand weiß genau, wo das, was man heutzutage als Kinky Sex bezeichnet, seinen Anfang genommen hat. Es steht jedoch außer Frage, dass in allen Kulturen der Welt in jeder Epoche »ungewöhnlichem« Sex gefrönt wurde. In unserer modernen Kultur sind Macht, Fesselung und bestimmte Empfindungen allerdings mit einem tiefen Schamgefühl verknüpft. Dabei sind Lust, Macht und Züchtigung so sehr Teil der menschlichen Erfahrungswelt, dass sie in der Kunst sowie in Texten wie dem *Kamasutra* verewigt wurden.

Ich finde, es ist höchste Zeit, dass wir unsere außergewöhnlichen Neigungen akzeptieren, sie ausleben und genießen!

Die wohl älteste Darstellung einer erotischen Züchtigung findet sich in einer etruskischen Grabstätte (aus dem Jahr 490 vor unserer Zeitrechnung). Das Bild zeigt eine erotische Szene mit zwei Männern und einer Frau. Einer der Männer züchtigt die Dame mit einem Stock, der andere schlägt sie mit der Hand. Und alle drei scheinen dabei ziemlich viel Spaß zu haben!

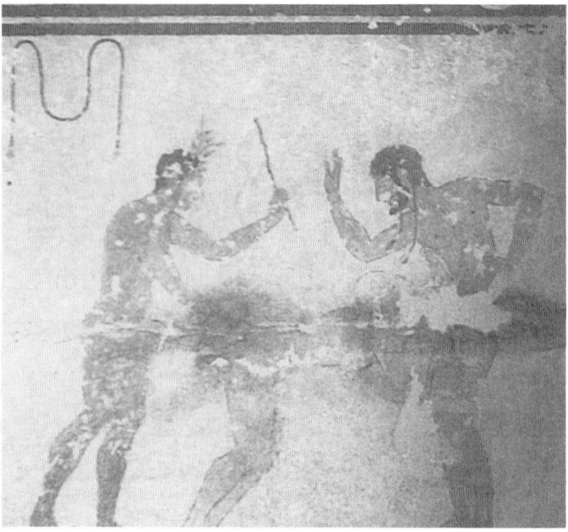

Tomba della Fustigazione

Wenn wir untersuchen, wieso Macht, Fesselung und Züchtigung so anregend wirken, stoßen wir unter Umständen auf früherotische Schlüsselerlebnisse aus der Kindheit. Auch Ihre persönliche sexuelle Vergangenheit kann erklären, wieso Sie auf außergewöhnlichen Sex stehen –

vielleicht hat sich diese Vorliebe schon seit Langem abgezeichnet. Was Sie als sexuell erregend empfinden, kann mit bestimmten Ereignissen aus Ihrer Jugend zusammenhängen. Jack Morin, der Verfasser von *Erotische Intelligenz*, erklärt: »Wenn ein Mensch heranwächst, nimmt seine Sexualität ihre ganz eigene Ausprägung und Form an. Dabei werden besondere Hindernisse unweigerlich mit einer gesteigerten Erwartungshaltung verknüpft.« Die Forschung zeigt übrigens, dass die überwiegende Mehrheit der Menschen, die auf ungewöhnlichen Sex stehen, nie sexuell missbraucht wurde und auch keine psychische Störung aufweist.

Was also veranlasst uns dazu, ungewöhnlichen Sex auszuprobieren oder zu praktizieren oder sogar das ganze Leben danach auszurichten? Sie werden sich wundern: Ich habe nämlich festgestellt, dass die Vorliebe dafür gar nicht so sehr mit Sex an sich, sondern vielmehr mit unserer alltäglichen Psychologie zu tun hat.

Sicher warten Sie schon ungeduldig darauf, dass wir uns endlich mit heißem Sex befassen – nun, das Warten hat ein Ende!

HEISSERER SEX

Die Welt des Kinky Sex beschränkt sich keineswegs auf Geschlechtsverkehr oder andere Formen des sexuellen Kontakts (obgleich ungewöhnliche Praktiken das Sexualleben ungeheuer bereichern können). Wer Kinky Sex praktiziert, nimmt sich dafür in der Regel viel Zeit und weiß genau, wie sich Geist, Körper und auch Seele des Partners am besten stimulieren lassen. Die Partner können in der Regel sehr gut kommunizieren und bemühen sich stets, die Lust noch weiter zu steigern und den anderen noch stärker zu erregen. Forschungen haben bewiesen, dass etwas Ungewöhnliches oder Neues im Schlafzimmer die Erregung erheblich steigert. Mit ihren zahllosen Spielzeugen und Hilfsmitteln bietet die Welt des Kinky Sex ungeahnte Möglichkeiten für sexuelle Experimente jeder Art. Er ist die ultimative Lösung bei Langeweile im Bett!

GRÖSSERE INTIMITÄT UND VERBUNDENHEIT

Intimität! Kaum etwas verspricht so intime Erlebnisse wie ungewöhnlicher Sex – besonders dann, wenn man bereit ist, sich ganz und gar darauf einzulassen (und zwar sowohl als aktiver als auch als passiver Part).

In seinem Buch *This Curious Human Phenomenon: An Exploration of Some Uncommonly Explored Aspects of*

BDSM geht der Autor Peter Masters auf die Penetration ein. Seiner Ansicht nach gibt es neben der offensichtlichen physischen Penetration (Geschlechtsverkehr, Schlagspiele usw.) noch einen weitaus weniger bekannten intimen Akt, nämlich die sogenannte psychologische Penetration. Diese könne von einem anderen Menschen (jemand, der Ihr Herz berührt, nimmt Sie wahr) oder von einer Gruppe ausgehen (das Publikum, das einem Darsteller auf der Bühne zusieht) oder aber im eigenen Kopf ablaufen (wenn man eine tiefe Erkenntnis über sich selbst gewinnt). Ich bin überzeugt davon, dass wir alle uns im Grunde danach sehnen, wahrgenommen zu werden. Obgleich wir Angst davor haben, sehnen wir uns danach. Ungewöhnliche Sexpraktiken öffnen eine Tür, hinter der wir zutiefst intime Aspekte unserer Identität offenbaren, Aspekte, die wir aus Scham vor anderen oder sogar vor unserem eigenen Bewusstsein verbergen. Bei außergewöhnlichem Sex kann die Maske fallen, die Sie im Alltag tragen (der höfliche, fügsame, salonfähige Teil Ihrer Persönlichkeit), sodass verborgene Facetten zutage treten und sich Ihr wahres Ich offenbart. Sicher hatten Sie schon einmal ein Erlebnis, bei dem sich Ihr wahres Ich gezeigt hat. Peter Masters schreibt: »Es gibt sogar eine passende Wendung, die jeder schon einmal gehört hat: *alle Hüllen fallen lassen.*«

Schlagspiele (wie Spanking und ähnliche Praktiken, die aktiv oder passiv erlebt werden) rufen ein unvergleichlich intensives Empfinden hervor, bei dem die äußere Maske fallen und das wahre Ich zum Vorschein kommen kann. Falls Schmerzen nicht Ihr Ding sind, kein Problem; die gleiche Wirkung lässt sich auch mit der Dynamik der Macht erzielen. Bei Rollen- und Machtspielen löst sich das falsche Ich in Luft auf, da »wir in einer neuen oder neuartigen Situation oft nicht auf ein bereits vorhandenes falsches Ich zurückgreifen können, sodass das wahre Ich nackt und unverstellt zum Vorschein kommt«, schreibt Masters.

Zu offenbaren, wer man wirklich ist, sich uneingeschränkt zu verwirklichen und dabei von einem Menschen, der einem wichtig ist, akzeptiert zu werden – das schafft eine unglaublich innige Bindung.

Meine Hand lag auf seinem Oberschenkel, während ich aus dem Fenster sah und mich fragte, zu welchem wunderbaren Lokal wir unterwegs sein mochten. Meine Haut kribbelte noch von der Ausbildungsstunde bei Master Dan Eragon. »Weißt du, was mir auffällt? Als ich dich dominiert habe, hatten wir den heißesten Sex aller Zeiten. Einfach toll. Aber jetzt, nach dem Rollentausch, fühle ich eine innige Verbundenheit. Ich offenbare dir Dinge und Wesenszüge, die ich noch niemals jemandem gezeigt habe. Ich finde, dass wir uns in den letzten 20 Tagen unglaublich nahegekommen sind«, sagte ich. Ian legte seine Hand auf meine, ohne den Blick von der Straße zu nehmen. Wir waren unterwegs nach Santa Monica, vielleicht würden wir irgendwo mit Blick aufs Meer essen. »Ja, da hast du recht«, erwiderte er und drückte mir die Hand.

EKSTASE – HOCHGEFÜHLE DURCH GLÜCKSSTOFFE

Haben Sie schon einmal ein »Läuferhoch« erlebt? Schon einmal ein unglaubliches Glücksgefühl oder eine geradezu berauschende Seligkeit verspürt? Oder hatten Sie schon einmal einen Orgasmus, bei dem Ihr ganzer Körper in Ekstase geriet, und würden so etwas gerne noch einmal erleben? Ich habe es mir zur Aufgabe gemacht, Männern und Frauen dabei zu helfen, die eigene Sexualität besser zu verstehen und so erotische Ekstase freizusetzen. Natürlich führen viele Wege zur sexuellen Ekstase, doch mit Kinky Sex lässt sich dieses natürliche Hochgefühl besonders gut erreichen.

Verzückung oder Ekstase kann durch verschiedenste Sexpraktiken entstehen und wird von jedem Menschen anders wahrgenommen. Oft resultiert sie aus dem Spiel mit verschiedenen Motivationen. Gibt man sich beispielsweise ganz in die Hand eines anderen und wird so verletzlich, kann das Intimität und Verbundenheit steigern; dies wiederum führt zur psychischen Penetration, die ihrerseits Ekstase hervorruft.

Diese Ekstase ist untrennbar mit Wohlfühlhormonen verknüpft, die durch Sinnesspiele (die alle Sinne stimulieren), Schlagspiele oder verschiedene psychologische Szenarios hervorgerufen werden können. Kinky Sex und Sexspiele können bestimmte neurochemische Veränderungen bewirken, die oft zu unvergleichlichen Hochgefühlen führen (allerdings nur, wenn die Techniken richtig angewandt werden, ansonsten können sie auch schwere Niedergeschlagenheit zur Folge haben).

DEN KOPF ABSCHALTEN

»Ich kann mein Gehirn einfach nicht abstellen. Mein Mann gibt sich solche Mühe, mich zu befriedigen, aber meine Gedanken hören nicht auf zu kreisen. Ich muss ständig an die vielen unerledigten Arbeiten denken oder an ein wichtiges Gespräch, das mir bevorsteht, oder ich überlege, wann ich mich zuletzt rasiert habe – mir kommen immer tausend verschiedene Dinge in den Sinn«, klagte Francis. Ihr Kopf hinderte sie daran, Lust zu empfinden und sich ihrem Mann sexuell hinzugeben. Francis stand ständig unter Strom, sie war eine echte Powerfrau und verdiente den Lebensunterhalt für die Familie. Obwohl sie dringend einen Orgasmus brauchte, konnte sie nicht zum Höhepunkt kommen. Sie wusste nicht einmal mehr, wie lange es schon so ging. Frustriert seufzte sie: »Ich wünschte, ich könnte meinen Kopf irgendwie ausschalten. Dann würde ich vielleicht endlich meinen Mann zwischen meinen Beinen spüren!«

Die Hilfsmittel und Praktiken aus der wunderbaren Welt des Kinky Sex waren Francis noch nie in den Sinn gekommen. Ich riet ihr, einmal auszuprobieren, ob ihr Macht- und Sinnesspiele dabei helfen könnten, ihre Gedanken abzuschalten. Als sinnlich veranlagte Person (mehr dazu in Kapitel 2: *Definitionen, Mythen und Wegweiser – ach du meine Güte!*) war Francis besonders empfänglich für Sinneswahrnehmungen, mit denen sie bis in den sogenannten Subspace vordringen konnte.

Der Subspace lässt sich nur schwer beschreiben, man muss ihn eigentlich selbst erleben. Stellen Sie sich vor, dass alle Gedanken wie ausgelöscht sind und Sie nur noch Sinneseindrücke wahrnehmen. Sie sind unglaublich entspannt. Jeder Zentimeter Ihrer Haut ist für die leiseste Berührung empfänglich, und dennoch ist Ihr Schmerzempfinden erheblich eingeschränkt. Sie nehmen Schmerzen nicht so stark wahr, weil Ihr Körper schmerzhemmende Glückshormone ausschüttet. Wer den tiefsten Subspace erreicht, kann mitunter nicht einmal mehr sprechen und hat den eigenen Namen vergessen; der denkende Teil des Gehirns ist dann abgeschaltet, Sie befinden sich in einem ursprünglichen Zustand des Fühlens. Ein devoter Partner kann vollkommen darin versinken, doch auch der dominante kann einen solchen Ekstasezustand erreichen. Ich nenne das »intensive Präsenz«. Der dominante Partner erlebt den Subspace durch extreme

Konzentration in Verbindung mit körperlicher Betätigung oder Aufmerksamkeit.

Sie wollen sich vorerst noch nicht in den Subspace vorwagen? Kein Problem, nur mit der Ruhe! Ellen Heed, eine geniale sexologische Bodyworkerin, hat mir eine ganz neue Dimension der Sexualität eröffnet: Von ihr habe ich gelernt, wie wichtig es ist, das Nervensystem herunterzuregeln. Was genau das bedeutet? Nun, es bedeutet ganz, ganz tiefe Entspannung. Viele Menschen wissen gar nicht, wie sich richtig tiefe Entspannung anfühlt. Sie leben in einem ständigen Kampf-oder-Flucht-Modus. Eine schöne Massage baut zwar Anspannung ab, doch die Wirkung ist meist nicht von Dauer. Durch einschränkende Fesseln, feste Druckberührungen oder über die sogenannten Knochenpunkte lässt sich oft ein Zustand der Tiefenentspannung erreichen. Mehr dazu erfahren Sie in Kapitel 8: *Handschellen, Fesseln und Glückseligkeit.*

SCHAM IN LUST VERWANDELN

Möchten Sie Ihre Schamgefühle loswerden? Viele Menschen können sich erst dann richtig gehen lassen, wenn sie gefesselt und/oder dominiert werden, und erleben dann eine ungeahnte Freiheit. Da ihm das »unanständige« Verhalten quasi aufgezwungen wird, kann der devote Partner alle Scham (»Wenn mir so etwas gefällt, muss ich ein schlechter

Mensch sein!«) ablegen und Lust und Orgasmen ungehemmt genießen. Wird uns die Lust »aufgezwungen«, wächst der Appetit auf erotische Leckerbissen, die wir uns bislang versagt haben. Wie oft bekomme ich zu hören: »Ich könnte mich niemals zu *x* überwinden, aber wenn ich gefesselt bin, mache ich *x* nicht mehr aus freien Stücken, sondern mein Partner ›zwingt‹ mich dazu.«

Darüber hinaus hat die dominante Person beim Kinky Sex die Möglichkeit, ihre herrische oder sadistische Ader ungehemmt auszuleben. Wichtig ist nur, dass beide Partner einverstanden sind!

INTENSIVES EMPFINDEN BEDEUTET OFT LUST

Bei manchen Menschen bedeutet Schmerz gleich Lust. Manchmal hat das seine Ursachen in der Vergangenheit, manchmal auch nicht. Ab und zu überschneiden sich diese körperlichen Empfindungen, manchmal nicht. Manche genießen es, Schmerzen zuzufügen, andere verspüren sie gerne. Warum?

Es gibt psychologische und physiologische Gründe, wieso Schmerzen Lust hervorrufen können. Manchmal ist ein bestimmtes Gefühl oder eine körperliche Wahrnehmung der Auslöser. Endorphine können bewirken, dass Schmerzen einem Menschen höchsten Genuss verschaffen. Zudem gibt es die Theorie, dass sich im Gehirn von

Masochisten (also Personen, die gerne Schmerzen erleiden) mehr Lust- als Schmerzrezeptoren finden. Bei den meisten Menschen jedoch setzen Schlagspiele Endorphine frei, die das Schmerzempfinden hemmen. Dann strömt das Wohlfühlhormon Dopamin durch den Körper und ruft einen Rauschzustand hervor. Die Endorphine wirken (genau wie Opiate namens Enkephaline) als natürliche Schmerzhemmer und sind ganz ähnlich aufgebaut wie Morphine. Sie sind nicht nur für das Läuferhoch verantwortlich, sondern sorgen auch dafür, dass die Schmerzen bei natürlichen oder Orgasmusgeburten oder nach einer schweren Verletzung erträglich bleiben. Wenn nun Dopamin und das Liebeshormon Oxytocin zusammentreffen, verspüren Sie ein unglaubliches Hochgefühl.

Bei sadistisch veranlagten Menschen wird das Lustgefühl durch einen anderen Hormoncocktail hervorgerufen, der unter anderem Oxytocin, Adrenalin und Dopamin enthält.

MACHT UND KONTROLLE ERLEBEN

Haben Sie sich schon einmal danach gesehnt, einfach genommen zu werden? Oder vielleicht über Ihren Partner herzufallen? Macht spielt nicht nur bei außergewöhnlichem Sex eine Rolle. Auch wenn wir es uns nicht eingestehen wollen: Insgeheim wünschen wir uns, dass die Macht im Bett ungleich verteilt ist. Geht dieses Ungleichgewicht verloren, so schwindet unsere Leidenschaft. Esther Perel, eine brillante Sextherapeutin und Autorin von *Mating in Captivity*, teilt diese Auffassung: »Ich bin überzeugt, dass sowohl Männer als auch Frauen gleichberechtigten, respektvollen Sex – ohne jegliche Machtdemonstration, Aggression und Grenzüberschreitung – nicht besonders erotisch finden.« Fehlt die Machtdynamik, wirkt alles schal. Auch wenn wir in allen Bereichen einer Beziehung stets um Gleichberechtigung bemüht sind, ist dabei immer eine unbewusste Machtdynamik im Spiel. Machen wir uns diese Dynamik deutlich, so können wir sie nutzen, um wirklich heißen Sex zu erleben. Perel schreibt: »So problematisch die Dynamik von Macht und Kontrolle in einer emotionalen Beziehung sein kann – in erotischer Hinsicht ist sie äußerst wünschenswert.«

Vorerst noch etwas Geduld, meine Lieben, mit Machtspielen befassen wir uns in Kapitel 5: *Macht, Unterwerfung und Ekstase*.

GEGENPOLE

Heiße, leidenschaftliche Intimität lässt sich nur erreichen, wenn im Schlafzimmer Gegensätze herrschen. Ein Partner muss die Kontrolle übernehmen, der andere sich fügen. Unabhängig von Geschlecht oder sexuellen Vorlieben braucht man einen maskulinen (aktiven) und einen femininen (rezeptiven) Part. Und unsere sexuelle Identität benötigt helle und dunkle Elemente. Wir brauchen Gegenpole, um ein sexuelles Gleichgewicht herzustellen. Fehlt dieses, so stirbt die Leidenschaft, und das erforderliche Hell oder Dunkel wird dann oft außerhalb der Beziehung gesucht. Mit Kinky Sex lässt sich die dunkle Seite gefahrlos ausleben, und die Macht kommt wieder in Balance.

EMOTIONALE KATHARSIS

> Manche Menschen leiden unter einem Kindheitstrauma, das sich mit Gesprächstherapien allein nicht bewältigen lässt. Sie brauchen eine körperliche Erfahrung, um sich davon zu befreien. Kink kann eine solche Erfahrung ermöglichen.
>
> – Ivy Young, Psychotherapeutin und professionelle Dominatrix

Eine Katharsis ist eine überwältigende Befreiung, ein allumfassender emotionaler Orgasmus. Nach einer emotionalen Katharsis ist Sex für mich immer ganz besonders befriedigend, doch die Katharsis kann auch durch sehr intensiven Sex oder einen überwältigenden Orgasmus ausgelöst werden. Katharsis ist eine Reinigung von Gefühlen; sie räumt alle Belastungen aus, alles, was sich im Innern angestaut hat. Das kann eine äußerst heilsame Wirkung haben – sofern Sie darauf achten, dass Sie oder Ihr Partner dabei keine erneute Traumatisierung erleiden. Ich persönlich habe mit der Katharsis nur gute Erfahrungen gemacht und sie in meiner devoten Phase besonders intensiv erlebt.

Jaiyas Tagebuch: Devot/Tag 19

Mir fehlen die Worte. Gerade eine Sitzung hinter mir – wieder eine emotionale Katharsis. Was ist das nur? Mein Gehirn will es rational einordnen, sich orientieren, an etwas festhalten. So ging es los: Ian ordnet an, dass ich atmen soll – tief in Richtung Herz einatmen, langsam und vollständig wieder ausatmen, dann innehalten. Ich darf sprechen, aber die Worte versagen. Erst scheint gar nichts zu geschehen, dann plötzlich Schmerzen – ein brennender Schmerz über die ganze linke Körperhälfte, besonders an Hals und Schultern. Ian sitzt rittlings auf mir, streichelt mich sanft, meine Beine sind unruhig. Sie wollen sich bewegen:
Ich stemme mich gegen ihn.
Mein Bewusstsein sagt mir, dass er mich für verrückt halten muss – er glaubt sicher, dass ich den Verstand verloren habe, dass ich spinne, und er wird mich verlassen –, doch dann übernimmt mein Körper das Kommando, mein Gehirn schaltet sich ab, ich lasse vollkommen los, mein Körper windet und wendet sich, in ständiger Bewegung, während ich schluchze, die

alten Schmerzen und Ängste – uralt – was ist das nur? Meinem Körper ist es egal. Schluchzer um Schluchzer, so heftige Emotionen, Jammern und leises, ängstliches Wimmern dringen aus meiner Kehle. Dann entspanne ich mich allmählich. Der Schmerz lässt langsam nach. Mein Atem geht ruhiger. Weich, angenehm, als würde ich schweben ...

Eine emotionale Katharsis lässt sich mit Macht-, Fessel- und Schlagspielen erreichen. Manchmal fließen dabei Tränen, aber ich habe auch schon Gelächter und Freude erlebt. Es ist, als würden alle aufgestauten Emotionen unkontrolliert hervorbrechen, und das ist einfach wunderbar! Nicht jeder erlebt eine Katharsis, und laut Peter Masters ist die Erfahrung bei jedem Menschen anders. »Sie kann still und im Verborgenen ablaufen oder sich als lautstarke, emotionale Befreiung mit Heulen und Schluchzen äußern. Wichtig ist nur: In jedem Fall ist es eine Befreiung.«

MODE UND SYMBOLIK

Manche Menschen lieben an ungewöhnlichem Sex und BDSM in erster Linie den Look und den Symbolgehalt der Kleidung. Ich persönlich hatte ungeheuren Spaß daran, mir tolle Outfits zu überlegen, sie auf Pinterest zu präsentieren und extravagante Schuhe zu tragen. Ich konnte es kaum erwarten, mit Ian einkaufen zu gehen – und das, obwohl ich Shopping eigentlich hasse! Durch Kinky Sex bin ich zu einem richtigen Modepüppchen geworden.

Wenn Sie Spaß an Mode und Accessoires haben, können Sie Ihrer Fantasie im Rollenspiel freien Lauf lassen! Sicher gibt es bestimmte Kleidungsstücke, in denen Sie sich ganz besonders dominant oder devot vorkommen. Wenn Sie sich unwiderstehlich sexy finden, fördert das Ihre Libido. Wie fühlt es sich an, eine Gerte in der Hand zu halten? Auch wenn Sie sie nie benutzen, ist sie ein Symbol der Macht. Entscheidend ist, welches Gefühl sie in Ihnen hervorruft. Oder tragen Sie ein bestimmtes Schmuckstück als Zeichen Ihrer Dominanz oder Unterwerfung – ein kleines Geheimnis, in das nur Sie und Ihr Partner eingeweiht sind. Ian trug immer eine Designer-Handschelle am Handgelenk, die uns zeigte, dass er mir gehörte. Das Armband wirkte absolut männlich, und ich fand es supersexy, aber insgeheim wussten wir, dass es ihn zum Sklaven seiner Göttin machte!

SPIRITUELLE PRAXIS UND SELBSTVERWANDLUNG

»Kannst du dich öffnen, ihn wichtiger nehmen als dich selbst, dich ihm unterwerfen? Nur für eine Stunde, nur heute Abend – nicht für immer.« Pamela Madsen, Sexualberaterin und Autorin von *Shameless*, trainierte mich in

Sachen Unterwerfung. Für sie ist Unterwerfung eine geistige Übung, die ihre Persönlichkeit weiterentwickelt. »Ich gebe die Kontrolle an eine höhere Macht ab – an meinen Partner – und muss nicht mehr recht behalten, nicht mehr auf ein bestimmtes Ziel hinarbeiten. Unterwerfung ist eine Übung. Es ist meine geistige Übung.« Über diese Worte habe ich lange nachgedacht. Pamela hatte recht – ich hatte diesen Akt der Unterwerfung selbst erlebt und die spirituelle Wirkung gespürt.

VIELLEICHT IST ES GANZ NATÜRLICH

Wir haben uns nun mit der Geschichte des Kinky Sex und Ihrer eigenen Vergangenheit befasst und herausgefunden, wieso manche Menschen gerne ungewöhnlichem Sex frönen. Meiner Ansicht nach neigt der Mensch von Natur aus zum Spiel mit Macht, Empfindungen und außergewöhnlichen Sexpraktiken – und zwar auch beim sogenannten Blümchensex, ganz ohne Peitschen oder Handschellen. Viele Leute frönen Machtspielen und anderen ungewöhnlichen Praktiken, ohne sich darüber im Klaren zu sein. Nach all meinen Forschungen bin ich zu dem Schluss gekommen, dass Kinky Sex einfach ganz natürlich und normal ist. Es mag sein, dass Sie andere Beweggründe und Vorlieben haben als andere Menschen, aber das ist vollkommen in Ordnung.

Sehen Sie sich noch einmal die oben genannten Gründe an, die manche Menschen zu ungewöhnlichem Sex bewegen. Welche sprechen Sie am meisten an, was würden Sie gerne ausprobieren, wonach sehnen Sie sich? Wenn Ihnen klar ist, warum Sie mit Macht, Unterwerfung und außergewöhnlichem Sex experimentieren möchten, können Sie Ihr Spiel besser gestalten!

Warum das Warum? Loslassen und Akzeptieren

Ich möchte Ihnen Max vorstellen – er ist der Inbegriff von Männlichkeit, stark und aufmerksam. Ian und ich besuchten ihn im Rahmen unseres 40/40-Projekts (dieser Besuch war ein großer Spaß, mehr dazu später). Man hatte ihn uns wärmstens empfohlen. Max war mit Leib und Seele dominanter Sadist, aber keineswegs ein stereotyper BDSM-Fetischist (ich hatte mir jemanden à la Marilyn Manson vorgestellt, dabei war er eher ein sportlicher Typ). Tagsüber arbeitete er als renommierter Business Coach. Wir hatten viele gemeinsame Bekannte im Kreis der Selbsthilfe-Gurus und bewegten uns in der gleichen Szene. Max' T-Shirt zierte die Aufschrift WEINEN IST KEIN SAFEWORD – das trug er ganz sicher nicht in geschäftlichen Meetings.

Als wir mit Max zusammensaßen, wollte er von Ian wissen: »Warum interessierst du dich eigentlich so für das Warum?« Damit war er schon der zweite Kink-Fachmann, von dem ich diese Frage hörte. Sogar mein Herausgeber hatte sie mir gestellt, als ich ankündigte, ich wolle ein Buch über das »Warum« im Zusammenhang mit ungewöhnlichem Sex schreiben. Max fuhr fort: »Ganz ehrlich, warum das Warum? Denk doch nicht weiter darüber nach, sondern akzeptiere es einfach.« Dabei sah er Ian äußerst herausfordernd an, und mir wurde klar, dass wir die Frage nach dem Warum nur stellten, weil wir insgeheim voller Scham waren und in gewisser Weise eine Entschuldigung suchten. In diesem Augenblick hörte ich auf, nach dem Warum zu fragen, und beschränkte mich darauf, einfach zu genießen. Nun konnte ich jeden Moment mit dem Mann, den ich liebte, in vollen Zügen auskosten, statt ständig nach einer Antwort zu suchen.

An diesem Abend erlebten wir wunderbare Stunden mit außergewöhnlichem Sex. Ian sagte später, das sei seine schönste Erinnerung an die 40 Nächte. Für mich war der Abend vor allem deshalb so toll, weil ich keine Antwort mehr finden musste, sondern einfach den Augenblick genoss – und Ian ging es genauso. Wir waren wie im Rausch. Wir mussten uns nicht mit irgendwelchen unbekannten, geheimnisvollen Gründen befassen, sondern akzeptierten seine außergewöhnliche Veranlagung einfach.

Ich möchte Sie jetzt auffordern loszulassen. Lassen Sie die Vergangenheit hinter sich, versuchen Sie nicht, etwas zu verstehen oder zu hinterfragen, akzeptieren Sie einfach die Gegenwart. Lassen Sie los und nehmen Sie das Hier und Jetzt so, wie es ist. Holen Sie tief Luft. Bereit? Damit haben wir das »Warum« aus dem Weg geschafft und können uns nun Ihrer Sexualität widmen. Ich gebe Ihnen die uneingeschränkte Erlaubnis. Eine Erlaubnis ohne Wenn und Aber. Ich akzeptiere Sie genau so, wie Sie sind. Wir werden jetzt gemeinsam eine Menge Spaß haben. Ich finde, Sie haben es sich redlich verdient, dass ich Ihnen den Weg zu größerer Lust und Befriedigung zeige!

Definitionen, Mythen und Wegweiser – ach du meine Güte!

Denken Sie auch daran, dass Sie loslassen sollten?

Glauben Sie die Mythen, die sich um sexuelle Tabus ranken? Wie würden Sie Kinky Sex definieren? Kennen Sie die Wege, die zur höchsten Lust führen? In diesem Kapitel erwartet Sie ein besonderer Leckerbissen – ich entführe Sie auf eine Reise in Ihre erotische Psyche!

Vorab müssen wir jedoch einige Punkte klarstellen ...

Die größten Mythen

Zuallererst sollten wir mit vier weitverbreiteten Mythen aufräumen:

MYTHOS NR. 1: WER AUF KINKY SEX ODER BDSM STEHT, IST NICHT GANZ NORMAL

WAHRHEIT: *Nur weil Sie ungewöhnlichen Sex mögen oder ausprobieren möchten oder BDSM praktizieren, leiden Sie keinesfalls an irgendeiner Störung. Nach aktuellen Studien ist es sogar gut möglich, dass Sie psychisch gesünder sind als Ihre Mitmenschen!*

Sie stehen also auf ungewöhnlichen Sex. Oder jemand, den Sie lieben, mag ihn. Das bedeutet keineswegs, dass mit Ihnen irgendetwas nicht in Ordnung ist. Glücklicherweise ist die moderne Psychologie zu dem Schluss gekommen, dass Menschen mit einer Vorliebe für BDSM und Kinky Sex vollkommen gesund sind, solange sie diese Neigung nicht selbst als Belastung empfinden. Zudem zeigt die Forschung auch, dass ungewöhnlicher Sex nicht nur absolut unbedenklich ist, sondern sich oft sogar positiv auf die Persönlichkeit und zwischenmenschlichen Beziehungen auswirkt. In einer aktuellen Studie, die im *Journal of Sexual Medicine* veröffentlicht wurde, erzielten Personen mit einer Vorliebe für Kinky Sex in Sachen geistige Gesundheit überdurchschnittlich gute Ergebnisse.

Ian strahlte, er glühte förmlich; selbst seine Körperhaltung war ganz anders als sonst. Dieser ungewohnte Anblick machte mich ungeheuer an. Knisternde Erotik lag in der Luft. »Heute ist mir etwas klar geworden«, berichtete er mir fast atemlos. Er hatte eine vollkommen veränderte Ausstrahlung, dabei war unser Dominanzexperiment gerade mal vier Tage alt. »Ich glaube, ich entdecke gerade Teile meiner Persönlichkeit, die ich bislang nie ausgelebt, sondern immer gut versteckt habe. Endlich darf ich wirklich ich selbst sein! Auch bei der Arbeit kann ich anderen gegenüber ganz anders auftreten.« In der devoten Rolle, die er im Alltag nie einnahm, kam Ian seinem wahren Ich näher als je zuvor. Das erhöhte meine Achtung vor ihm als Mann in meinem Leben und erregte mich in einer Art und Weise, die ich seit unserem ersten Kennenlernen nicht mehr verspürt hatte.

MYTHOS NR. 2: KINKY SEX UND BDSM SIND SEXUELLER MISSBRAUCH

WAHRHEIT: *Es gibt entscheidende Unterschiede zwischen sexuellem Missbrauch in einer Beziehung und einvernehmlichen ungewöhnlichen oder BDSM-Praktiken.*

Ich kenne viele Männer, die ihre Unterwerfungsfantasien nicht ausleben, weil sie fürchten, ihre Partnerin zu verletzen. Diese Männer wurden von klein auf dazu erzogen, ihre Partnerinnen zu behüten und zu beschützen, und können nicht zwischen Fantasie und tatsächlichem Missbrauch unterscheiden. Kinky Sex ist ein harmloses Spiel, sexueller Missbrauch dagegen eine furchtbare Erfahrung, die niemand erleben möchte. Der entscheidende Unterschied zwischen ungewöhnlichem Sex und Missbrauch besteht im gegenseitigen Einvernehmen. Auf der Website der National Coalition for Sexual Freedom wird erläutert:

SM bedeutet: Intime Handlungen im Rahmen freiwillig erteilter, wohlüberlegter Zustimmung.

Missbrauch bedeutet: Physische, sexuelle oder emotionale Handlungen an einer Person ohne deren freiwillig erteilte, wohlüberlegte Zustimmung.

Die folgende Übersicht macht die Unterschiede ganz deutlich:

KINK/BDSM	MISSBRAUCH
Sicher, gesund und in gegenseitigem Einvernehmen. Freiwillige, wohlüberlegte Zustimmung. In der Beziehung herrscht Aufrichtigkeit, Vertrauen und Respekt.	Keine freiwillige, wohlüberlegte Zustimmung. Kein Vertrauen. Keine Aufrichtigkeit. Mangel an Respekt.
Sie haben uneingeschränkten Umgang mit Personen außerhalb Ihrer Beziehung, die sexuelle Beziehung hat keine negativen Folgen für Ihren Alltag, Sie können bestimmte Handlungen ohne Weiteres ablehnen.	Ihre Beziehung wirkt sich nachteilig auf Ihren Alltag aus. Sie können nicht mehr mit Freunden und Angehörigen sprechen. Sie werden zu Handlungen gezwungen, die Sie nicht möchten, oder müssen möglicherweise illegale oder gefährliche sexuelle Praktiken ausführen.
Bedürfnisse, persönliche Grenzen und Einschränkungen werden respektiert.	Bedürfnisse, persönliche Grenzen und Einschränkungen werden wiederholt ignoriert oder nicht respektiert.

KINK/BDSM	MISSBRAUCH
Wenn Sie eine Session oder die Beziehung beenden, gefährden Sie damit weder sich selbst noch Ihren Partner.	Sie befürchten, dass Ihnen Schaden entsteht oder Ihr Partner sich etwas antut, wenn Sie die Beziehung beenden.

MYTHOS NR. 3: UNGEWÖHNLICHER SEX IST GEFÄHRLICH

WAHRHEIT: *Kinky Sex ist nicht gefährlicher als Autofahren, Sport, Tanzen oder ein durchschnittliches Liebesleben!*

Verletzungen können Sie vermeiden, indem Sie sich gründlich informieren, was es in emotionaler und körperlicher Hinsicht zu beachten gilt.

Natürlich bestehen bei einigen besonders intensiven BDSM-Handlungen bestimmte körperliche Risiken. Um sich und Ihren Partner nicht zu gefährden, müssen Sie gewisse Regeln beachten. Kinky Sex (oder Sex im Allgemeinen) ist an sich nicht gefährlich – ein Risiko besteht nur dann, wenn eine bestimmte Handlung nicht richtig ausgeführt wird. Ich verspreche Ihnen, dass in diesem Buch eine ganze Menge Sicherheitstipps auf Sie warten!

MYTHOS NR. 4: KINKY SEX UND BDSM BEINHALTEN DEMÜTIGUNG, SCHMERZEN UND ANDERE »ABARTIGE« SEXUELLE PRAKTIKEN

WAHRHEIT: *Bei außergewöhnlichem Sex oder BDSM müssen Sie nichts tun, was Sie nicht tun möchten.*

Die Welt des ungewöhnlichen Sex umfasst eine unglaubliche Vielfalt an Praktiken. Was Sie ausprobieren möchten und was nicht, bleibt ganz allein Ihnen überlassen. Sie können Machtspiele spielen, leichte, zarte Berührungen einsetzen, Augenbinden, Wachs oder Seidenfesseln verwenden oder auf Peitschen, Paddel, »Dirty Talk« und sehr intensiven Sex setzen. Kinky Sex ist alles, was Sie persönlich als außergewöhnlich empfinden.

Sie wissen ja bereits – »normal« gibt es nicht. Zudem bin ich davon überzeugt, dass wir alle etwas orientierungslos sind, wenn es um unsere Sexualität geht. Uns fehlen die nötigen Wegweiser, mit denen wir Zugang zu unserer erotischen Persönlichkeit finden und uns sexuell richtig entfalten können. Meist konzentriert man sich auf bestimmte Techniken (und in diesem Buch werde ich etliche vorstellen, versprochen!), dabei machen die Techniken an sich beim Sex nur etwa 20 Prozent aus. Und wo spielen sich die übrigen 80 Prozent ab? *In Ihrem Kopf!*

Was ist damit gemeint?
Eine Begriffsbestimmung

Ich rollte mich vor Lachen auf dem Boden, nachdem ich für einen kurzen Moment das Bewusstsein verloren hatte. Ach du meine Güte! Da hatte ich mir aber etwas Schönes eingebrockt! Und wieso? Weil ich mich nicht um die genaue Bedeutung geschert hatte. Ich hatte nicht gewusst, dass man immer fragen muss: »Was meinst du damit?« Einer meiner Kink-Fachleute hatte mich zu einem Atemspiel aufgefordert, und ich dachte, wir würden zusammen ein paar Atemübungen durchführen oder vielleicht die Luft anhalten. Ich hätte nie damit gerechnet, dass er mir Sekunden später die Hände an die Kehle legen würde, sodass ich ihm ohnmächtig in die Arme sank. Mittlerweile ist mir natürlich klar, dass man sich bei ungewöhnlichen Sexpraktiken am besten immer erkundigt: »Was meinst du damit?«

Jeder Mensch hat seine eigenen Definitionen. Diese ähneln sich zwar und weisen etliche Gemeinsamkeiten auf, sind jedoch niemals vollkommen identisch. Missverständnisse sind also vorprogrammiert, sodass man im Vorfeld unbedingt klären muss, was genau der Sexpartner unter einem bestimmten Begriff versteht. Davon einmal abgesehen würde ich gerne neue Definitionen für Kinky Sex einführen, damit Sie bei Ihren Spielen auf Begriffe zurückgreifen können, die weniger furchteinflößend klingen als die übliche BDSM-Terminologie. (Wenn Sie zur Kink-Community gehören, verdrehen Sie sicher gerade genervt die Augen – dieses Buch ist allerdings in erster Linie für Leser gedacht, die mit dieser Welt bislang noch nicht vertraut sind.) Tabu-Sex ist ein schier endloses Thema, aber ich werde dennoch versuchen, einige Grundbegriffe als gemeinsame Ausgangsbasis zusammenzustellen. Achten Sie beim Lesen darauf, wie diese Begriffe auf Sie wirken. Was löst Schamgefühle aus? Welche Wörter stoßen Sie ab? Was spricht Sie an? Wie würden Sie selbst bestimmte Handlungen definieren? Und fällt Ihnen eine andere Bezeichnung ein, die Sie sexy finden?

Kink

Kink ist gar nicht so leicht zu definieren, denn dazu müsste man zunächst klären, was als »normaler« Sex anzusehen ist. Aber wie definieren wir »normal«? Die eine Definition ist ohne die andere nicht möglich. Letztendlich muss das jeder für sich selbst beantworten. Aus diesem Grund habe ich Fachleute nach ihrer Definition von *Kink* gefragt.

Kink ist etwas Unerwartetes, das sich zum Gewöhnlichen gesellt; das Salz auf der Schokopraline, das auf der Zunge prickelt und die Augen öffnet.

– Pamela Madsen, Sexualcoach und Mitbegründerin der »Back to the Body«-Programme für Frauen

Sex, der für SIE ungewöhnlich ist.

– Dr. Hernando Chaves, Ehe- und Familientherapeut

Kink ist das »andere« innerhalb der Norm und somit Teil der Normalität. Kink bedeutet Abwechslung. Eine endgültige Definition wird erst dann möglich sein, wenn sich die Allgemeinheit über die unendliche Vielfalt der sexuellen Praktiken im Klaren ist – aber vielleicht brauchen wir dann gar keine Definition mehr, weil sich Kink zu einer anerkannten und allgemein akzeptierten sexuellen Praktik entwickelt hat.

– Eve Minax, Kink-Ausbilderin

Kink ist eine ungewöhnliche, unkonventionelle oder nicht-traditionelle sexuelle Vorliebe. Beim Kink stehen nicht bestimmte Gegenstände (zum Beispiel Schuhe) im Vordergrund, sondern vielmehr bestimmte Handlungen (wie Spanking).

– Jaeleen Bennis, Begründerin von Bondassage

Kink ist für mich die kreativste Ausdrucksform der Sexualität, bei der Spielszenen, Hilfsmittel und Geschichten zum Einsatz kommen. Kink ist stilvoller Sex und bietet uns die Möglichkeit, unser Verlangen auszuloten – mit welchem Tabu es auch behaftet sein mag.

– Kali Williams, Gründerin von Erotication

Es ist ganz natürlich, dass zwei Menschen unterschiedliche Machtpositionen innehaben. Im gewöhnlichen Leben abseits der Kink-Welt versuchen wir, solche Unterschiede auszugleichen, sodass jeder als gleichberechtigt gilt. Im Kink machen wir uns diese Machtunterschiede jedoch zunutze, um besonders intensive und oft sehr tief gehende Erfahrungen zu ermöglichen.

– Peter Masters, Autor von *The Control Book*

Kink ist eine geistige Einstellung, die die Intimität fördert und erlaubt, »verbotene« Handlungen in der Gewissheit durchzuführen, dass man sich selbst und den Partner danach besser versteht.

– Miss Ivy Young, professionelle Dominatrix und anerkannte Psychotherapeutin

Bondage, Disziplinierung, Dominanz/Unterwerfung, Sadismus, Masochismus (BDSM)

Unter BDSM werden in der Regel Bondage (siehe *Fesselspiele*), Disziplinierung, Dominanz/Unterwerfung und Sadomasochismus (siehe *Sadist* und *Masochist*) zusammengefasst. Zum BDSM gehört auch eine entsprechende Community, deren Mitglieder oft das ganze Leben nach ihren sexuellen Vorlieben ausrichten. In der BDSM-Szene gelten bestimmten Richtlinien und Sicherheitsregeln.

Machtspiele

Hier wird mit der Dynamik der Macht gespielt (Näheres zu den verschiedenen Machtbeziehungen in Kapitel 5: *Macht,*

Unterwerfung und Ekstase). Für gewöhnlich herrscht in jeder Beziehung eine unbewusste Machtdynamik. Bei Machtspielen setzt man diese Dynamik gezielt ein, um den Sex leidenschaftlicher zu gestalten und die Beziehung zu fördern. Machtspiele können zeitlich begrenzt, aber auch rund um die Uhr ausgelebt werden.

Fesselspiele (Bondage)

Wirkt der Begriff *Bondage* auf Sie erregend? Oder weckt er negative Assoziationen? In diesem Fall können Sie sich vielleicht mit der Bezeichnung *Fesselspiel* anfreunden. Ein Fesselspiel ist jede Situation, in der jemand gefesselt wird (mit Seilen, Handschellen, Korsetts usw.).

Sinnesspiele

Als Sinnesspiel gilt alles, was mit Sinneswahrnehmungen zu tun hat. Die Empfindungen können leicht und spielerisch, aber auch unglaublich schmerzhaft sein. Spiele dieser Art können alle Sinne – Geschmack, Geruch, Tastsinn, Gehör und Sehen – betreffen und sie entweder ganz ausschalten oder übermäßig stimulieren.

Liebeshiebe (Schlagen/Spanking)

Vielleicht bin ich hoffnungslos romantisch, aber mein erotisches Ich möchte lieber Liebeshiebe bekommen als ein Spanking. (Die eigentliche Handlung unterscheidet sich natürlich nicht, aber die Bezeichnung ist für mich wichtig.) Probieren Sie einfach aus, was Ihnen besser gefällt: Wenn der Begriff *Liebeshieb* auf Sie nicht so erregend wirkt wie *Spanking*, dann sprechen Sie getrost von *Spanking*!

Schlagspiele

Ein Schlagspiel ist für mich eine Form von Sinnesspiel, bei dem man ganz gezielt ein Körperteil (Hand, Fuß) oder ein Gerät (Flogger, Paddel, Peitsche) einsetzt, um bestimmte Empfindungen auszulösen.

Sadist

Eine Person, die es genießt, einer anderen körperliche oder emotionale Schmerzen zuzufügen.

Masochist

Eine Person, die es genießt, wenn ihr eine andere Person körperliche oder emotionale Schmerzen zufügt. Diese Schmerzen verursachen bei Masochisten oft höchste Lust und geistige Euphorie.

Grenzerfahrungen

Spiele, die sich an Ihren persönlichen Grenzen, den sogenannten Hard Limits, bewegen. Dabei können Sie Ihre Grenzen ausloten oder bis an die persönliche Grenze gehen, ohne diese zu überschreiten.

Session/Sitzung

Die Zeit, die Sie den vereinbarten Aktivitäten widmen. Die Session ist der Rahmen, innerhalb dessen Sie und Ihr Partner sich mit einigen (oder allen) der oben beschriebenen Dinge befassen!

Wegweiser zu Ihrem erotischen Bewusstsein

> Im Schmelztiegel des erotischen Geists werden aus den eher unerfreulichen Aspekten der Liebe – Abhängigkeit, Unterwerfung, Eifersucht, Aggression und sogar Feindseligkeit – machtvolle Quellen der Erregung.
>
> – Esther Perel, *Mating in Captivity*

Wegweiser helfen uns bei der Orientierung. Sie erschließen uns unsere erotische Psychologie, sodass wir die eigene Sexualität und die unserer Partner besser verstehen. Ohne Wegweiser stolpern Sie hilflos umher und können nur hoffen, durch Zufall den Weg zur ultimativen Lust zu finden; Sie können sich nicht verständigen und haben keine Ahnung, wie Sie die Hindernisse bewältigen sollen, auf die Sie möglicherweise stoßen. Anders ausgedrückt: Der richtige Wegweiser ermöglicht Ihnen einfühlsames Kommunizieren, zeigt auf, wie Sie etwaige Probleme bewältigen können, und weist Ihnen den direkten Weg zur Lust!

WEGWEISER NR. 1: IHRE GRUNDLEGENDE EROTISCHE VERANLAGUNG

Jeder Mensch hat nicht nur einen individuellen Fingerabdruck, sondern auch eine ganz persönliche erotische Veranlagung, sozusagen seinen Bauplan. Diesen erotischen Bauplan sollten Sie kennen, akzeptieren und weiterentwickeln, denn er eröffnet Ihnen neue Dimensionen in Ihrem Verhältnis zu sich selbst und anderen. Vielleicht haben Sie selbst eine Vorliebe für ungewöhnlichen Sex, oder Ihr Partner steht darauf – vielleicht aber auch nicht. Deshalb möchte ich nun einen kleinen Exkurs machen, in dem es nicht nur um Kinky Sex geht, damit Sie mehr über sich selbst, Ihren Partner (oder künftige Partner) und den besten Umgang mit erotischen Veranlagungen erfahren.

Die meisten Menschen haben eine primäre und eine sekundäre erotische Veranlagung. Wenn Sie Ihre kennen, wissen Sie auch, welche sexuellen Spielarten für Sie und Ihre Partner am besten geeignet sind. So können Sie Praktiken vermeiden, die Ihrem Wesen nicht entsprechen, und sich besser in Ihre Partner einfühlen.

Wollen Sie wissen, wie Sie in erotischer Hinsicht gepolt sind? Dann lesen Sie aufmerksam weiter...

EMPFINDSAMER TYP

Wenn Sie empfindsam veranlagt sind, sind Sie in Sachen Sex vermutlich sehr sensibel. Sie spüren oft, wenn etwas emotional oder psychisch nicht stimmt, und können dann keine Erregung empfinden oder keinen Orgasmus erleben. Eine solche Sensibilität hat den Vorteil, dass Sie die besten Voraussetzungen für intensive Ganzkörperorgasmen mit sich bringen. Ist Ihre empfindsame Veranlagung voll entwickelt, so können Sie bereits beim kleinsten Auslöser in orgastische Ekstase geraten.

Sind Sie empfindsam veranlagt? Spüren Sie immer sofort, wenn etwas nicht stimmt? Sind Sie sehr empfänglich für die Stimmung Ihres Partners? Macht Sie die Lust Ihres Partners oft mehr an als Ihre eigene? Können Sie Berührungen spüren, bevor sie stattfinden? Ist die Erwartung einer Berührung für Sie das Erregendste? Und zeigen die üblichen Stimulationstechniken bei Ihnen oft keine Wirkung?

SEXUELLE BEDÜRFNISSE

- Aufmerksamkeit und absolute Präsenz
- Indirekte Stimulation des ganzen Körpers
- Gespannte Erwartung
- Leichte Berührung voller Energie
- Blickkontakt/emotionale Bindung

POSITIVE ASPEKTE

- Sensibilität ermöglicht große Lust.
- Erlebt nach einer Anlaufphase oft höchste Lust.
- Sehr empfänglich für die Lust des Partners.
- Ganzkörper- und multiple Orgasmen leichter möglich.

SCHATTENSEITEN/NEGATIVE ASPEKTE

- Reagiert übermäßig empfindlich auf direkte Berührung.
- Empfänglich für negative Gedanken des Partners.
- Empfindsamer als die meisten anderen Menschen.
- Wird häufig falsch verstanden.

SINNLICHER TYP

Der sinnliche Typ kommt nicht in Stimmung, wenn Chaos herrscht. Stehen unerledigte Aufgaben an, war der Tag stressig oder ist das Bett mit Kleidung oder gar Spielzeug übersät, wird sich garantiert keine Erregung einstellen. Wenn Sie sinnlich veranlagt sind, ist das richtige Umfeld für Sie ungeheuer wichtig. Sie brauchen eine Atmosphäre, die Ihre Sinne stimuliert und Ihr erotisches Ich weckt. Kerzen, stimmungsvolle Musik, ein tolles Abendessen und Entspannung – das sind die perfekten Sexspielzeuge für sinnlich veranlagte Menschen. Dieser Typ erlebt in romantischem Ambiente den besten Sex. Allerdings braucht er eine gewisse Übergangsphase, um Arbeit und

Kinderbetreuung hinter sich zu lassen und im Reich der Erotik anzukommen.

Sind Sie sinnlich veranlagt? Kommen Sie nur in Stimmung, wenn das Schlafzimmer sauber und ordentlich ist (oder zumindest so wirkt)? Ist der Sex besser, wenn all Ihre Sinne stimuliert werden? Verstärkt Romantik (Kerzen, Abendessen, Musik, Tanzen, Massage) Ihr sexuelles Verlangen? Sind Sie bei Stress oder Anspannung weniger gut im Bett? Sind Ihnen Vorspiel, Schmusen und Küssen wichtiger als der eigentliche Geschlechtsverkehr?

SEXUELLE BEDÜRFNISSE

- Ein klarer Kopf – kein Chaos
- Sauberkeit
- Übergangshandlungen (wie Massage), um vom Alltag auf Sexleben umzuschalten
- Stimulation der Sinne (Kerzen, Öle, Musik usw.)
- Schwerpunkt auf körperlichen Empfindungen
- Eindeutiger Anfang und Ende – ein Ritual
- Kein Stress

POSITIVE ASPEKTE

- Sehr empfänglich für die Umgebung.
- Orgasmus leicht auszulösen (durch Gerüche, Musik usw.).
- Oft sehr sinnliche Geschöpfe – extrem romantisch,

Orgasmen schon bei einem bestimmten Geruch, Geschmack, einer Berührung usw.
- Bemüht, das sexuelle Erlebnis besonders schön zu gestalten.

SCHATTENSEITEN/NEGATIVE ASPEKTE
- Sauberkeitsbedürfnis kann Spontaneität verhindern.
- Sorge um Körperflüssigkeiten.
- Oft gelingt es nicht, den Kopf auszuschalten und sich auf den Körper zu konzentrieren.
- Ohne Übergangshandlung oft keine Erregung.

SEXUELLER TYP

Wenn Sie sexuell veranlagt sind, warten Sie sicher schon ungeduldig darauf, dass ich endlich auf möglichst heiße Sexpraktiken eingehe – aber immer mit der Ruhe, meine lieben Sexveranlagten! Der sexuelle Typ wird in der Regel durch sexuelle Darstellungen, Reibungssex und erotische Filme erregt. Er kann sehr animalisch und leidenschaftlich sein und sich von seiner Erregung und seinem Verlangen mitreißen lassen. Das Bedürfnis nach Sex ist oft stark ausgeprägt. Bekommt der sexuelle Typ nicht genug davon, fühlt er sich dem Partner häufig nicht mehr richtig verbunden oder nicht mehr attraktiv genug. Doch wenn er seine Veranlagung richtig ausleben kann, ist er ein toller

Partner, der viel Spaß im Bett verspricht, zumeist sexuelles Charisma versprüht und eine mittelstark bis stark ausgeprägte Libido aufweist. Bei sexuellen Handlungen ist er in der Regel leicht zu befriedigen.

Der sexuelle Typ entspannt sich beim Sex, während der sinnliche Typ erst entspannen muss, bevor er Sex haben kann. Sexuell Veranlagte sind häufig sehr auf den Orgasmus fixiert; so kann der Eindruck entstehen, dass ihnen viele lustvolle Erlebnisse entgehen, weil sie nur auf dieses eine Ziel hinarbeiten.

In der Anfangsphase einer Beziehung sind viele Menschen eher sexuell gepolt. Sind die aufregenden Flitterwochen jedoch vorbei, tritt die eigentliche erotische Veranlagung wieder zutage.

Sind Sie sexuell veranlagt? Haben Sie große Freude am Geschlechtsverkehr? Fühlen Sie sich Ihrem Partner besonders verbunden, wenn Sie viel guten Sex haben? Sind Sie enttäuscht, wenn Sie keinen Orgasmus erleben oder nicht ejakulieren? Finden Sie erotische Darstellungen erregend? Erleben Sie einen Orgasmus in der Regel dann, wenn sich Reibung und Anspannung aufgebaut haben? Gefällt Ihnen die Vorstellung, Ihren Partner zu »nehmen« oder von Ihrem Partner »genommen« zu werden?

SEXUELLE BEDÜRFNISSE

- Visuelle oder andere sexuelle Stimulation
- Ein williger Körper – entweder der eigene oder der des Partners
- Die üblichen unmittelbaren Techniken

POSITIVE ASPEKTE

- Sehr leicht erregt, mittelstarke bis starke Libido.
- Kann in kurzer Zeit von null auf hundert kommen.
- Kommt leicht zum Orgasmus und baut so Stress ab.
- Leicht zu befriedigen.

SCHATTENSEITEN/NEGATIVE ASPEKTE

- Zu sehr auf den Orgasmus fokussiert.
- Höhepunkt kann zu schnell kommen.
- Konzentriert sich auf Reibungssex, kein Interesse an anderen sinnesfreudigen Erfahrungen.
- Kann im Bett etwas egoistisch oder gleichgültig wirken.

KINK-TYP

Wie Sie sicher bereits vermutet haben, ist mein Partner Ian ein Kink-Typ. Das haben wir allerdings erst durch unser 40/40-Projekt herausgefunden. Zuvor hatte unser Sexleben etwas an Schwung verloren, er litt gelegentlich an

Erektions- und Libidostörungen, was ich mir nicht erklären konnte. Ich ließ Ian Hormontests machen, probierte die verschiedensten Techniken aus, nahm sogar Striptease-Unterricht, aber seine Libido war nie so stark wie meine. (Zu seiner Entschuldigung muss ich allerdings zugeben, dass meine Libido ungewöhnlich stark ist.) All das änderte sich schlagartig, als wir die ersten Kink-Spielchen ausprobierten. Mittlerweile genügt schon die Andeutung, dass ich ihn eventuell fesseln könnte, und sofort ist er aufs Äußerste erregt, inklusive entsprechender Erektion Gewehr bei Fuß. Bei den bloßen Worten »Zeit für dein Halsband« wird er erregter, als ich ihn je zuvor erlebt habe.

Eine Kink-Veranlagung bedeutet, dass Sie bei Sexspielen, die Sie ungewöhnlich finden, besondere Erregung und eine besonders innige Verbindung zu Ihrem Partner verspüren. Sie wissen ja bereits, dass jeder Mensch andere Dinge als ungewöhnlich empfindet. Wenn Sie oder Ihr Partner der Kink-Typ sind, verspüren Sie möglicherweise die größte Erregung, wenn Ihr Kopf, also Ihr Gehirn, stimuliert wird. Der Kink-Typ hat in der Regel eine blühende Fantasie. Vielleicht stehen Sie auf Rollen-, Fessel-, Macht- oder Sinnesspiele. Vielleicht stellen Sie auch fest, dass Sie gar nicht berührt werden müssen, um Erregung zu verspüren, sondern Ihr Verlangen bereits bei dem bloßen Gedanken an ein Tabu geweckt wird.

Haben Sie eine Neigung zu Kinky Sex? Werden Sie durch

Handlungen erregt, die Sie als Tabu empfinden? Macht es Sie scharf, wenn nur davon gesprochen wird, etwas Ungewöhnliches zu tun? Finden Sie Machtspiele, Fesselungen, Rollenspiele, Züchtigung und dergleichen verlockend? Haben Sie lebhafte, erfüllende Sexfantasien?

SEXUELLE BEDÜRFNISSE

- Psychische Stimulation
- Spiel mit tabubehafteten Sexualpraktiken (BDSM)
- Kreativität/Fantasie im Sexspiel
- Akzeptanz

POSITIVE ASPEKTE

- Ist sehr kreativ beim Spiel.
- Verfügt meist über gute Kommunikationsfähigkeit.
- Genießt ein abwechslungsreiches Sexleben.
- Spiel kann ausschließlich auf psychologischer Ebene ablaufen.

SCHATTENSEITEN/NEGATIVE ASPEKTE

- Übergroße Scham oder Angst können hemmend wirken und Neurosen hervorrufen.
- Vorurteilsfreie Partner sind manchmal schwer zu finden.
- Ohne entsprechende Kenntnisse sind körperliche und psychische Schäden möglich.

- Orgasmus und Lust können eventuell nur noch durch eine spezifische Praktik/einen Fetisch erreicht werden.

ERMITTELN SIE IHRE VERANLAGUNG

Lassen sich Ihre Vorlieben nicht eindeutig einem bestimmten Veranlagungstyp zuordnen? Das ist absolut normal. Bei den meisten Menschen kommen mehrere Neigungen zusammen. Manch einer hat sogar gelernt, je nach Situation zwischen den verschiedenen Typen zu wechseln. In jedem Fall sollten Sie die Veranlagung Ihres Partners kennen und Verständnis dafür haben. Ohne Akzeptanz geht es nicht. Vorurteile machen eine innige Bindung unmöglich, und der heiße Sex, den Sie sich so sehr wünschen, rückt dann in immer weitere Ferne. Akzeptieren Sie nicht nur Ihre eigene Veranlagung, sondern auch die Ihres Partners, und suchen Sie gemeinsam nach Übereinstimmungen, bei denen Sie beide auf Ihre Kosten kommen – dann sind Sie auf dem richtigen Weg.

Sicher haben Sie schon eine Vermutung, wo Ihre primäre und Ihre sekundäre erotische Veranlagung liegen könnten. Nach meiner Erfahrung lassen sich die wahren Präferenzen jedoch am besten ermitteln, indem man bestimmte Sexpraktiken ausprobiert. Unser Kopf kann uns nämlich weismachen, dass wir einem bestimmten Typ entsprechen sollten – doch der Körper lügt nie.

Übung: Berührungsexperiment

Wenn Sie einen Partner haben, bitten Sie ihn, dass er Sie so berührt, wie ich gleich erläutern werde. Haben Sie keinen Partner, so können Sie sich selbst auf die beschriebene Weise berühren, um festzustellen, was Sie am meisten anmacht.

Schwebende empfindsame Berührung

Stellen Sie durch Blickkontakt und/oder tiefes Ein- und Ausatmen eine Verbindung her. Lassen Sie dann die Hände über Ihrem Körper oder dem Ihres Partners schweben, sodass Sie ihn kaum berühren; halten Sie die Hände über die Genitalien, ohne dass es zur Berührung kommt. Bleiben Sie konzentriert und achten Sie darauf, dass positive Emotionen herrschen.

Sinnliche Berührung

Putzen Sie das Schlafzimmer, räumen Sie auf und schaffen Sie dann eine wunderbare Atmosphäre, in der Sie Ihren Partner oder sich selbst berühren. Streichen Sie mit köstlich duftenden Massageölen, Fellhandschuhen oder Federn in langen, sinnlichen Bewegungen über den gesamten Körper; fahren Sie sanft über den Genitalbereich, aber halten Sie sich dort nicht zu lange auf. Konzentrieren Sie sich ganz auf das, was Sie spüren.

Sexuelle Berührung

Die sexuelle Berührung besteht in einer direkten Genitalmassage. Befassen Sie sich ohne Umschweife mit den genussvollsten Stellen und widmen Sie sich nur diesen. Hier geht es darum, sexuelle Erregung hervorzurufen.

Kink-Berührung

Für diese Variante können Sie Verschiedenes ausprobieren, beispielsweise leichte Schläge, zarte Bisse in den Hals, Zwicken und Kratzen mit etwas »Dirty Talk« oder in Kombination mit Fesselungen oder Machtspielen.

Welche Berührung hat Sie am meisten angemacht? Von welcher Variante möchten Sie mehr? Nach welcher Berührung fühlten Sie sich wohl und erfüllt?

Selbst wenn Ihre Veranlagung nicht dem Kink-Typ entspricht, bedeutet das noch lange nicht, dass Sie ausschließlich auf »Blümchensex« stehen oder ungewöhnliche Praktiken Sie nicht scharfmachen. Zwischen Blümchensex und Kink gibt es eine ganze Bandbreite von Abstufungen. Schauen wir uns doch einmal an, wo Sie auf dieser Skala einzuordnen sind.

WEGWEISER NR. 2: DIE SKALA ZWISCHEN BLÜMCHENSEX UND KINKY SEX

Sind Sie der Blümchensex- oder der Kink-Typ? Oder liegen Sie Ihrer Meinung nach irgendwo dazwischen? Sunny Megatron, die Sexualaufklärung für Erwachsene anbietet und sich besonders mit ungewöhnlichem Sex beschäftigt, schreibt in einem Blogpost: »Blümchensex- und Kink-Anhänger wollen meist nichts miteinander zu tun haben... Wer Blümchensex bevorzugt, hält die Kinks in der Regel für furchteinflößend und abartig, während Kinkster die Blümchensex-Fraktion spießig und langweilig finden.« Sunny hat ein tolles Diagramm erstellt, das deutlich zeigt, dass die meisten Menschen weder ausschließlich das eine noch das andere bevorzugen, sondern irgendwo in der Mitte liegen, also weder bei Schwarz noch Weiß, sondern sozusagen im Graubereich. Das wollte ich genauer wissen und führte daher eine Studie mit 797 Teilnehmern durch. Diese bestätigte Sunnys Theorie: Die meisten Menschen lassen sich nicht den Extremen zuordnen. Also Schluss mit allen Vorurteilen, Missverständnissen und negativen Etiketten!

Mit der Kinsey-Skala wurde einst nachgewiesen, dass die meisten Menschen weder vollkommen hetero noch ausschließlich schwul sind – die Grau-Skala lässt erkennen, dass viele Menschen in Sachen Kink im mittleren Bereich liegen, nicht an den Extremen.

Wo landen Sie selbst? Der folgende Fragebogen verrät Ihnen, wo Sie auf der Grau-Skala einzustufen sind.

Das Grau-Skala-Quiz

Antworten Sie mit Ja, Nein oder Vielleicht:

1. Hatten Sie schon einmal Sex in einer anderen als der Missionarsstellung (Mann oben, Frau flach auf dem Rücken)?
2. Hatten Sie schon mal Sex in der Hündchen-Stellung (Doggy-Style)?
3. Haben Sie beim Vorspiel oder Geschlechtsverkehr schon einmal eine Augenbinde verwendet?
4. Benutzen Sie beim Liebesakt manchmal »schmutzige« Ausdrücke?
5. Haben Sie manchmal Fantasievorstellungen, in denen Sie dominant oder devot sind?
6. Haben Sie beim Sex schon einmal eine Feder, Eis, Seide oder andere Gegenstände verwendet, die bestimmte Sinneseindrücke hervorrufen?
7. Steigert sich Ihre Erregung manchmal, wenn Sie nervös oder wütend sind oder sich schuldig (schlecht) fühlen?
8. Erregt Sie die Vorstellung, dass sich Ihr Partner seiner Lust hemmungslos hingibt?
9. Gefällt Ihnen die Vorstellung, dass Ihr Partner dominant ist und im Schlafzimmer das Kommando übernimmt?
10. Erregt Sie die Vorstellung, geschlagen zu werden oder Ihren Partner zu schlagen?

11. Verspüren Sie das Verlangen, auf Ihren Partner unwiderstehlich zu wirken oder von Ihrem Partner herablassend behandelt zu werden?
12. Hat jemand, den Sie lieben, Sie beim Sex schon einmal festgehalten, und hat Ihnen das gefallen?
13. Würden Sie gerne mit Handschellen, einem Seil oder anderen Hilfsmitteln gefesselt werden, oder haben Sie so etwas schon einmal erlebt?
14. Lassen Sie Ihren Partner manchmal entscheiden, was Sie anziehen sollen oder im Restaurant bestellen?
15. Erregt es Sie, ungewöhnliche Sexpraktiken zu sehen oder darüber zu fantasieren?

Multiple Choice

16. Kreuzen Sie die Position an, die Ihnen meistens die größte Erregung verschafft (bitte seien Sie ehrlich).

    A. Missionarsstellung

    B. Frau oben

    C. Hündchen-Stellung (Doggy Style)

    D. Hogtied (Arme und Beine rücklings zusammengebunden)

17. Kreuzen Sie die Handlung an, die Ihnen meistens die größte Erregung verschafft (bitte ganz ehrlich).

    A. Küssen

    B. Geschlechtsverkehr

    C. Oralsex

    D. Analsex

18. Kreuzen Sie die Sexhilfsmittel an, die Ihnen meistens die größte Erregung verschaffen (genau, bitte wieder ehrlich sein!).
    A. Ich stehe nicht auf Sexspielzeug.
    B. Augenbinde und Feder.
    C. Seile, Fesseln und Fellhandschuhe.
    D. Knebel, Hängevorrichtungen, Strap-on und einschwänzige Peitsche.
19. Kreuzen Sie die Persönlichkeit an, die Sie meistens am erregendsten finden (sind Sie auch ganz ehrlich?).
    A. Ich möchte nur ich selbst sein.
    B. Eine Sexgöttin oder jemand, der eine Göttin oder einen Gott anbetet.
    C. Ein mächtiger Dom oder ein devoter Sub.
    D. Ein strenger Zuchtmeister oder ein wertloser Sklave.
20. Kreuzen Sie die Fantasievorstellung an, die Sie besonders erregend finden.
    A. Ich habe keine Fantasievorstellungen, und wenn doch, würden sie sich um meinen Partner drehen.
    B. Sie liegen am Strand. Die Sonne brennt heiß auf Ihre nackte Haut. Plötzlich spüren Sie, wie sanfte Hände Sie liebkosen. Sie schlagen die Augen auf und stellen fest, dass ein wunderschönes Wesen neben Ihnen sitzt und Ihren unwiderstehlichen Körper bewundert. In Ihnen wird heftige Erregung wach, die Ihnen förmlich den Atem verschlägt. Die unbekannte Person führt Sie in eine abgeschiedene Höhle, und Sie wissen genau, dass dieses gottgleiche Geschöpf gleich über Sie herfallen wird. Unter den

leidenschaftlichen Liebkosungen erleben Sie einen rauschhaften Orgasmus!

C. So etwas hätten Sie Ihrem Partner nie zugetraut. Sie sind an einen Stuhl gebunden und ihm hilflos ausgeliefert. Ihr Partner zwickt Sie leicht, Sie winden sich zwar, doch verspüren auch eine große Erregung. Sie sind in einer äußerst wehrlosen Position gefesselt, Ihre intimsten Stellen liegen völlig frei, und Sie wissen, dass Ihnen Strafe droht, wenn Sie sprechen. Ihr Partner ist mittlerweile unersättlich, gierig, genau wie Sie selbst. Doch Sie wissen nicht, ob Sie die Schwelle zur Orgasmusseligkeit überschreiten dürfen. Sie betteln darum, befreit zu werden – nicht von den Fesseln, sondern von der unerträglichen Hitze zwischen Ihren Beinen.

D. Der Hintern Ihres Partners glüht feuerrot von all den Schlägen, die Sie ihm verpasst haben. Sie lieben es, dass sein Mund weit offen steht, sodass Sie damit tun können, was Ihnen in den Sinn kommt. Sie lieben es, dass er Ihnen voll und ganz gehört. Er war unartig, sehr unartig, und Sie werden ihn spüren lassen, wie unartig er war. Sie haben ihm klargemacht, dass er ein unwürdiges Nichts ist, und ihn so gefesselt, wie es Ihnen gefällt. Er ist Ihnen hilflos ausgeliefert, die Augen verbunden, und kann nach Lust und Laune benutzt werden. Genau das wird ihm bald blühen, aber vorerst werden Sie ihn quälend lang warten lassen, voller Angst vor dem, was noch kommen mag. Sie warten und warten, und schon beim Klang Ihrer Schritte erlebt er fast einen Orgasmus. Aber das ist noch lange nicht alles, nein, noch lange nicht…

Ihr Ergebnis

Fragen 1 bis 15: Sie bekommen für jedes Nein 0 Punkte, für jedes Vielleicht 1 Punkt und für jedes Ja 2 Punkte.

GESAMTPUNKTZAHL ______________

Fragen 16 bis 20: A = 0 Punkte, B = 1 Punkt, C = 2 Punkte, D = 3 Punkte.

GESAMTPUNKTZAHL ______________

Addieren Sie nun die Punktzahl für die Ja-, Nein- und Vielleicht-Antworten sowie für die Multiple-Choice-Fragen.

GESAMTERGEBNIS ______________

Liegt Ihr Ergebnis zwischen 0 und 6, stehen Sie tatsächlich ausschließlich auf Blümchensex – das ist wirklich sehr selten. Bei meiner Umfrage war keiner der Teilnehmer hundertprozentig auf Blümchensex fixiert!

Liegt Ihr Ergebnis zwischen 7 und 15, stehen Sie in erster Linie auf Blümchensex. In diese Kategorie fielen etwa 10 Prozent der Leute, die meinen Fragebogen ausgefüllt haben.

Liegt Ihr Ergebnis zwischen 16 und 24, befinden Sie sich genau in der Mitte. Sie gehören zur Mehrheit! Etwa 65 Prozent meiner Befragten lagen in diesem Bereich.

Liegt Ihr Ergebnis zwischen 25 und 33, stehen Sie eher auf ungewöhnlichen Sex. Von den 797 Befragten traf das auf etwa 20 Prozent zu.

Liegt Ihr Ergebnis zwischen 34 und 40, sind Sie superkinky! Wenn Sie zu diesen 5 Prozent gehören – herzlichen Glückwunsch! Sie sind etwas ganz Besonderes!

Haben Sie neue Einsichten gewonnen? Konnten Ihnen die beiden Wegweiser weiterhelfen? Für viele Menschen ist es eine wichtige Erkenntnis, dass sie keineswegs »anormal« sind, sondern nur eine bestimmte Veranlagung haben, oder dass es in Sachen Sexualität mehr als nur Schwarz und Weiß gibt. Bei der Grau-Skala war ich überrascht, dass 57 Prozent der Teilnehmer die Frage nach größerer Erregung bei Angst, Wut oder Schuldgefühlen mit Ja beantworteten. Mein dritter Wegweiser geht nun ausführlicher auf unerwartete emotionale Zustände wie Verletzlichkeit, Unartigkeit oder Angst ein. Diese Informationen brauchen Sie in Kapitel 4: *Die Entfaltung der Starken Erotischen Persönlichkeit*, wenn wir Ihre erotische Persönlichkeit enthüllen.

WEGWEISER NR. 3: APHRODISISCHE ZUSTÄNDE

Haben Sie schon einmal Erregung in Situationen verspürt, in denen Sie das eigentlich unpassend fanden? Zum Beispiel weil Sie unglaublich sauer auf Ihren Partner waren oder fürchteten, bei etwas »Unanständigem« erwischt zu werden? Hatten Sie schon einmal tollen Sex, als Sie sich sehr hilflos fühlten? Laut Jack Morin, Autor von *The Erotic Mind*, können bestimmte Gefühle entweder erregend oder ernüchternd wirken – das hängt davon ab, wie stark und in welcher Situation sie auftreten und ob es uns gelingt, diese unerwartete emotionale Stimulation positiv aufzunehmen. Ich spreche in diesem Zusammenhang von »Aphrodisischen Zuständen«, weil es sich bei diesen Erfahrungen um Seinszustände handelt, die gezielt eingesetzt werden können, um die gewünschte Wirkung zu erzielen.

Es mag sein, dass Sie sich nur ungern eingestehen, dass eigentlich negativ behaftete Gefühle auf Sie erregend wirken. Daher sollten wir nicht von *positiven* und *negativen* Emotionen sprechen, sondern vielmehr von *erwarteten* und *unerwarteten*. Beide können Ihnen zu richtig heißem Sex verhelfen. Sobald Sie diese Gefühle akzeptieren, können Sie sie gezielt einsetzen und sind ihnen nicht mehr hilflos ausgeliefert. Jack Morin schreibt: »Je besser Sie mit einem unerwarteten Aphrodisiakum vertraut sind, desto besser können Sie mit den vielfältigen Emotionen umgehen, die sich bei leidenschaftlichem Sex einstellen.«

ERWARTETE APHRODISISCHE ZUSTÄNDE	UNERWARTETE APHRODISISCHE ZUSTÄNDE
Gefühle der Verbundenheit	**Gefühle der Beunruhigung**
Liebe	Furcht/Angst/Schrecken
Zärtlichkeit	Verletzlichkeit
Wertschätzung	Sorge
Innigkeit	Nervosität
Intimität	Gespannte Erwartung
Zuneigung	Schreck/Überraschung
Weitere Seinszustände	**Gefühle der Schuld**
Entspannung	Unartigkeit
Freiheit	Schmutzigkeit
Freude	Scham
Unschuld	
Mut	**Gefühle der Traurigkeit**
Hoffnung	Trauer
Mysterium	Kummer
	Sehnen
	Traurigkeit
	Niedergeschlagenheit
	Abhängigkeit
	Gefühle des Zorns
	Verachtung/Abscheu
	Feindseligkeit
	Ablehnung
	Rache
	Wut

Verschiedene Studien weisen darauf hin, dass die Amygdala, also der Bereich im Gehirn, der für die Angstreaktion zuständig ist, auch am Sexualtrieb beteiligt sein könnte. So ließe sich erklären, wieso unerwartete Gefühle aus der Kategorie Furcht (Angst, Grauen, Schrecken, Verletzlichkeit, Sorge, Nervosität, Widerwillen) bei manchen Menschen Lust hervorrufen. Die Amygdala assoziiert Angst mit Erregung und produziert dadurch vermehrt Adrenalin, den Stoff, der auch bei sexueller Erregung und lustvollen Empfindungen freigesetzt wird.

Je nach sexueller Veranlagung ist es allerdings auch möglich, dass sowohl erwartete als auch unerwartete emotionale Zustände jegliche Lust schwinden lassen.

Denken Sie einmal an Ihre aufregendsten sexuellen Erfahrungen zurück. Welche Gefühle haben Sie dabei empfunden? Oder spielen bei Ihren Lieblingsfantasien unerwartete Gefühle eine Rolle? Notieren Sie sich diese Gefühle, wir werden später noch darauf eingehen.

Los, Jaiya, ich will jetzt endlich Kink!

In diesem Buch trainiere ich Ihren Kopf, helfe Ihnen, mehr über Ihre Sexualität zu erfahren, und erläutere Ihnen Techniken, mit denen Sie außerordentlichen Sex erleben können. Mittlerweile kennen Sie bereits einige Definitionen. Sie haben Ihr Gehirn gründlich durchforstet (und vielleicht auch das Ihres Partners). Nach diesen Vorbereitungen können wir einen Schritt weiter gehen und eine solide Basis für superscharfen Spaß schaffen! Sie haben sich bislang tapfer geschlagen, daher will ich Ihre Ausbildung gerne fortsetzen, doch zunächst müssen wir uns noch mit einem außerordentlich wichtigen Thema befassen: Einvernehmen und Zustimmung. Sind Sie dazu bereit? Dann blättern Sie um, und zwar *sofort*!

3 Einvernehmen: Toller Treibstoff für sensationellen Sex – aber immer auf Nummer sicher!

Herzlichen Glückwunsch! Sie haben tatsächlich umgeblättert. Das zeigt mir, dass Sie für die nächste Stufe Ihrer Ausbildung bereit sind. Sie wollen eine Belohnung? Die sollen Sie bekommen: Einvernehmen.

In der Kink-Community gilt die Devise »sicher, vernünftig und einvernehmlich«. Hier geht es nicht um Missbrauch, sondern um umsichtige Sexspiele, bei denen Safewords, die richtigen Techniken und psychische Grenzen beachtet werden. Alle Handlungen erfolgen mit klarem Kopf, nicht zu Therapiezwecken (obwohl sie durchaus therapeutische Wirkung haben können) oder unter dem Einfluss von Drogen, die das Urteilsvermögen und damit die Sicherheit beeinträchtigen könnten. Und alle Handlungen erfolgen in gegenseitigem Einvernehmen; das bedeutet, dass alle Beteiligten bestimmten, im Vorfeld abgesprochenen Handlungen zugestimmt haben.

Und damit fangen wir jetzt an: mit Ihrer Zustimmung!

Zustimmung verspricht eitel Sonnenschein

Einvernehmen – was bedeutet das eigentlich? Den meisten Menschen fällt es schwer, das zu verlangen, was sie sich wünschen, und etwas abzulehnen, das sie nicht möchten. So landen sie zwangsläufig im grauen Mittelfeld, also bei den Dingen, zu denen sie mehr oder weniger »bereit« sind. Ein tolles Liebesleben verspricht das natürlich nicht gerade. Fast jeder von uns hat schon einmal seine persönlichen sexuellen Grenzen überschritten und einer Handlung zugestimmt, die er eigentlich nicht wollte. Damit tun wir weder uns selbst noch unseren Partnern einen Gefallen. Nur wenn Sie auch mal Nein sagen können, haben Sie und Ihr Partner die Gewissheit, dass ein Ja aus Ihrem Mund wirklich ernst gemeint ist. Es ist ungemein sexy, wenn man sagt, was man will, und auch mal etwas ablehnt – in meinen Augen ist beides eine Belohnung wert!

Von Dr. Betty Martin habe ich gelernt, dass es keineswegs das Gleiche ist, ob man einer Sache zustimmt oder sie erlaubt. Zustimmung bedeutet, dass Sie und Ihr Partner etwas gemeinsam vereinbaren. Zum Beispiel könnten Sie ausmachen, ein Fesselspiel zu spielen. Zustimmung bedeutet, dass Sie ohne Wenn und Aber Ja sagen. Es bedeutet, dass Sie zu einer bestimmten Handlung nicht nur bereit sind, sondern diese wirklich und wahrhaftig wollen. Eine Erlaubnis dagegen erteilt man einer anderen Person. Zum Beispiel kann ich erlauben, dass man mir Handschellen anlegt. Eine Erlaubnis kann durchaus ein klares Ja sein, doch dieses Ja richtet sich an eine andere Person und kann somit verschiedene weitere Dinge nach sich ziehen, zu denen Sie zwar bereit sind, die Sie aber nicht unbedingt wollen.

Es ist ein Unterschied, ob man etwas *will* oder zu etwas *bereit* ist. *Wollen* bedeutet, dass Sie *Ja, ja, ja!* denken. *Bereitschaft* gibt es in verschiedenen Abstufungen, zum Beispiel: »Okay, weil ich dich liebe, können wir das mal ausprobieren.« Oder aber: »Na ja, warum nicht.« Oder auch: »Von mir aus, damit du endlich Ruhe gibst.« Man könnte also sagen: Wenn Sie etwas *wollen*, dann geben Sie Ihre Zustimmung. Wenn Sie zu etwas *bereit* sind, geben Sie die *Erlaubnis*.

Die verschiedenen Varianten der Bereitschaft

Das »Okay«: »Ich liebe dich, also können wir das machen!«

Das »Weil du darauf stehst«: »Ich bin dazu bereit, denn es macht mich an, wie sehr du darauf stehst.«

Die Frage: »Willst du das wirklich? Sollen wir das tatsächlich machen? Sag mir, was du willst, ich mache das dann.«

Das »Mal ausprobieren, vielleicht gefällt es mir«: »Ich probiere das einfach mal aus; wer weiß, vielleicht gefällt es mir ja.«

Das »Ich probiere es, aber es wird mir nicht gefallen«: »Ich probiere das dir zuliebe aus, aber es wird mir sicher nicht gefallen.«

Der Deal: »Okay, ich mache das mit, aber dafür musst du mich morgen Abend massieren.«

Die einmalige Angelegenheit: »Wir machen das nur dieses eine Mal, dann nie wieder.«

Die Unsicherheit: »Ich weiß nicht recht, aber wir können es ja mal versuchen.«

Das Geschlagengeben: »Na gut, du gibst ja sowieso keine Ruhe.«

Die Verlustangst: »Wenn ich das nicht mache, bist du sauer und verlässt mich vielleicht, also mache ich lieber mit, damit du zufrieden bist.«

Den meisten Menschen fällt es ungeheuer schwer, ihre sexuellen Bedürfnisse klar und deutlich zu äußern. Wir trauen uns nicht, bestimmte Handlungen zu verlangen. Wir wollen unsere Partner nicht zurückweisen. Wir möchten die Stimmung nicht ruinieren. Manchmal geben wir sogar – ausdrücklich oder stillschweigend – die Erlaubnis zu Dingen, die wir eigentlich auf keinen Fall wollen.

In der Welt des Kinky Sex ist Zustimmung von entscheidender Bedeutung. Ohne Zustimmung und Erlaubnis spielen Sie ein gefährliches Spiel, das sich kaum von Missbrauch unterscheidet. Das Thema Zustimmung ist bei ungewöhnlichem Sex deshalb so komplex, weil zwischen Ihren eigenen Wünschen und denen Ihres Partners ein breites Spektrum an Möglichkeiten liegt. Vielleicht finden Sie unverhofft Gefallen an einer Praktik, der Sie eigentlich skeptisch gegenüberstanden. Sicher gibt es Handlungen, die Sie sich wünschen, solche, zu denen Sie durchaus bereit sind, aber auch jene, die Sie ganz bestimmt nicht wollen.

Ich möchte Ihnen helfen, mit Ihrem Partner über sexuelle Vorlieben zu sprechen und gemeinsam Bereiche zu ermitteln, in denen Sie sich beide gerne austoben würden. Diese Strategie ist auch sinnvoll, wenn Sie bestimmte Praktiken besonders anregend finden, für die sich Ihr Partner nicht begeistern kann.

Verstehen, was anmacht

Schritt 1: Was finden Sie an einer Handlung so erregend?

Warum verspüren Sie dabei Erregung? Wird ein bestimmter emotionaler Zustand geweckt? Verstößt die Handlung gegen ein Tabu? Diese Frage ist manchmal gar nicht so leicht zu beantworten, daher sollten Sie sich alles notieren, was Ihnen dazu einfällt, und mit Ihrem Partner darüber sprechen.

Schritt 2: Was bedeutet das?

Wenn Ihr Partner beschreibt, was er an einer bestimmten sexuellen Praktik so anregend findet, müssen Sie unbedingt festhalten, was Sie darunter verstehen. Wie läuft die Handlung ab? Wie könnte sie sich anfühlen? Was widerstrebt Ihnen daran? Welche Vorurteile haben Sie dagegen? Weckt sie unangenehme Erinnerungen oder widerspricht sie Ihrer Erziehung? Darüber sollten Sie mit Ihrem Partner sprechen.

Schritt 3: Sprechen Sie darüber – Wertschätzung ist ganz wichtig

Beginnen Sie Ihr Gespräch mit der Wertschätzungsübung, die ich später in diesem Kapitel beschreibe. Dann lesen Sie einander abwechselnd vor, was Sie sich notiert haben.

Schritt 4: Erklären Sie Ihrem Partner, was Sie festgestellt oder erkannt haben

Reagieren Sie niemals – ich wiederhole: *niemals!* – abweisend oder negativ auf das, was Ihr Partner Ihnen anvertraut. Hören Sie ihm unvoreingenommen zu und akzeptieren Sie, was Sie hören. Akzeptieren bedeutet nicht, dass Sie der Handlung zustimmen müssen. Sie sollten offen darüber sprechen, was Sie überrascht oder welche neuen Seiten Sie an Ihrem Partner entdecken. Vergessen Sie nicht, dass es jeden Menschen große Überwindung kostet, seine sexuellen Vorlieben einzugestehen und offen zu äußern. Sie dürfen Ihrem Partner *niemals* Vorwürfe machen oder ihn gar dafür strafen, dass er Ihnen einen geheimen Wunsch offenbart hat. Bleiben Sie so unvoreingenommen wie möglich. Ich selbst ertappe mich auch manchmal dabei, dass ich mir ein Urteil über einen Menschen bilde. In solchen Fällen bemühe ich mich dann immer um eine möglichst wissenschaftliche Sichtweise, versuche, mein Gegenüber zu verstehen, und stelle viele Fragen. Vielleicht finden Sie leichter einen gemeinsamen Nenner, wenn Sie gar nicht über die Handlung an sich sprechen, sondern vielmehr darüber, wieso sie so erregend wirkt. Möglicherweise lässt sich diese erregende Wirkung auch ohne die spezifische Praktik erzielen. Gibt es bestimmte Ängste oder Missverständnisse, die ausgeräumt werden könnten? Könnten Sie und Ihr Partner sich genauer informieren, um mit der speziellen Handlung besser vertraut zu werden? Könnten Sie vielleicht einen ganz kleinen Schritt in diese Richtung wagen (zum Beispiel Handschellen anstelle eines Ganzkörperbondage)?

Von Ivy Young bekamen Ian und ich eine Kink-Checkliste. Zu Hause hatten wir bereits eine ähnliche Liste zusammengestellt, schon die Beschäftigung mit dieser Liste und ihren vielfältigen Möglichkeiten hatte meinen Liebsten so wahnsinnig heiß gemacht, dass wir gar nicht alle Punkte in einem Durchgang abarbeiten konnten! Wir sprachen viel miteinander. Ian konnte anschließend seine geheimen Wünsche besser offenbaren, ich hatte eine klarere Vorstellung davon, was wir gemeinsam tun könnten und wieso ihm Kinky Sex so wichtig war. Zum Glück stellten Ian und ich bei der Arbeit mit der Checkliste und der Übung »Verstehen, was anmacht« fest, dass unsere Vorlieben ziemlich gut zueinanderpassten. In Sachen »Wollen« zeigten wir eine ziemlich große Übereinstimmung.

Testen Sie, wie es bei Ihnen aussieht:

DIE KINK-CHECKLISTE

Schritt 1: Bewertung (Aktiv)

Kreuzen Sie auf der nachstehenden Liste bei allen Handlungen an, ob Sie diese wollen, dazu bereit sind oder sie *auf keinen Fall* ausprobieren werden, wenn Sie dabei den *aktiven* Part übernehmen.

Schritt 2: Bewertung (Passiv)

Kreuzen Sie dann in einer anderen Farbe an, ob Sie die jeweilige Handlung wollen, dazu bereit sind oder sie *auf keinen Fall* ausprobieren würden, wenn Sie dabei den *passiven* Part übernehmen.

Schritt 3: Auswertung

Setzen Sie sich mit Ihrem Partner zusammen und vergleichen Sie Ihre Aufzeichnungen! Bei allen Punkten, zu denen Sie *bereit* sind, sollten Sie besprechen, wie weit Ihre Bereitschaft geht. Gilt eher »Ich liebe dich und mache deshalb mit, obwohl das eigentlich nicht mein Ding ist« oder eher »Ja, könnten wir gerne mal ausprobieren«? Bewerten Sie Ihre Bereitschaft mit 1 bis 5, wobei 1 »Ich liebe dich, wir machen das« und 5 »Ich glaube, ich könnte das ertragen« bedeutet. Handlungen, bei denen Ihre Bereitschaft nur bei 4 oder 5 liegt, würde ich vorerst ausklammern – Sie können sie ja zu einem späteren Zeitpunkt erneut in Betracht ziehen.

Schritt 4: Gespräche und Information

Stellen Sie Fragen, informieren Sie sich weiter und sorgen Sie dafür, dass Sie zu jedem Punkt genau Bescheid wissen. Wenn Sie sich nicht sicher sind, was eine Handlung genau bedeutet, lesen Sie nach, was ich in diesem Buch dazu erkläre, oder recherchieren Sie im Internet!

Schritt 5: Jetzt geht es los!

Die Liste zeigt Ihnen, in welchen Bereichen Sie und Ihr Partner sich gemeinsam vergnügen können. Alles, was Sie beide wollen, ist ein idealer Ausgangspunkt. Verzichten Sie auf Handlungen, die für eine Partei nicht infrage kommen, und respektieren Sie diese Grenze. Wenn Sie eine bestimmte Praktik ausprobieren, kann die Bereitschaft durchaus in Wollen, manchmal aber auch in Ablehnung umschlagen. Und manchmal will man irgendwann sogar etwas, das man ursprünglich abgelehnt hatte – allerdings dürfen Sie Ihren Partner nie unter Druck setzen, denn das führt nur zu Ablehnung und Distanz.

Schritt 6: Weitere Information

Jetzt wissen Sie, in welchen Bereichen einvernehmliche Zustimmung herrscht. Lesen Sie dieses Buch weiter, besuchen Sie Kurse oder Fortbildungen oder nehmen Sie Privatunterricht.

Schritt 7: Neubewertung

Ich würde Ihnen raten, diese Liste nach drei Monaten noch einmal durchzugehen. Vielleicht hat sich Ihre Einstellung zu manchen Punkten geändert?

FESSELSPIELE

Erotisches Ringen	WILL ICH	Bereit dazu	*Auf keinen Fall*
Hände festhalten	WILL ICH	Bereit dazu	*Auf keinen Fall*
Beine festhalten	WILL ICH	Bereit dazu	*Auf keinen Fall*
Fixieren des ganzen Körpers	WILL ICH	Bereit dazu	*Auf keinen Fall*
Lederhandschellen	WILL ICH	Bereit dazu	*Auf keinen Fall*
Seidenbänder/Gürtel	WILL ICH	Bereit dazu	*Auf keinen Fall*
Fesseln mit Seilen	WILL ICH	Bereit dazu	*Auf keinen Fall*
Festbinden an Möbeln	WILL ICH	Bereit dazu	*Auf keinen Fall*
Hängespiele	WILL ICH	Bereit dazu	*Auf keinen Fall*
Spreizstangen	WILL ICH	Bereit dazu	*Auf keinen Fall*
Genitalfesseln	WILL ICH	Bereit dazu	*Auf keinen Fall*
Keuschheitsgürtel	WILL ICH	Bereit dazu	*Auf keinen Fall*
Sonstiges ________	WILL ICH	Bereit dazu	*Auf keinen Fall*

MACHTSPIELE

Dominant/devot sein	WILL ICH	Bereit dazu	*Auf keinen Fall*
Demütigung	WILL ICH	Bereit dazu	*Auf keinen Fall*
Obszöne Ausdrucksweise/ Dirty Talk	WILL ICH	Bereit dazu	*Auf keinen Fall*
Spiel mit Belohnung/ Bestrafung	WILL ICH	Bereit dazu	*Auf keinen Fall*
Fremdbestimmung	WILL ICH	Bereit dazu	*Auf keinen Fall*
Bestimmung über die Geschlechtsorgane	WILL ICH	Bereit dazu	*Auf keinen Fall*
Orgasmuskontrolle	WILL ICH	Bereit dazu	*Auf keinen Fall*

Exhibitionismus/ Sex in der Öffentlichkeit	WILL ICH	Bereit dazu	*Auf keinen Fall*
Sonstiges ______	WILL ICH	Bereit dazu	*Auf keinen Fall*

EMPFINDUNGS-/SCHLAGSPIELE

Spiel mit Temperatur (Wachs, Eis usw.)	WILL ICH	Bereit dazu	*Auf keinen Fall*
Liebeshiebe/Spanking	WILL ICH	Bereit dazu	*Auf keinen Fall*
Sinnesgenüsse	WILL ICH	Bereit dazu	*Auf keinen Fall*
Fellhandschuhe	WILL ICH	Bereit dazu	*Auf keinen Fall*
Erotische Massage	WILL ICH	Bereit dazu	*Auf keinen Fall*
Brustwarzenspiele	WILL ICH	Bereit dazu	*Auf keinen Fall*
Reitgerten	WILL ICH	Bereit dazu	*Auf keinen Fall*
Paddel	WILL ICH	Bereit dazu	*Auf keinen Fall*
Flogging	WILL ICH	Bereit dazu	*Auf keinen Fall*
Peitschen	WILL ICH	Bereit dazu	*Auf keinen Fall*
Stockschläge	WILL ICH	Bereit dazu	*Auf keinen Fall*
Augenbinde	WILL ICH	Bereit dazu	*Auf keinen Fall*
Haube	WILL ICH	Bereit dazu	*Auf keinen Fall*
Kitzeln/Federn	WILL ICH	Bereit dazu	*Auf keinen Fall*
Sinnesspiele mit Fesseln	WILL ICH	Bereit dazu	*Auf keinen Fall*
Elektrische Stimulation	WILL ICH	Bereit dazu	*Auf keinen Fall*
Sonstiges ________	WILL ICH	Bereit dazu	*Auf keinen Fall*

INTENSIVER SEX

Mundfessel (Kugel)	WILL ICH	Bereit dazu	*Auf keinen Fall*
Mundfessel (Stabknebel)	WILL ICH	Bereit dazu	*Auf keinen Fall*
Mundfessel (Ring)	WILL ICH	Bereit dazu	*Auf keinen Fall*
Feste Schläge beim Geschlechtsverkehr	WILL ICH	Bereit dazu	*Auf keinen Fall*
Geschlechtsverkehr mit Fesseln	WILL ICH	Bereit dazu	*Auf keinen Fall*
Oralverkehr mit Fesseln	WILL ICH	Bereit dazu	*Auf keinen Fall*
Analstöpsel/ Prostatastimulation	WILL ICH	Bereit dazu	*Auf keinen Fall*
Dildos/Vibratoren	WILL ICH	Bereit dazu	*Auf keinen Fall*
Disziplinierung (Belohnung und Strafe)	WILL ICH	Bereit dazu	*Auf keinen Fall*
Analsex	WILL ICH	Bereit dazu	*Auf keinen Fall*
Vaginalfisting	WILL ICH	Bereit dazu	*Auf keinen Fall*
Ohrfeigen/Schläge ins Gesicht	WILL ICH	Bereit dazu	*Auf keinen Fall*
Schläge auf den Körper	WILL ICH	Bereit dazu	*Auf keinen Fall*
Spiele mit Umschnalldildos	WILL ICH	Bereit dazu	*Auf keinen Fall*
Erzwungene Bisexualität	WILL ICH	Bereit dazu	*Auf keinen Fall*
Doppelpenetration	WILL ICH	Bereit dazu	*Auf keinen Fall*
Atemspiele	WILL ICH	Bereit dazu	*Auf keinen Fall*
Hand über Mund und Nase	WILL ICH	Bereit dazu	*Auf keinen Fall*
Würgen	WILL ICH	Bereit dazu	*Auf keinen Fall*
Heftiges Küssen	WILL ICH	Bereit dazu	*Auf keinen Fall*
Tantrisches Atmen	WILL ICH	Bereit dazu	*Auf keinen Fall*

SONSTIGES

Oralsex	WILL ICH	Bereit dazu	*Auf keinen Fall*
Anilingus	WILL ICH	Bereit dazu	*Auf keinen Fall*
Ponyspiele	WILL ICH	Bereit dazu	*Auf keinen Fall*
Hündchenspiele	WILL ICH	Bereit dazu	*Auf keinen Fall*
Fantasie-Rollenspiele	WILL ICH	Bereit dazu	*Auf keinen Fall*
Gender Play (Crossdressing)	WILL ICH	Bereit dazu	*Auf keinen Fall*
Vergewaltigungsfantasien	WILL ICH	Bereit dazu	*Auf keinen Fall*
Kopfsex	WILL ICH	Bereit dazu	*Auf keinen Fall*
Sklavenausbildung	WILL ICH	Bereit dazu	*Auf keinen Fall*
Göttinnenanbetung	WILL ICH	Bereit dazu	*Auf keinen Fall*
Finanzielle Beherrschung	WILL ICH	Bereit dazu	*Auf keinen Fall*
Fuß-/Stiefelanbetung	WILL ICH	Bereit dazu	*Auf keinen Fall*
Sexspiele	WILL ICH	Bereit dazu	*Auf keinen Fall*

Diese Checkliste allein reicht jedoch nicht, denn oft hat jeder Mensch seine ganz eigene Vorstellung davon, was mit einer bestimmten Praktik gemeint ist. Deshalb sollten Sie idealerweise alles ausführlich besprechen. Wenn Ihr Partner Ihnen eine Handlung vorschlägt, fragen Sie am besten: »Was meinst du damit?« Sonst laufen Sie Gefahr, einer Sache zuzustimmen, die vielleicht etwas ganz anderes bedeutet, als Sie sich ursprünglich vorgestellt hatten.

UND WENN SICH IHRE VORLIEBEN NICHT DECKEN? SO BRINGEN SIE IHREN PARTNER AUF DEN GESCHMACK

»Ich kann damit einfach nichts anfangen. Ich will so was nicht machen!« Die Spannung im Raum war mit Händen zu greifen. Ich spürte, dass jahrelange Unstimmigkeit und Ablehnung in der Luft lagen. Tabby war unglücklich. Sie war empfindsam veranlagt und hatte viele Vorurteile gegenüber allem, was in ihren Augen nicht spirituell oder würdevoll war. Ihr Ehemann Kyle dagegen war der Kink-Typ, der sich nichts Heißeres vorstellen konnte, als Tabby zu fesseln und dann ein leidenschaftliches Analspiel zu starten. Für Tabby kam so etwas absolut nicht infrage. Auf der Kink-Checkliste kreuzte sie bei den meisten Punkten *Auf keinen Fall* an. Weil Kyle sie seit so vielen Jahren unter Druck setzte, lehnte sie viele Praktiken aus Prinzip ab, ohne sie ernsthaft in Betracht zu ziehen. Auch wenn die beiden einander ganz offensichtlich liebten, lebten sie in Sachen Sex in zwei verschiedenen Welten. Kyle konnte Tabbys empfindsame Veranlagung nicht nachvollziehen, sie wiederum hatte Vorurteile gegenüber seiner Vorliebe für ungewöhnlichen Sex. Folglich waren beide sehr frustriert. Ich sollte nun dafür sorgen, dass sie Verständnis füreinander entwickelten und überlegten, mit welchen Handlungen sie sich beide anfreunden konnten.

»Schauen wir uns doch mal an, wo ihr die gleichen Vorlieben habt«, schlug ich vor. Ich musste dem Pärchen erst deutlich machen, dass es durchaus einige Übereinstimmungen gab, bevor ich aufzeigte, wie sie den Bedürfnissen des Partners gerecht werden konnten. Im Bereich Empfindungsspiele gab es einige geeignete Ansatzpunkte, auch in Bezug auf Atemspiele und Oralsex hatten sie die gleichen Vorlieben. Im Lauf des Gesprächs fiel mir auf, dass Tabby und Kyle keinerlei Dankbarkeit oder Wertschätzung gegenüber dem anderen zeigten, sondern in erster Linie Vorwürfe äußerten. So konnte es nicht weitergehen; ich machte einen Schritt zurück und strich das Thema Kink vorläufig von der Tagesordnung. Ich musste erst einmal erreichen, dass die beiden besser über Sex im Allgemeinen kommunizierten. Erfolg würde sich nur dann einstellen, wenn das Kritisieren ein Ende nahm. Deshalb ließ ich Kyle und Tabby eine Wertschätzungsübung absolvieren, um die Achtung voreinander zu fördern und die Vorbehalte ein Stück weit abzubauen.

Vor allem Tabbys Art der Kommunikation war ein großes Problem. Ich musste den beiden einige grundlegende Kommunikationstechniken vermitteln, die wir dann mit leichter Hand einübten.

POSITIVE SEXKOMMUNIKATION, MIT DER SIE IM BETT DAS BEKOMMEN, WAS SIE SICH WÜNSCHEN!

Das folgende Beispiel zeigt, wie normalerweise während einer sexuellen Handlung kommuniziert wird:

»Kannst du nicht schneller machen?« oder »Du machst das nie langsam genug!« (Schweigen, weil sich der eine Partner kritisiert fühlt und der andere nicht das bekommt, was er gerne hätte – dann Frust.) »Das machst du nie richtig. Du kriegst es einfach nicht hin.« (Gefolgt von einer Verteidigung.) »Bei allen anderen hat das funktioniert, mit dir stimmt irgendwas nicht. Und du machst sowieso nie das, was ich will. Du bist schuld, dass es nicht läuft.« Damit ist die Stimmung natürlich endgültig im Keller.

Damit Sie bekommen, was Sie wollen, sollten Sie künftig so kommunizieren:

»Super, dass du diese Stelle gefunden hast! Es wäre toll, wenn du das noch etwas fester und schneller machen würdest! Ja, genau so! So mag ich es, mach weiter so!« Breites Grinsen, innigere Verbundenheit – und Sie haben, was Sie wollten!

Ich will das noch genauer aufschlüsseln:

Schritt 1: Starten Sie mit Lob und Wertschätzung

Betonen Sie zuallererst etwas, das Ihnen gefällt: »Ich finde es toll, dass du dir die Zeit nimmst, mehr über meinen

Körper und meine erotische Veranlagung zu erfahren, sodass ich mich sexuell besser entfalten kann.«

Schritt 2: Stellen Sie ein positives Ergebnis in Aussicht (die lockende Karotte)

Erklären Sie Ihrem Partner, was passieren wird, wenn Sie bekommen, was Sie wollen. Vermeiden Sie das Wort *aber*, sondern sagen Sie beispielsweise »Es wäre schöner, wenn…«, »Ich glaube, ich hätte noch mehr Spaß oder sogar einen Orgasmus, wenn…«

Schritt 3: Äußern Sie Ihren Wunsch

Fordern Sie auf positive Weise, was Sie gerne hätten: »… wenn ich dir zeigen könnte, wie du meine Hotspots am besten stimulierst.«

Schritt 4: Wieder Lob und Wertschätzung

Wenn Sie ihn auf diese Weise bitten, fühlt Ihr Partner sich höchstwahrscheinlich gut und wird sich bemühen, Sie zufriedenzustellen. Dann sollten Sie ihn unbedingt noch einmal loben: »Danke. Ich liebe dich und finde es aufregend, mit dir auf sexuelle Entdeckungsreise zu gehen.«

Diese Art der Kommunikation schafft Verbundenheit statt Ablehnung. Wir sind uns oft viel zu sicher, dass wir genau wissen, was im Kopf unseres Partners vorgeht, oder haben eine bestimmte Vorstellung davon, wie eine sexuelle Handlung aussehen/sich anfühlen/ablaufen müsste – dabei sind die Möglichkeiten schier endlos.

Mittlerweile war die sechste Stunde des achtstündigen Intensivkurses angebrochen, den Tabby und Kyle bei mir gebucht hatten. Die beiden kommunizierten schon deutlich besser und spürten eine größere Verbundenheit, doch über ungewöhnlichen Sex hatten wir seit Beginn der Sitzung nicht mehr gesprochen. Somit war es an der Zeit, dass wir uns wieder ihrem größten Problem widmeten: seinem Wunsch, außergewöhnliche Praktiken auszuprobieren, und ihrem ungeheuren Vorbehalt und Widerstand dagegen. Vielleicht konnten Tabby und Kyle eine Lösung finden, wenn wir gar nicht auf bestimmte Praktiken eingingen, sondern vielmehr untersuchten, warum diese so erregend wirkten?

In der nächsten Stunde beschäftigten wir uns damit, was Fesseln für Kyle bedeutete und was Tabby darunter verstand. Dabei war besonders wichtig, Tabby nicht unter Druck zu setzen. Sowohl Körper als auch Kopf müssen aus freien Stücken Ja sagen können, und ich fand es sehr bewundernswert, dass sie konsequent auf ihre inneren Signale hörte. Es hatte keinen Sinn, sie zur »Bereitschaft« zu drängen, doch sie musste die Veranlagung ihres Mannes verstehen und Verständnis dafür zeigen. Außerdem musste ihr klar werden, dass Fesselspiele für ihn möglicherweise etwas ganz anderes bedeuteten, als sie sich vorstellte. Mit der Übung »Verstehen, was anmacht« (die Sie ja bereits kennen) ließ ich die beiden ihre Gemeinsamkeiten in Sachen Sex ermitteln.

Nach dem achtstündigen Intensivkurs fühlten sich Tabby und Kyle für ihren weiteren Weg bestens gerüstet. Sie konnten jetzt miteinander kommunizieren und hatten einige Übereinstimmungen gefunden, die ihnen als Ausgangspunkt ihrer Reise dienen konnten. Kyle hatte gelernt, dass Tabby für außergewöhnlichere Praktiken etwas empfänglicher war, wenn er damit ihre empfindsame Veranlagung ansprach; das Sexspiel musste in ein Ritual verpackt werden und durfte keinesfalls an ein düsteres Verlies erinnern. Tabby hatte nun Verständnis für Kyles Vorlieben und wusste, dass Unterwerfung im Bett nicht bedeutete, dass sie die gesamte Kontrolle über ihre Beziehung aufgab. Ich entließ das Pärchen mit dem Auftrag, in den nächsten 30 Tagen auszuprobieren, wie die erotischen Bedürfnisse des anderen erfüllt werden konnten. Als wir uns danach wiedersahen, schwärmten sie von den unzähligen Möglichkeiten, die sich ihnen nun eröffneten. Sie fanden immer mehr Gemeinsamkeiten, während die Ablehnung immer weniger wurde!

Eine möglichst konfliktfreie Beziehung ist vielen Frauen und Männern wichtiger als ein grandioses Sexleben, sodass sie bestimmte Aspekte ihrer Veranlagung, die nicht mit denen ihres Partners übereinstimmen, einfach ausblenden. Diese Taktik geht oft nach hinten los, denn das Verlangen nach außergewöhnlichen Praktiken kann dann immer stärker werden und unter Umständen jegliche Leidenschaft zunichtemachen. In solchen Fällen ist die Beziehung irgendwann zwar noch liebevoll, aber vollkommen leidenschaftslos. Manchen Menschen gelingt es zwar, ihre wahre Veranlagung tatsächlich auszuschalten, doch wenn man einen wesentlichen Teil seiner Identität verleugnet, kann das sehr negative Folgen haben – oft geht eine Beziehung daran in die Brüche. Ich finde es außerordentlich wichtig, ein authentisches Leben zu führen, daher würde ich niemals dazu raten, einen wichtigen Aspekt der eigenen Persönlichkeit vor dem Partner zu verbergen. Ich kenne eine Reihe von Paaren, die in gegenseitigem Einvernehmen professionelle Sexanbieter aufsuchen, um ihrer außergewöhnlichen Veranlagung gerecht zu werden. So kann ein Paar auch dann eine liebevolle Beziehung aufrechterhalten, wenn es in Sachen Sex nicht so gut zusammenpasst. Wenn Sie diese Möglichkeit für sich in Betracht ziehen, sollten Sie sich vorab ausführlich mit den Anbietern unterhalten und beispielsweise bestimmte Grenzen abstecken. Übrigens kann das auch ein heißes Spiel innerhalb der Beziehung sein: Man schickt den eigenen Partner zu einer Session mit einem echten Fachmann!

»Laut Liste warst du dazu nur bereit, aber wolltest es nicht unbedingt. Allerdings hatte ich gerade den Eindruck, dass du ziemlich darauf abgefahren bist!« Ian und ich lagen im Bett und erholten uns von einer besonders intensiven Session. Unser 40/40-Experiment war zwölf Tage alt. Ich war seine Dom und in Tränen aufgelöst. Auf seiner Checkliste hatte er bei den Punkten Demütigung und Stockschläge »Bereit dazu« angekreuzt und eher Richtung »Keinesfalls« tendiert. An diesem Abend hatten wir jedoch beides ausprobiert, weil ich schließlich Forschungen betreiben musste und er wollte, dass ich mit ihm bis an seine Grenzen ging.

»Das war wirklich toll. Wir können das gerne wiederholen«, sagte er.

Ungläubig hob ich die Augenbrauen. »Wirklich?«, fragte ich, denn ich war mir gar nicht sicher, ob ich das noch einmal würde ertragen können. Die betreffende Szene war mir sehr schwergefallen. Ich für meinen Teil hatte mehr als genug davon.

»Ich wundere mich ja selbst«, erwiderte Ian. »Offenbar war es für dich schlimmer als für mich.« Ich nickte. Mir hatte die Session mehr zugesetzt als ihm, obwohl ich den dominanten Part gespielt hatte. Diese Handlungen gingen an den Rand dessen, zu dem ich bereit war. Wir hielten einander fest umschlungen und küssten uns, was schließlich in das sanfte Liebesspiel überging, das ich jetzt unbedingt brauchte. Schon bald erlebten wir fast gleichzeitig einen leidenschaftlichen Orgasmus, der uns beide voller Liebe erschauern ließ. Da wurde mir klar, dass ich ihn zu einer Expertin schicken musste. Ich war nicht dazu bereit, diese Grenzen zu überschreiten, zumindest vorerst noch nicht...

ZUSTIMMENDE VERWEIGERUNG (WIE BITTE?)

Können Sie sich vorstellen, was mit *zustimmender Verweigerung* gemeint ist? Das bedeutet, Sie stimmen zu, dass der dominante Part Sie zu etwas »zwingt« – zu bestimmten erotischen und manchmal auch nichterotischen Handlungen, die der Dom sich wünscht oder die Sie sich von ihm wünschen. Dies geschieht meist im Rahmen von Rollenspielen, zum Beispiel bei Unterwerfungsfantasien, Verhörszenen oder anderen besonders intensiven Sessions.

Im Lauf der Jahre hatte ich etliche männliche Schüler, in deren Fantasievorstellungen »erzwungene« Bisexualität eine Rolle spielte. Sie waren also damit einverstanden, dazu gezwungen zu werden, sexuelle Handlungen mit einem anderen Mann oder einer als Mann verkleideten Frau vorzunehmen. Manche meiner Schüler konnten nicht einordnen, was das für ihre sexuelle Identität bedeutete. Manchen war klar, dass sie im wahren Leben zwar keine bisexuelle Erfahrung machen, diese Fantasie aber nur zu gerne mit einer Frau in einem Szenario mit »zustimmender Verweigerung«

ausleben wollten. Manche akzeptierten zwar ihre Bisexualität, brauchten jedoch das Zwangsszenario, um jegliche Scham zu überwinden. Andere wiederum fanden es ungeheuer erregend, ein unwiderstehliches Sexobjekt zu sein, das »gezwungenermaßen« dem sexuellen Verlangen anderer ausgeliefert ist – genauso geht es Frauen mit Vergewaltigungsfantasien. Bei Spielen in diesem Bereich ist es sehr wichtig, dass Sie Safewords vereinbart haben und die Session sofort unterbrechen, wenn einer der Beteiligten nicht mehr weitermachen will. Sie werden psychologisch äußerst intensive Szenarios erleben, und selbst wenn Ihr Partner seit Jahren von einer Handlung geträumt hat, stellt er unter Umständen fest, dass diese in der Realität doch nicht so toll ist wie erhofft. Bei Spielen mit zustimmender Verweigerung müssen sowohl der aktive als auch der passive Part vorab genau besprechen, was ihnen sicher erscheint, welche Handlungen erwünscht sind und welche Bedürfnisse beide nach einer besonders intensiven Session haben könnten.

Immer auf Nummer sicher

Manche Mitglieder der BDSM-Community lehnen die Devise »sicher, vernünftig und einvernehmlich« ab und bevorzugen den Begriff *Risk-Aware Consensual Kink* (risikobewusster, einvernehmlicher Kink – RACK). *Risikobewusst* soll heißen, dass die Beteiligten über die Risiken Bescheid wissen, die bei ungewöhnlichen Spielen auftreten können. Sie wissen, dass sich eine gewisse Gefahr bei einer Handlung niemals zu hundert Prozent ausschließen lässt. Auf den ersten Blick scheint das dem Aspekt *»sicher«* aus der Devise *»sicher, vernünftig und einvernehmlich«* zu widersprechen, doch in meinen Augen ergänzen sich die beiden Auffassungen wunderbar. Sosehr man sich auch um Sicherheit bemüht, ein Restrisiko wird immer bleiben. Deshalb gibt es auch keinen »sicheren« Sex, sondern nur *Safer* Sex – vielleicht sollte man das BDSM-Motto zu »sicherer, vernünftiger und einvernehmlich« abändern. Um die Risiken richtig einschätzen zu können, müssen Sie sich gründlich über die körperlichen und psychischen Gefahren informieren, die ungewöhnliche Sexpraktiken mit sich bringen. Dann müssen Sie sich fragen, ob Sie bereit sind, solchen Praktiken zuzustimmen. Ich finde es wichtig, dass die Zustimmung nach gründlicher Information erfolgt und nicht in Unkenntnis. Selbst wenn Sie sich so gut wie möglich um Sicherheit bemühen, lassen sich Fehler nie ausschließen. Manchmal läuft etwas anders als geplant, und wer die Risiken kennt, ist besser gewappnet als jemand, der im Dunkeln tappt.

SICHERHEITSREGELN

Vertrauen kann nur herrschen, wenn Sie sich gegenseitig versprechen, für größtmögliche Sicherheit zu sorgen. Ohne Vertrauen kann keine Erregung aufkommen. Selbst in den intensivsten Szenen, selbst wenn Sie mit den unerwarteten aphrodisierenden Emotionen Furcht und Angst spielen, muss stets die grundlegende Gewissheit herrschen, dass keine echte Gefahr droht. Nicht nur die körperliche, sondern auch die psychische Unversehrtheit muss jederzeit gewährleistet sein.

Ich werde nun auf einige grundlegende Sicherheitsregeln eingehen, die Sie stets beherzigen sollten.

Achten Sie auf die angegebene Sicherheitskategorie. In diesem Buch ist jede Praktik in eine Sicherheitskategorie eingeordnet; zudem nenne ich einige Regeln und die Risiken, die bestimmte Techniken oder Sessions mit sich bringen.

Kategorie 1

Sehr sicher, minimales körperliches und psychisches Risiko.

Kategorie 2

Geringes körperliches Risiko, je nach Vergangenheit und psychischer Verfassung des Partners kann jedoch ein psychisches Risiko vorliegen.

Kategorie 3

Diese Art von Spiel weist ein erhöhtes körperliches und psychisches Risiko auf. Bei Spielen der Kategorie 3 können leichte, vorübergehende Spuren auf der Haut oder blaue Flecken entstehen. In psychologischer Hinsicht kann die Beteiligten unbekanntes Terrain oder psychische Beeinflussung erwarten.

Kategorie 4

Riskantes Spiel, das Körpergewebe (Nerven, Weichteile usw.) verletzen kann und unter Umständen auch psychische Risiken birgt.

Achten Sie in diesem Buch auf diese Sicherheitsstufen und entscheiden Sie für sich selbst und Ihren Partner, ob Sie das damit verbundene Risiko eingehen wollen.

Nun möchte ich einige allgemeine Sicherheitstipps vorstellen, die Sie bei ungewöhnlichen Sexpraktiken jederzeit beachten sollten.

SICHERHEITSTIPP NR. 1: SAFEWORDS

Mit Safewords können der devote und der dominante Part ihrem jeweiligen Spielpartner eindeutig klarmachen, dass eine Szene unterbrochen oder beendet werden muss. Wenn Sie Safewords vereinbart haben, können Sie tief in die Fantasiewelt eintauchen, in der Gewissheit, dass Ihr Partner das Spiel sofort unterbricht oder beendet, wenn er das Safeword hört. Wie wichtig feste Grenzen für das Sicherheitsgefühl sind, wurde in einer wissenschaftlichen Studie nachgewiesen. Dazu wurden Kinder auf zwei verschiedene Spielplätze geschickt; der eine Spielplatz hatte keinen Zaun, der andere war dagegen eingezäunt. Die Kinder ohne Zaun hielten sich zusammen in der Spielplatzmitte auf, während sich die Kinder auf dem umzäunten Gelände bis an die Ränder vorwagten. Betrachten Sie Ihre Safewords also als Zaun, der es Ihnen erlaubt, bis an die Grenze zu gehen.

Beispiele, wann Sie das Safeword benutzen sollten

- Sie müssen eine Session aus einem beliebigen Grund abbrechen.
- Sie sind an eine absolute Grenze gestoßen, von der Sie zuvor nichts wussten.
- Die Schmerzen sind unerträglich.
- Sie verspüren Taubheit oder Schmerzen in Armen oder Beinen.
- Sie haben Atemprobleme.
- Sie müssen sich vergewissern, dass es Ihrem Partner gut geht.
- Sie fühlen sich benommen oder schwindelig.
- Sie sind in unangenehmer Weise erschöpft.

Beispiele für Safewords

- Gelb – Pause, Befinden kontrollieren
- Orange – Ich komme allmählich an meine Grenzen
- Rot – Spiel sofort abbrechen
- Schwarz – Psychologisches Spiel abbrechen, körperlich aber in Ordnung

Meine Begegnung mit Max, dem Sadisten

»Gelb!!!! Gelb!!! Gelb!!«, schrie ich. Dabei war mir sonnenklar, dass ich mir meine Notlage selbst zuzuschreiben hatte. Schließlich hatte ich mich aus freien Stücken mit einem Sadisten eingelassen. Was hatte ich mir nur dabei gedacht??

Ich hatte Max allein aufgesucht, um meine dominante Seite kennenzulernen und zu erfahren, wie ich meine Ängste im Zusammenhang mit Schlagspielen überwinden könnte. Ich hatte Angst, Ian wehzutun, und befürchtete, dass er nicht genug Spaß an der Sache hatte. Max konnte mir mit tollen Tipps weiterhelfen und mir verständlich erläutern, was jemand erlebt, wenn er intensive Schläge verspürt. Etwa 30 Minuten vor dem Ende unserer Sitzung sah er mich plötzlich durchdringend an und sagte: »Wenn du wirklich verstehen willst, was ich meine, musst du es am eigenen Leib erleben. Willst du es ausprobieren?«

Natürlich wollte ich! Ich bin schließlich somatische Sexologin. Allerdings hatte ich nicht geahnt, wie sehr ich im Namen der Forschung würde leiden müssen. Ein Segen, dass es Safewords gibt!

Max legte mich übers Knie und schlug zum Aufwärmen mit der flachen Hand zu. Dann wechselte er zum Paddel. Ich wurde mit einem Holzpaddel verdroschen, das Max auf mein empfindliches Hinterteil klatschen ließ. *»Autsch«,* jammerte ich. Ach ja, was war noch mal mein Safeword? »Gelb!« Max massierte mich ein wenig. Dann *Klatsch*, der nächste feste, abrupte Schlag. Ich fuhr wieder zusammen. »Gelb!« Er machte eine Pause, massierte mich und schlug ein paarmal mit der Hand zu, bis er dann wieder zum gefürchteten Holzpaddel überging. Ich musste zehn Schläge abzählen. »Eins, zwei…« Mein Körper zuckte und krümmte sich. »Drei, vier, fünf…« Ich wollte dem brennenden Schmerz so gut wie möglich ausweichen und stöhnte laut auf. »Sechs, sieben, acht – okay, okay, aua, okay…«, flehte ich in der Erwartung, dass er aufhören würde – aber von wegen, er schlug munter weiter. »Neun – gelb!« Endlich war mir das Safeword wieder eingefallen. Obwohl ich eigentlich nie schwitze, war mein ganzer Körper schweißbedeckt, mit der Art von Schweiß, die ausbricht, wenn man sich fürchtet. Der Geruch der Angst drang mir aus allen Poren. Zum Glück hörte Max auf mich und beachtete das Safeword, denn mein Flehen hatte keinerlei Wirkung gezeigt.

Max packte mich im Nacken und drückte mich mit dem Gesicht an die Wand. Mit einer Mischung aus Erwartung, Angst und angenehmer Trance wartete ich, was nun kommen mochte. Er fing an, mich zu peitschen, und ich versank im Subspace. Es war eine Zen-artige, äußerst wohltuende Erfahrung, wie leer mein Kopf war, frei von allen Gedanken.

Schließlich hörte er auf, massierte und streichelte mich. Ich weinte ein bisschen, als wäre ein Damm gebrochen; die Mauer, die mich vor Tränen und Verletzlichkeit schützte, hatte deutliche Risse bekommen. Wenn die Session noch ein wenig länger gedauert hätte, wäre ich wahrscheinlich völlig in Tränen aufgelöst gewesen. Und nicht etwa vor Schmerzen, sondern weil ich loslassen konnte, ein befreiendes Gefühl verspürte, das sich nicht mit Worten beschreiben lässt. Den Rest des Tages fühlte ich mich einfach großartig.

Ian sah mich fassungslos an, als ich ihm von meinen Erlebnissen bei Max berichtete. »Geht es dir gut?«, rief er aus. Er wusste nur zu genau, wie sadistisch Max sein konnte. »Ja, alles in Ordnung. Aber ich hoffe, du weißt zu schätzen, was deine Gebieterin für dich auf sich nimmt. Und all das nur, um zu lernen, wie sie richtig mit dir spielt! Heute Abend musst du meine Striemen mit Arnikasalbe einreiben.« Er strahlte mich an und sagte etwas, das ihm sonst sehr schwerfiel: »Danke, Gebieterin.«

Ich konnte fast eine Woche lang nicht schmerzfrei sitzen. Seit diesem Erlebnis steht für mich fest, dass in mir keine Masochistin steckt und ich mich nie mehr zu Forschungszwecken solch intensiven Schmerzen aussetzen werde!

Bei der Planung und Verwendung von Safewords sollten Sie die folgenden Tipps beachten:

- Verwenden Sie anfangs abgestufte Safewords (gelb, orange, rot), um Ihre Grenzen auszuloten.
- Wenn in Ihrem Spielszenario *Nein*, *Aufhören* oder andere Worte vorkommen, die als Wunsch nach Abbruch missverstanden werden könnten, sollten Sie willkürliche Safewords wie *Pfefferminz* oder *Elefant* vereinbaren.
- Sie und Ihr Partner sollten sich nicht scheuen, reichlich Gebrauch von den Safewords zu machen. Es ist absolut in Ordnung, wenn man sie in Anspruch nimmt.
- Wenn Ihnen die Abstufungen der Safewords hinderlich erscheinen, nennen Sie Ihrem Partner nur ein einziges Safeword.
- Wenn Ihr Partner nicht sprechen kann, geben Sie ihm etwas in die Hand – lässt er diesen Gegenstand fallen, so gilt das als Wunsch nach einer Pause oder einem Abbruch.

In meiner Sitzung mit Max war ein Safeword unglaublich wichtig. Ich hatte nur fast vergessen, wie es lautete. Je tiefer ich in den Subspace vordrang, desto schwerer fiel mir das Denken. Deshalb müssen Sie sich immer wieder vergewissern, dass es Ihrem devoten oder dominanten Partner gut geht. Damit komme ich zu Sicherheitstipp Nummer 2.

SICHERHEITSTIPP NR. 2: ACHTEN SIE AUF IHREN PARTNER

Sind Sie der dominante Part oder leiten Sie die Session, so müssen Sie sich von Zeit zu Zeit vergewissern, wie es Ihrem Spielpartner geht, entweder mit Worten oder durch Berührungen. Es ist vollkommen in Ordnung, wenn Sie Ihren Partner fragen, wie es ihm geht, und sich während einer Session nach seinem Befinden erkundigen. Sie können die Nachfrage absolut sexy gestalten und in das Spiel einbauen. Ich kann Ians Verfassung zum Beispiel ganz verführerisch kontrollieren, wenn ich ihn im Nacken packe, meine Wange an seine lege und ihm ins Ohr flüstere: »Fühlt sich mein Sklave gut?« Er findet das sehr heiß, und ich habe dann die Gewissheit, dass bei ihm alles in Ordnung ist. »Sehr gut, Gebieterin! Ich will mehr, Gebieterin.« Das ist für mich das Signal, dass ich einen Schritt weiter gehen kann. Im Verlauf einer Session sollten Sie sich immer wieder auf diese Weise vergewissern.

SICHERHEITSTIPP NR. 3: PLANEN, VORBEREITEN UND VORBEUGEN

Etwaige Probleme lassen sich am besten vermeiden, wenn Sie im Voraus überlegen, was bei Ihrem Spiel schiefgehen könnte, und entsprechende Vorbereitungen treffen.

Die folgenden Maßnahmen sind besonders anzuraten:

Informieren Sie einen Freund/eine Freundin

Diese Vorsichtsmaßnahme möchte ich dringend empfehlen, wenn Sie Single sind und mit einem neuen Partner oder einer flüchtigen Bekanntschaft spielen. Teilen Sie einem Freund/einer Freundin per SMS oder telefonisch mit, wo Sie sich befinden, mit wem Sie zusammen sind und wie lange Sie spielen werden. Vereinbaren Sie eine feste Zeit: »Ich melde mich um Mitternacht, wenn du bis Viertel nach zwölf nichts von mir gehört hast, dann komm bitte her oder ruf die Polizei.« So können Sie das (allerdings sehr geringe) Risiko minimieren, dass Sie von einem Verrückten gefangen gehalten werden, der sich ohne Ihre Zustimmung an Ihnen vergeht.

Beachten Sie gesundheitliche Beschwerden

Leidet Ihr Partner an Diabetes? Hat er hohen oder niedrigen Blutdruck? Oder Asthma oder andere Atembeschwerden? Hat er in der Vergangenheit psychischen oder körperlichen Missbrauch erlebt? Bei gesundheitlichen Problemen jeder Art müssen Sie unbedingt entsprechende Vorkehrungen treffen.

Erste Hilfe

Für alle Fälle sollten Sie stets ein Erste-Hilfe-Set griffbereit haben. Zudem würde ich ein kleines Sicherheitsset empfehlen.

Ihr Sicherheitsset

Kondome und andere Safer-Sex-Artikel

Auch in einer festen Beziehung, in der Sie sonst keine Kondome verwenden, sollten Sie diese aus hygienischen Gründen immer zur Hand haben. Wenn Sie ein Kondom über Ihr Sexspielzeug streifen, erleichtert das zum Beispiel die Reinigung und verhindert, dass sich Bakterien verbreiten. Handschuhe sind toll für Analspiele geeignet und können bestimmte Fantasien beflügeln. Und bei einem neuen Partner sind Safer-Sex-Artikel natürlich ohnehin unerlässlich!

Kleiderscheren, Verbandsscheren oder Gurtschneider

Ich finde Gurtschneider besonders sinnvoll, weil sie auch sehr dicke Seile schnell und zuverlässig durchtrennen. Kleiderscheren haben den Vorteil, dass die Spitzen abgerundet sind und somit die Haut nicht verletzen, wenn Sie jemanden aus seinen Fesseln befreien müssen.

Arnikasalbe oder Arnika-Massageöl

Arnika ist nach besonders intensiven Schlagspielen sehr wohltuend. Reiben Sie blaue Flecken oder wunde Handgelenke, Knöchel usw. nach Fesselspielen mit Arnikaöl oder -salbe ein. Ihr Partner wird es Ihnen danken!

Erste-Hilfe-Grundausstattung

Halten Sie für alle Fälle Desinfektionstücher, Verbandsmaterial und eine Erste-Hilfe-Grundausstattung bereit. Bei Spielen, die die Haut verletzen können, brauchen Sie Desinfektionstücher, um die betroffene Stelle zu reinigen und Entzündungen zu vermeiden.

Kokos- oder Mineralwasser

Bei einer intensiven Session scheint die Zeit manchmal förmlich stillzustehen. Wichtig ist, dass Sie ausreichend trinken. Besonders gut eignet sich Kokoswasser, das Sie darüber hinaus auch mit Elektrolyten versorgt und dem Körper nach einer Session die Nährstoffe (zum Beispiel Zink) zuführt, die über die Körperflüssigkeiten verloren gehen. Oh, und ein Strohhalm ist sinnvoll, falls Ihr Partner etwas trinken möchte, aber Hände oder Arme gefesselt hat.

Imbiss

Als Dom sollten Sie vermeiden, dass bei Ihnen oder Ihrem Partner der Blutzuckerspiegel zu stark absinkt. Bei Fesselspielen ereignen sich die meisten Verletzungen dann, wenn der devote Part ohnmächtig wird und stürzt. Ich habe immer Trockenobst wie Goji-Beeren, Kokosstücke oder Rosinen griffbereit. Nüsse, Kakaobohnen und Espressobohnen mit Schokoüberzug sind auch prima. Kleine Snacks während des Spiels können das sensorische Erlebnis fördern und als Belohnung für den devoten Part dienen.

SICHERHEITSTIPP NR. 4: VERMEIDEN SIE EMPFINDLICHE BEREICHE

Jeder von uns hat empfindliche Stellen – nicht nur körperliche. Es gibt auch emotional empfindliche Bereiche, an denen Sie oder Ihr Partner nicht zu rühren wagen, weil sie negative Gefühle auslösen.

Emotionale Ebene

- Abfällige Bezeichnungen, die der Wahrheit zu nahe kommen (zum Beispiel jemanden, der mit seinem Gewicht unzufrieden ist, als fett zu bezeichnen).
- Trigger – etwas, das an eine frühere Missbrauchserfahrung erinnert oder einen negativen Gefühlsausbruch hervorrufen kann.

Körperliche Ebene

- Fesselspiele: Es gibt bestimmte Körperbereiche, an denen Sie keine Seile verwenden sollten. In Kapitel 8: *Handschellen, Fesseln und Glückseligkeit* zeigt ein Schaubild, welche Stellen zu vermeiden sind.
- Schlagspiele: Bei Schlagspielen gelten verschiedene »Tabubereiche«, darunter Gelenke, Wirbelsäule, Nierenbereich und Gesicht. Und ja, auch dazu gibt es ein Schaubild, diesmal in Kapitel 7: *Unwiderstehliche Schlagspiele.*

Sie waren sehr brav

Sie waren bislang ein sehr braver Schüler. Ich weiß, dass Sie es kaum erwarten können, endlich richtig loszulegen. Aber Sie haben schon sehr viel gelernt. Sie wissen jetzt, wie wichtig Zustimmung ist, und haben eine ganze Liste mit Dingen, die Sie wollen und zu denen Sie bereit sind. (Wenn Sie diese Hausaufgabe noch nicht erledigt haben, wird es höchste Zeit!) Außerdem kennen Sie einige grundlegende Sicherheitsmaßnahmen. Sie sind also bestens vorbereitet, und ich bin in der Stimmung, mit Ihnen etwas Spaß zu haben. Nun wollen wir Ihre Starke Erotische Persönlichkeit kennenlernen, damit wir das perfekte Machtspiel spielen können!

Die Entfaltung der Starken Erotischen Persönlichkeit

Sie trägt ein schwarzes, korsettartiges Oberteil und ein durchsichtiges schwarzes Ballettröckchen ohne Höschen; in der Hand hält sie eine Reitgerte. Das ist nicht die Frau, die ich erwartet hatte. Ihr Ehemann neben mir kann sein Glück kaum fassen. Sie geht auf ihn zu. »Auf die Knie«, befiehlt sie. Ich grinse über das ganze Gesicht. Wo kommt nur auf einmal dieses heiße, gebieterische Luder her?

Blicken wir drei Tage zurück. »Ich habe das Gefühl, dass uns ein tiefer Graben trennt«, sagte Robin hilflos. »Ich komme immer völlig erschöpft von der Arbeit und bin dann absolut nicht in Stimmung. Und er übernimmt schon lange nicht mehr die Initiative, weil es ihn kränkt, dass er so oft abgewiesen wurde. Wie können wir nur wieder zusammenkommen?«, wollte sie unter Tränen wissen. Robin und Jake hatten einen Wochenend-Intensivkurs bei mir gebucht und nahmen sofort eine radikale Veränderung ihres Sexlebens in Angriff. Nach der ersten Sitzung war mir klar, dass Robin sinnlich veranlagt war, Jake dagegen empfindsam mit einer Neigung zu Kink. Und da die beiden es immer wieder mit den üblichen Praktiken für sexuell Veranlagte versuchten, kam keiner von ihnen auf seine Kosten. Sobald sie ihre wahren sexuellen Bedürfnisse erkannt hatten, ging dem Pärchen ein Licht auf: Sie brauchte Empfindungsspiele; er musste spüren, dass sie Lust und Leidenschaft empfand. Ich schickte die beiden mit dem Auftrag zurück ins Hotel, die jeweiligen Bedürfnisse zu erfüllen. Jake stimulierte bei Robin sämtliche Sinne, und sie zeigte ihm ihre Lust durch Worte und Verhalten, schenkte ihm ihre Erregung. Als wir uns am nächsten Tag wiedersahen, schwebten die beiden in ganz anderen Sphären und konnten es kaum erwarten, richtig loszulegen. Nun machten wir uns daran, ihre Starken Erotischen Persönlichkeiten zu ermitteln und damit zu arbeiten.

Was ist eine Starke Erotische Persönlichkeit (SEP)?

DIE SEP IST …

- ein machtvoller Aspekt Ihrer erotischen Psyche,
- von erwarteten und unerwarteten aphrodisischen Gefühlszuständen gesteuert,
- dominant, devot oder beides,
- ein natürlicher Teil Ihrer sexuellen Identität, den Sie bislang möglicherweise unterdrückt haben,

- ein sexuell geprägtes Wesen/ein Archetyp, das oder den Sie gezielt fördern und entfalten,
- eine Identität, die nicht an Geschlecht, Alter oder Spezies gebunden ist.

DIE VORTEILE DER ENTFALTUNG IHRER SEP

- Bei Rollenspielen wirkt ein Archetyp, der der eigenen SEP entspricht, viel natürlicher.
- Die SEP verrät Ihnen, welche Machtspiele am besten zu Ihnen passen.
- Die SEP ermöglicht kreative, geheimnisvolle und pikante Erlebnisse im Schlafzimmer.
- Durch die SEP können Sie erotische Beziehungen besser verstehen.
- Die SEP hilft bei der Verarbeitung und Freisetzung tief gehender Emotionen.
- Mit Ihrer SEP können Sie die Grenzen Ihrer Identität überschreiten und jede beliebige Rolle annehmen.

Kennen Sie Ihre erotische Persönlichkeit?

Unter Rollenspielen habe ich mir früher immer vorgestellt, man müsse ein billiges Kostüm anziehen und das französische Zimmermädchen mimen. Für so etwas konnte ich mich nicht begeistern. Dann jedoch erklärte mir einer meiner Mentoren, Joseph Kramer, dass wir ständig eine Rolle spielen – wir sind zum Beispiel Ehemann oder Ehefrau, Mutter oder Vater, Freund oder Freundin. Welche Rollen spielen Sie im Alltag? Und welche Rolle übernehmen Sie für gewöhnlich im Bett? Könnte Ihre erotische Persönlichkeit eine Veränderung vertragen? Lassen Sie uns gemeinsam erforschen, wo die erotischen Stärken Ihrer Persönlichkeit liegen!

Vielleicht wünschen Sie sich, dass Ihr Partner eine bestimmte erotische Persönlichkeit verkörpert, und dieser wiederum hofft möglicherweise, dass Sie eine ganz gewisse SEP annehmen. Zudem haben viele Menschen eine feste Vorstellung davon, wie die eigene erotische Persönlichkeit aussehen sollte (ich persönlich verspüre manchmal geradezu SEP-Neid!). In letzter Zeit habe ich es häufiger mit Frauen zu tun, die am liebsten mit einem dominanteren Mann zusammen wären (Christian Grey hat sich mittlerweile zu einem erotischen Archetyp entwickelt). Das kann problematisch sein, wenn der Partner nicht von Natur aus dominant veranlagt ist oder nicht dominant sein möchte. Zum Glück können Sie Ihre erotische Identität beeinflussen (oder einfach mal für einen Abend eine andere SEP ausprobieren). Manchmal zeigen schon kleine Änderungen große Wirkung.

Achtung: Die Entdeckung, Entfaltung und Verkörperung Ihrer SEP kann weitreichende Folgen für Ihr ganzes Leben nach sich ziehen!

So ist es Destin Gerek ergangen, einem guten Freund und Kollegen. Ich habe miterlebt, wie er sich von einem femininen, schwächlichen Burschen zu einem »Erotischen Rockstar« entwickelte. Heute arbeitet Destin als Coach für Persönlichkeitsveränderung und hilft Männern und Frauen, ihr Potenzial voll auszuschöpfen. Und er strahlt große sexuelle Energie aus. Die Entfaltung seiner SEP hat sein ganzes Leben verändert. Statt sich um Geld sorgen zu müssen, hat er jetzt ein sechsstelliges Jahreseinkommen und genießt ungeahnte Möglichkeiten und Einfluss in dieser Welt.

Natürlich müssen Sie Ihre SEP nicht rund um die Uhr ausleben. Sie müssen nicht fürchten, dass Sie Ihre Identität verlieren; vielmehr geht es darum, »Ihre Bandbreite an lustvollen Möglichkeiten« zu erweitern, wie Destin es ausdrückt. Sie büßen nichts ein, Ihre Palette wird nicht kleiner, sondern um neue Schattierungen ergänzt. Und vergessen Sie nicht, dass auch Ihr »altes Ich« zu Wort kommen darf, denn schließlich sollen Sie nicht verleugnen, wer Sie früher waren.

Vielleicht denken Sie insgeheim: »*Das schaffe ich nie.*« Genau das dachte Destin auch (wie so viele meiner Schüler). Doch Ihre Gebieterin ist ja bei Ihnen und wird Ihnen dabei helfen, Ihre SEP anzunehmen.

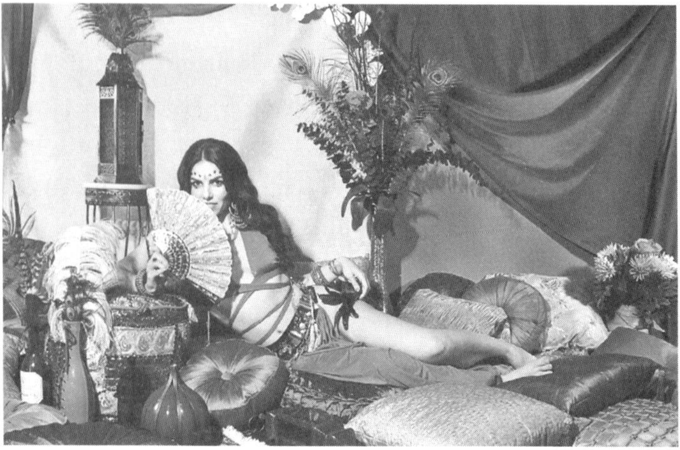

SCHRITTE ZU EINER NEUEN EROTISCHEN PERSÖNLICHKEIT

Schritt 1: Fassen Sie einen Entschluss

Destin beispielsweise hatte den Entschluss gefasst, sich ein Jahr lang damit zu befassen, wie er seine erotische Persönlichkeit umgestalten könnte. Sie können sich eine

Woche, einen Monat, sechs Monate oder sogar ein Jahr Zeit nehmen, um sich mit diesem Thema zu beschäftigen. Überlegen Sie sich, welche Rolle Ihre SEP in Ihrem Leben spielen soll.

- Die SEP kommt nur in einer Session (bei einem einmaligen Spiel) zum Einsatz.
- Die SEP verleiht dem Liebesakt eine pikante Note (etwas Würze).
- Die SEP ist beim Liebesakt in der Regel voll entfaltet (nur im Schlafzimmer).
- Die SEP ist untrennbar mit der Alltagsidentität verknüpft (rund um die Uhr).

Ein einmaliges Rollenspiel ist natürlich etwas ganz anderes als eine komplette Umgestaltung des gesamten erotischen Lebens. Für eine einzelne Session können Sie jede beliebige Identität annehmen, die Ihr Partner sich wünscht – im wahren Leben dagegen ist es problematisch, einem anderen Menschen zuliebe eine Person zu verkörpern, die man eigentlich nicht ist. Andererseits kommt es durchaus vor, dass man sich mit einer SEP, die man eigentlich nur einmal ausprobieren wollte, so wohlfühlt, dass sie künftig eine größere Rolle im Leben spielt.

Schritt 2: Entdecken und entfalten Sie Ihre SEPs

Im Verlauf dieses Kapitels werde ich Ihnen verschiedene Techniken vorstellen, mit denen Sie mehr über Ihre SEPs in Erfahrung bringen und diese voll entfalten können!

Schritt 3: Befassen Sie sich intensiv mit Ihrer SEP

Fragen Sie sich immer wieder: »Was würde meine SEP tun?« Wie würde sich Ihre SEP bewegen? Wie redet sie? Zeigt sie bestimmte Verhaltensweisen? Wie kleidet sie sich? Was ist ihre Lieblingsfarbe? Nimmt sie Blickkontakt auf? Wie verhält sie sich anderen gegenüber? Ist sie devot? Dominant? Oder beides? Wenn Sie stets offen für weitere Anregungen sind, werden Sie immer wieder neue, verführerischere Facetten entdecken.

Schritt 4:
Wählen Sie die richtige Garderobe und führen Sie sie vor

Es lohnt sich wirklich, die Arbeit, die Sie im Verborgenen geleistet haben, auch nach außen hin sichtbar zu machen – dazu später mehr.

Fangen Sie ganz allmählich an und lassen Sie sich überraschen, wohin Sie der Weg der vollständigen erotischen Entfaltung führen wird. Vielleicht stoßen Sie auch auf unerwartete Hindernisse. Wie werden Sie beispielsweise reagieren, wenn Ihr Partner von Ihrer neuen Persönlichkeit ganz schockiert ist? Destin empfiehlt in solchen Fällen folgende Erklärung: »Mein altes Ich ist immer noch da, aber meine neue erotische Persönlichkeit ist ebenfalls ein Teil von mir. Ich will dir all meine Facetten zeigen. Ich liebe dich so sehr, dass ich dir einen Teil meiner Persönlichkeit offenbaren möchte, den niemand sonst kennt.«

Ist Crossdressing in Ordnung?

»Er war so sexy. Er befahl mir, ihm den Rücken zuzuwenden und die Augen zu schließen. Als ich mich wieder umdrehte, traute ich kaum meinen Augen. Er trug schwarze Plateaustiefel, mit denen er fast 20 Zentimeter größer war, und wirkte äußerst dominant. Dazu Netzstrümpfe, einen Strapshalter und eine bodenlange schwarze Designerweste. Das Outfit wirkte unglaublich sexy und kein bisschen sonderbar. Wir hatten uns sehr schwer damit getan, seine erotische Persönlichkeit zu ermitteln. Schließlich hatte sich herausgestellt, dass er dieses halb weibliche, halb männliche Geschöpf war. Ich hätte nie gedacht, dass es so verführerisch sein würde, aber die Wirkung war umwerfend!«

Meine Damen, Sie haben doch bestimmt schon einmal die Boxershorts oder ein T-Shirt Ihres Liebsten angezogen, nur um seinen Geruch auf der Haut zu genießen! Bei Frauen denkt sich niemand etwas dabei; wir wirken auch in Männerklamotten sexy. Männer dagegen haben mit Schamgefühlen und Vorurteilen zu kämpfen, wenn sie das Verlangen verspüren, Frauenkleidung zu tragen. Das ist traurig, weil so viele Männer im Stillen darunter leiden. Jungs, ihr seid nicht allein! Viele Männer sehnen sich insgeheim nach Frauensachen, vom Slip bis hin zum kompletten Damenoutfit. Peinlich findet das übrigens sehr oft die Partnerin. Aber was ist schon dabei, wenn Ihr Mann Höschen und Strümpfe tragen will? Sie sollten hinterfragen, welche Bedeutung diese Accessoires für Sie selbst haben. Diese Vorliebe macht Ihren Partner keineswegs weniger männlich und sagt auch nichts über seine sexuelle Veranlagung aus. Im nächsten Kapitel werden Sie erfahren, dass man die dominante oder devote Rolle nur dann richtig spielen kann, wenn man seinen Partner uneingeschränkt akzeptiert.

Vielleicht finden Sie es albern, sich besonders auszustaffieren oder ein Kostüm anzuziehen. Vielleicht meinen Sie, Sie wären dann nicht Sie selbst oder würden anderen etwas vorgaukeln – aber das stimmt nicht. Schließlich schlüpfen Sie jeden Tag in ein bestimmtes Kostüm, zum Beispiel Ihren Geschäftsanzug oder Ihre bequeme Jeans. Was verrät Ihr tägliches Outfit über Ihr erotisches Ich? Sex fängt schließlich nicht erst im Bett an, sondern beginnt schon morgens beim Aufwachen. Wenn Sie die Kleidung wechseln, ändert sich das vertraute Ritual, sodass Sie einen neuen Charakter annehmen können. Sie und Ihr Partner haben deutlich vor

Augen, was Sie mit Ihrer neuen SEP verkörpern. »Das ist nicht mehr mein Mann Joe. Das ist der scharfe Joseph, der mich gleich verführen wird!« Wenn Sie sich trotzdem nicht zu sexy Kleidung durchringen können, stellen Sie sich vor, wie gerne Sie Ihr Lieblingsoutfit tragen oder eine neue Frisur ausprobieren. Sie fühlen sich damit wie ein anderer Mensch. Und genau darum geht es.

Enthüllen Sie Ihre SEPs

Die Enthüllung Ihrer SEPs gleicht einer Reise. Erotische Persönlichkeiten treten für gewöhnlich nach und nach zutage und werden immer offensichtlicher, je mehr Sie sich damit befassen. Betrachten Sie sie als verschiedene Facetten Ihrer Identität, die Sie zu einer Party eingeladen haben – alle sind gekommen, haben sich schick gemacht und wollen ihren Spaß haben!

ÜBUNG NR. 1: DER KÖRPER LÜGT NIE

Ich war eingeladen worden, an einem Wochenendworkshop mitzuwirken, den Sheila Kelley veranstaltete. Sheila ist die Begründerin des »S Factor – Fluid Feminine Movement«, mit dessen Hilfe Frauen ihr sogenanntes erotisches

Geschöpf entfalten. Anhand der Körperbewegungen von über 20000 Frauen hat Sheila zehn erotische Archetypen ermittelt. Ich würde jeder Frau dringend empfehlen, einmal eines ihrer Zentren zu besuchen oder sich Sheilas zweites Buch zu besorgen. Nun, bei dieser Veranstaltung konnte ich mein erotisches Wesen gründlich kennenlernen. Als Sheila sah, wie ich mich bewegte, stellte sie fest, dass ich etwas zu verbergen hatte; sie sah Angst in mir. Ich bin fest davon überzeugt, dass der Körper niemals lügt. Er spricht zu uns; allerdings in einer fremden Sprache, und durch die Bewegungen in einem S Factor-Workshop wird diese Sprache sozusagen »übersetzt«.

»Sie hat gesagt, mein erotisches Geschöpf sei das schüchtern-zurückhaltende Mysterium! Ein schüchtern-zurückhaltendes Mysterium? Das kann doch wohl nicht wahr sein!« Ich schrie förmlich in mein Telefon.

»Was soll das denn sein?«, fragte Ian, der nicht nachvollziehen konnte, wieso ich mich so aufregte.

Ich griff zu meinem Notizbuch und las daraus vor: »Deine Emotion ist Angst. Du willst dich schützen. Du bist schüchtern und verletzlich, aber dennoch stark. Du bist schwer zu erobern, aber überwältigend in deiner Lust. Deine sexuelle Aufrichtigkeit ist ungewöhnlich groß.«

»Tja, deswegen habe ich mich auch in dich verliebt«, erwiderte Ian.

»Wirklich? Ich finde, Sheila liegt voll daneben«, meinte ich erschüttert.

Wieso reagierte ich nur so ungehalten? Weil ich davon ausgegangen war, dass mein erotisches Geschöpf voller Lebensfreude und Mut sein müsste? Weil ich mich für eine tolle Sexpartnerin gehalten hatte? Aber ängstlich? Schüchtern? Schließlich war ich im S Factor-Kurs diejenige gewesen, die nicht vor einem Lapdance zurückgeschreckt war und sich unverblümt vor der versammelten Gruppe präsentiert hatte. Wie konnte ich ein schüchtern-zurückhaltendes Mysterium sein?

In meinen 40 Tagen als devote Sub sollte ich herausfinden, dass ich tiefe Ängste in mir verbarg, sogar Panik. Die Erforschung meiner erotischen Persönlichkeit »Schüchtern-zurückhaltendes Mysterium« bestätigte meine Überzeugung, dass der Körper niemals lügt. Mein Körper hatte Sheila Kelley verraten, dass ich mich verstecken, schützen und die Angst überwinden musste. Und das sollte mir tatsächlich gelingen …

Beantworten Sie nun die folgenden Fragen und achten Sie darauf, wie Sie sich dabei fühlen; notieren Sie das Gefühl neben der entsprechenden Antwort. Diese Antworten helfen Ihnen bei der Lösung des SEP-Rätsels.

- Wie reagiert Ihr Körper auf erotische Empfindungen? Erstarrt er? Oder entspannt und öffnet er sich?
- Welche Teile Ihres Körpers lassen sich leicht bewegen? Welche Teile sind eher steif?
- Reagiert Ihr Körper auf Selbstbefriedigung anders als auf Sex mit einem Partner?
- Sehnt sich Ihr Körper nach Nähe zu Ihrem Partner oder präsentiert er sich lieber auf Distanz?
- Nimmt Ihr Körper eine dominante Haltung ein? Oder will er sich verstecken?
- Was finden Sie an Ihren Bewegungen unsexy? Welche Bewegungen finden Sie sexy?
- Was würden Sie gerne an der Art und Weise ändern, wie sich Ihr erotischer Körper bewegt?

Achten Sie darauf, ob sich bestimmte Eigenschaften, Themen oder aphrodisische Gefühlszustände in mehreren Antworten wiederholen.

ÜBUNG NR. 2: IHR EROTISCHER GEIST GIBT IHNEN HINWEISE

Ihre grundlegende erotische Veranlagung und Ihre erwarteten und unerwarteten aphrodisischen Zustände verraten Ihnen bereits viel über Ihre SEPs. Notieren Sie sich nun Folgendes:

1. Ihre grundlegende erotische Veranlagung (Kapitel 2: *Definitionen, Mythen und Wegweiser*): ______________

   ____

2. Ihr beiden wichtigsten erwarteten und unerwarteten aphrodisischen Gefühlszustände (siehe Übersicht in Kapitel 2: *Definitionen, Mythen und Wegweiser*): ______

   ____

3. Eigenschaften und Körperhaltungen, zu denen Sie neigen: ______________________________

Wie können Sie nun Ihre SEPs ermitteln? Ich werde Ihnen einige Beispiele präsentieren. (Übrigens: Die Namen sind meinen Kunden und mir spontan eingefallen und können nach Belieben verändert werden. In der nächsten Übung erfahren Sie, wie Sie Ihre SEPs nennen können.)

Böse Gebieterin/Böser Gebieter

Grundlegende erotische Veranlagung: Kink-Typ

Wichtigste aphrodisische Gefühlszustände: Angstgefühle (einer anderen Person zugefügt), Wutgefühle (Zorn und Rache)

EIGENSCHAFTEN:

- Bloßstellung anderer Menschen und tabubehaftete Handlungen.
- Dominante, aufrechte, sogar bedrohliche Körperhaltungen.
- Mag BDSM-Accessoires (Gerten, Peitschen, Handschellen usw.).

Die Sinnesschlampe

Grundlegende erotische Veranlagung: sinnlich

Wichtigste aphrodisische Gefühlszustände: Schuldgefühle (Unartigkeit, Scham), Angstgefühle (Verletzlichkeit, Furcht)

EIGENSCHAFTEN:

- Zeigt Urverhalten – rollt sich zusammen, kriecht.
- Versteckt sich, präsentiert sich jedoch verführerisch, wenn sie sich sicher fühlt.
- Wälzt sich gerne auf weichen Fellen und könnte den ganzen Tag in angenehmen Empfindungen schwelgen – bekommt nie genug.
- Unterwürfige Körperhaltungen.

Verdorbene Zofe/Verdorbener Diener

Grundlegende erotische Veranlagung: sexuell

Wichtigste aphrodisische Gefühlszustände: Schuldgefühle (Verderbtheit und Scham), Trauergefühle (Abhängigkeit, Verlangen)

EIGENSCHAFTEN:

- Immer dienstfertig.
- Sehnt sich danach, sexuell ausgenutzt und herablassend behandelt zu werden.
- Giert stets nach Sex und Aufmerksamkeit.

Der Sexschamane/Die Sexpriesterin

Grundlegende erotische Veranlagung: empfindsam

Wichtigste aphrodisische Gefühlszustände: Gefühle der Verbundenheit (Zärtlichkeit, Liebe, Innigkeit)

EIGENSCHAFTEN:

- Bevorzugt eine Anbetungshaltung.
- Märchenhaft und naturverbunden.
- Kann durch Berührung heilen.
- Manchmal dominant, manchmal devot.

Verspielter Formwandler/Verspielte Formwandlerin

Grundlegende erotische Veranlagung:
alle (wechselt von einer zur anderen)

Wichtigste aphrodisische Gefühlszustände: Glücksgefühle (Ekstase, Freude), andere Zustände (geheimnisvoll, schelmisch, frei)

EIGENSCHAFTEN:

- Äußerst verspielt.
- Bewegt sich schnell und gerne.
- Steht gern im Mittelpunkt.
- Wechselt anderen zuliebe den Veranlagungstypen.
- Verhalten und Körperhaltung können dominant oder devot sein.

Selbst wenn Sie feststellen, dass Ihnen eher dominante oder devote Rollen liegen, könnten Sie durchaus erforschen, welche Rolle Sie bei umgekehrten Machtverhältnissen spielen würden. Ian und ich haben beides ausprobiert und beide Machtpositionen 40 Tage lang ausgelebt.

Jaiyas Tagebuch: Dominant/Tag 31

Ganz zu Anfang habe ich mit Ihrer Majestät der Königin gespielt – für meinen Geschmack war sie etwas zu kühl und eisig. Sie kam mir etwas unnatürlich vor, aber damals war ich mit der Machtdynamik und ihrer Wirkung auf Ian und mich auch noch nicht besonders vertraut. Die Königin hatte einige Regeln, die für uns nicht so gut geeignet waren, denn Ian konnte kaum erkennen, ob sie Spaß an der Sache hatte. Er fand sie zu unergründlich. Zehn Tage später spielte ich mit dem Archetyp »Göttin«, der Ian und mir sehr gefiel. Die Göttin war viel entspannter, weniger theatralisch und verlangte, dass man ihr diente und Geschenke brachte. Allerdings war sie Ian vermutlich nicht streng genug. Im Augenblick ist die Gebieterin aktuell. Sie hat Ian auf die Reise nach New York geschickt, und heute Abend werden wir uns genauer mit ihr befassen. Ich muss mich noch etwas in die Rolle einarbeiten, aber Ian hat schon gesagt: »Oh, die Gebieterin gefällt mir; sie weiß, was sie will.«

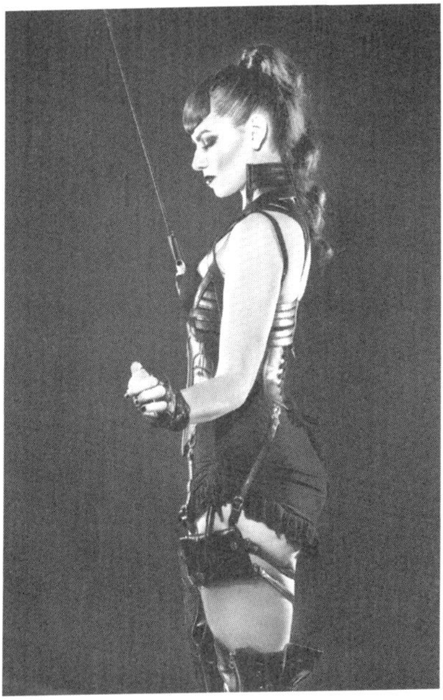

ÜBUNG NR. 3: WAS BEDEUTET EIN NAME?

Woran Sie sich bei der Namenswahl für Ihre SEPs orientieren könnten:

1. **Ein echter Name.** Das kann zum Beispiel ein Name sein, der Ihnen schon immer gefallen hat und für einen starken erotischen Teil Ihrer Persönlichkeit steht. Solche Namen sind sehr unkompliziert und können quasi immer und überall verwendet werden. Beispiele: Saman-

tha, Richard, Jonathan, Deborah, Rebecca, Ariel, Anton, Kiki.

2. **Ein Archetyp-Name.** Dieser Name steht für den Archetyp, den Sie verkörpern, und beschreibt üblicherweise Ihre unerwarteten aphrodisischen Gefühle sowie Ihre grundlegende Veranlagung. Beispiel: Sinnesschlampe, Ungezogenes Kink-Mädchen, Geheimnisvoller Magnet, Unwiderstehlicher Teufel, Sinnlicher Sadist, Strahlende Muse, Göttin, Held, Streber.
3. **Ein Statusname.** Mit einem Namen, der einen Status bezeichnet, zeigen Sie, welche Machtposition Sie ausüben wollen. Solche Namen sind ebenfalls Archetypen, legen jedoch die Rolle innerhalb eines Machtspiels fest. Bei diesen Namen gilt in der Regel eine bestimmte Form der Anrede. Beispiele: Gebieter, Gebieterin, Haustier, Herr, Frau, Königin, Top, Bottom, Sklave, Sklavin, Subjekt, Auszubildende/r, Ausbilder/in, Dom, Sub, Dominator, Devotling.
4. **Ein Kombi-Name.** Ein Name, der sich aus zwei oder mehr der oben angeführten Elemente zusammensetzt. Beispiel: Gebieterin Mary, Femme Dom, Braves Haustier, Ungezogenes Sinnes-Sub, Herr der Schande, Profischlampe Sue, Sadist Sam.

Überlegen Sie sich nun in aller Ruhe einen Namen für Ihre SEP. Diesen müssen Sie natürlich nicht bis in alle Ewigkeit behalten, Sie können ihn jederzeit nach Lust und Laune ändern.

Kultivieren und entfalten Sie Ihre SEPs

Mittlerweile haben Sie einige Ihrer SEPs kennengelernt; nun können Sie mit ihnen spielen. Ich durfte schon miterleben, wie sich steife, maskuline Karrierefrauen, die noch nie einen sinnlichen Hüftschwung zustande gebracht hatten, in supersexy, weiche, feminine Geschöpfe und kraftvolle erotische Wesen verwandelt haben. Vielen Männern gelang es, ihre devote erotische Identität zu akzeptieren oder eine sehr dominante SEP zu entwickeln. Solche Wandlungen fördern Selbstvertrauen und Kompetenz – und zwar nicht nur im Schlafzimmer.

IHRE SEP ERKENNEN UND VERKÖRPERN

Wenn Sie Ihre SEP erkannt und ihr einen Namen gegeben haben, müssen Sie sie unbedingt ausprobieren, indem Sie die SEP verkörpern, also tatsächlich in die Rolle schlüpfen, die Sie sich bislang nur vorgestellt haben. Indem Sie tief in die SEP eintauchen und sie durch Bewegungen, Stimme und Kleidung zum Ausdruck bringen, entfalten Sie sie immer weiter. Gut möglich, dass Sie dabei sehr überraschende Erkenntnisse erwarten!

DAS SEP-PROGRAMM

Dieses von mir entwickelte Programm kombiniert Techniken zur Rollenentwicklung, die ich im Schauspielstudium gelernt habe, mit emotionaler Körperarbeit und soll meinen Schülern helfen, ihre SEPs richtig zu entfalten. Meiner Erfahrung nach fällt es mit diesem Programm leichter, eine SEP oder eine andere Machtrolle zu verkörpern. Vielleicht kommen Sie sich dabei anfangs etwas albern vor oder empfinden die eine oder andere SEP als erniedrigend (das kann allerdings auch durchaus erregend sein!). All das ist vollkommen in Ordnung, Sie dürfen sich getrost albern vorkommen, Erregung verspüren, Spaß haben und sich vergnügen.

Schritt 1

Diesen Schritt haben Sie bereits hinter sich. Sie haben Ihre SEPs erkannt und ihnen Namen gegeben. Suchen Sie sich nun eine SEP aus – am besten die, die Sie am meisten anspricht.

Schritt 2

Erstellen Sie eine Traumcollage für Ihre SEP. Verwenden Sie Bilder von Kleidung, die Ihre SEP tragen könnte, Accessoires, Frisuren, Fahrzeuge, die ihr bestimmt gefallen würden, usw.

Schritt 3

Welche Geschichte hat Ihre SEP? Überlegen Sie sich, welche Vergangenheit Ihre SEP haben könnte. Diese kann komplett erfunden sein oder voll und ganz der Wahrheit entsprechen.

Schritt 4

Spielen Sie mit Ihrer SEP. Staffieren Sie sich entsprechend aus; erstellen Sie eine Liste mit Dingen, die zu Ihrer SEP passen könnten. Und versuchen Sie dann, diese Persönlichkeit mit Ihren Bewegungen zu verkörpern.

Sie könnten zum Beispiel Folgendes ausprobieren:

VERHALTEN DER SEP – MÖCHTE IHRE SEP …

- Stehen? Sitzen? Auf allen vieren laufen?
- Sich auf Bett oder Sofa räkeln?
- Mit einer Peitsche knallen?
- Körperliche Kraft und Ausdauer zeigen?
- Lächeln? Lachen? Das Gesicht verziehen? Oder eine ausdruckslose Miene aufsetzen?
- Blickkontakt herstellen oder vermeiden?

- Mit Körpersprache oder Worten ihr Ziel erreichen?
- Körperteile kurz zeigen und dann wieder verbergen?
- Sich in der Nähe ihres Opfers aufhalten oder Abstand wahren?
- Sich auf pelzigen Spielgeräten herumwälzen?
- Sich langsam und gezielt bewegen? Ganz reglos bleiben? Unvermittelt zuschlagen?
- Mit ausdrucksloser, ruhiger, verführerischer, aufgeregter oder bedrohlicher Stimme sprechen?

Ich öffnete die Tür, die Sonne blendete mich kurz, doch dann erkannte ich Rebecca. Sie war sehr professionell gekleidet, trug ein knappes Kleid, hochhackige Schuhe und einen seidigen Schal. Sie begrüßte mich mit angenehm tiefer Stimme und trat langsam ein. Ich ließ sie direkt auf mich zugehen. Im Näherkommen hielt sie direkten Blickkontakt. Ich muss zugeben, dass sie mich ein wenig einschüchterte. Ihr Blick war herausfordernd. Und sie wirkte etwas verärgert. Das war gut. »Okay, die Muse ist etwas furchteinflößend. Ist das wirklich die Muse? Soll ich vor ihr Angst haben? Oder willst du verlockend wirken und Spaß versprechen?«, fragte ich Rebecca. »Eigentlich will ich verlocken und Spaß versprechen?«, erkundigte ich mich, während ich überlegte, ob es vielleicht noch eine weitere Identität zu entdecken galt. Ich liebe meinen Job!

Wenn Sie die obige Liste durchgehen, sollten Sie sich vor Augen führen, wie genau Ihre SEP die einzelnen Verhaltensweisen ausführt. Wenn Sie zum Beispiel lieber stehen, in welcher Position stehen Sie dann? Mit leicht abgewinkelten, gleichmäßig belasteten Beinen, oder verlagern Sie das Gewicht auf ein Bein und schieben dabei die Hüfte vor? Wenn Sie sich gerne räkeln, hätten Sie dazu gern eine Feder oder einen anderen sinnlichen Gegenstand, mit dem Sie über jeden Zentimeter Ihrer sehnsüchtigen Haut streichen können? Es gibt so unendlich viele Möglichkeiten!

BRINGEN SIE IHRE EROTISCHE PERSÖNLICHKEIT ANS TAGESLICHT – DAS SPIEL BEGINNT!

Sie haben mittlerweile Ihre verschiedenen SEPs entdeckt, ihnen Namen gegeben und sich bemüht, diesen Aspekt Ihrer Identität zu entfalten; nun ist es an der Zeit, diese Persönlichkeit dem Rest der Welt vorzustellen (oder zumindest Ihrem Partner). Manchmal ist es gar nicht so leicht, sein erotisches Ich zu offenbaren, besonders dann, wenn ein Paar schon sehr lange zusammen ist und andere, weniger stark ausgeprägte Identitäten angenommen hat. In einer neuen Beziehung oder bei flüchtigen Bekanntschaften fürchten Sie vielleicht, Ihre neue Flamme zu vergraulen, wenn Sie Ihre SEP zu früh oder zu intensiv offenbaren. Deshalb sollten Sie Ihre SEP locker nehmen und

Verständnis für Ihren Partner zeigen. Es ist vollkommen in Ordnung, wenn Sie über Ihre neue Persönlichkeit sprechen – ganz egal, wie lange Sie schon zusammen sind. Das Gespräch muss nicht bierernst ablaufen; Sie können es durchaus heiter gestalten oder sogar in Ihr Vorspiel einbauen.

Hier ein paar Vorschläge, wie Sie Ihre SEP ganz ungezwungen zum Vorschein kommen lassen können:

- **Zu Hause:** Gut, vielleicht haben Sie noch Hemmungen, Ihre SEP der ganzen Welt zu präsentieren – oder vielleicht ist die Welt einfach noch nicht bereit für Ihre SEP! Sie können auch zu Hause bleiben und sich ein schönes Solovergnügen gönnen. Liebt Ihre SEP andere Berührungen als Ihre Alltagspersönlichkeit? Mag sie bestimmte Spielzeuge oder Empfindungen? Natürlich können Sie auch in den eigenen vier Wänden ein Rollenspiel mit Ihrem Partner spielen.
- **Ein sicherer Ort:** Können Sie einen Schutzraum, einen sicheren Ort schaffen, an dem sich Ihre SEP offenbaren kann? Zum Beispiel im Kreis Ihrer Freundinnen? In einem Nachtclub? Einem Workshop? In der Kaufhaus-Umkleide (machen Sie unbedingt ein paar Fotos!)?
- **Eine Fotosession:** Legen Sie Ihr Outfit an und machen Sie Fotos – entweder allein mit Ihrem Handy, oder Sie lassen einen Freund oder Partner ein paar Schnapp-

schüsse knipsen. Alternativ können Sie Ihre SEP von einem professionellen Fotografen verewigen lassen. Fotos bieten einen aufschlussreichen Blick auf sich selbst und eröffnen interessante neue Perspektiven. Ein Profifotograf wird Sie so ausleuchten und aufnehmen, dass Sie fantastisch aussehen! Solche Fotos sind sehr inspirierend und ein tolles Geschenk für Ihren Partner. Ich selbst hatte schon lange den Wunsch, mich von der unglaublich begabten Fotografin Sequoia Emmanuelle fotografieren zu lassen. Dieser Traum wurde wahr: Ich engagierte ein ganzes Team (für Make-up, Frisur und Kleidungsauswahl), mit dem ich meine fünf SEPs zum Leben erweckte und mich ganz und gar verwandelte. Es war faszinierend, welche Wirkung diese äußerlichen Veränderungen auf mein Umfeld hatten – ohne mein Zutun wurde ich von allen ganz anders behandelt als sonst.

- **Ein Date:** Gönnen Sie Ihrer SEP ein Date! Gehen Sie als SEP aus, ziehen Sie sich entsprechend an und bewegen Sie sich, wie es Ihrer SEP entspricht. Achten Sie darauf, wie die Menschen in Ihrer Umgebung auf diese neue Persönlichkeit reagieren, die Sie geschaffen haben. Wenn Sie in einer festen Beziehung leben, könnte ein Spiel darin bestehen, dass Ihr Partner Ihre SEP zum Essen ausführt, oder Ihre SEP plant einen besonderen Abend für Sie beide. Beobachten Sie, wie Ihr Partner

Ihre neue Persönlichkeit genießt. Denkbar wäre auch, dass Ihr Partner ebenfalls eine bestimmte Persönlichkeit verkörpert und Sie gemeinsam ausgehen. Als Ian bei unserem Experiment den dominanten Part spielte, haben wir gemeinsam einen Maskenball besucht, und er führte mich den ganzen Abend als gefiedertes Haustier an der Leine herum!

- **Ein Ausflug:** Ich liebe es, meine ruchlosen Pläne aufwändig in Szene zu setzen! Richtig spannend ist ein Kurztrip in eine andere Stadt – dort ist auch die Wahrscheinlichkeit geringer, dass Sie Bekannten über den Weg laufen. Sie und Ihr Partner können getrennte Flüge nehmen und sich irgendwo treffen, als wäre es das erste Mal. Ich komme gerne ein oder zwei Tage vor meinem Partner an, sende ihm im Namen meiner SEP E-Mails und kündige ihm an, was ich alles mit ihm anstellen werde, wenn wir uns dann treffen. Dass ich Ian nach New York City geschickt habe, war ein absolutes Highlight für uns, und obwohl ich selbst nicht mit dabei war, bekam er von seiner Gefährlichen Gebieterin auf Schritt und Tritt Anweisungen per SMS. Ist aus Zeit- oder finanziellen Gründen keine längere Reise möglich, tut es auch ein Tagesausflug mit Aktivitäten, die keinen einzigen Cent kosten.
- **Gegensätze ausspielen:** Wie unterscheidet sich Ihre SEP von der Person, die Sie im Alltag und im Bett norma-

lerweise sind? Können Sie diese gegensätzlichen Eigenschaften auf die Spitze treiben? Was passiert, wenn Sie und Ihr Partner entgegengesetzte Charaktere spielen? Das wäre sicher ein großer Spaß.

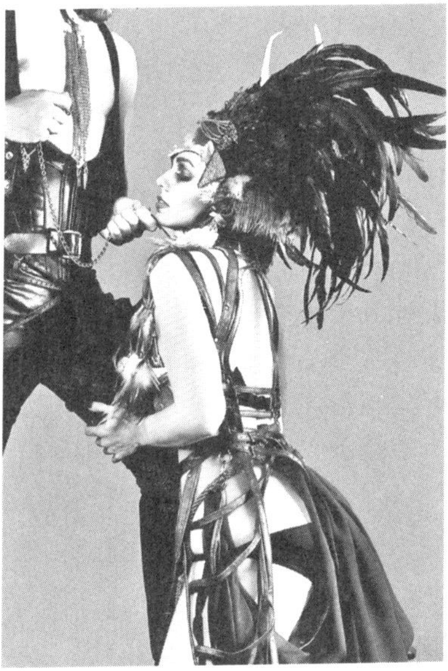

Ist das nicht wundervoll? Jetzt haben Sie das gesamte SEP-Programm durchlaufen: Sie haben Ihre SEP entdeckt, ihr einen Namen gegeben, ausprobiert, wie Sie Ihre SEP verkörpern können, und diese zum Spielen aus dem stillen Kämmerlein geholt. Herzlichen Glückwunsch! Arbeiten Sie weiter daran, Ihre SEP noch besser zu entfalten.

Der nächste Schritt: Spiel mit erotischer Macht

Ist Ihre SEP zum nächsten Schritt bereit, bereit für das Spiel mit der Macht? Lassen Sie uns Ihre Grenzen weiter ausloten, als SEP können Sie sich noch mehr Freiräume zugestehen und weitere neue, aufregende Dinge entdecken. Höchstwahrscheinlich haben Sie eine dominante oder devote Persönlichkeit ermittelt – dann werden Sie das nächste Kapitel lieben, denn dort wartet eine wahre Schatzkiste an Machtspielen. Die Erkenntnisse, die Ihnen bevorstehen, haben mein Leben grundlegend verändert. Seit mir die Dynamik der Macht innerhalb und außerhalb des Schlafzimmers bewusst ist, sehe ich Beziehungen und Sex in einem völlig anderen Licht! Ist es das, was Sie sich von diesem Buch erhoffen? Steigt die Spannung? Dann wagen wir jetzt den nächsten Schritt Ihrer Ausbildung. Es wird unglaublich heiß, das verspreche ich!

Macht, Unterwerfung und Ekstase

»Du kommst nicht mit?« Ian war baff vor Staunen.

Ich schüttelte den Kopf und reichte ihm eine Tasche. »Darin steckt ein Notizbuch; lies es dir durch, sobald du angekommen bist. Außerdem habe ich ein Handy, etwas zu essen, Kleidung, Geld und mehrere Umschläge mit Anweisungen eingepackt. Ich werde dir per SMS mitteilen, was du zu tun hast. Hier sind die Flugtickets.« Ich zitterte vor Aufregung, als wir uns verabschiedeten. Bis vor wenigen Augenblicken hatte Ian noch keinen Schimmer gehabt, dass ich ihn nur mit der von mir gepackten Tasche nach New York City schicken würde. Ich dominierte ihn seit 25 Tagen, und er hatte diesem dreitägigen Abenteuer zugestimmt. Nach einer letzten Umarmung ließ ich ihn völlig überrumpelt vor dem Flughafen stehen. Das Machtspiel war in vollem Gange. Während der nächsten drei Tage lief alles nach meinem Kommando. In New York City wurde Ian von einer Limousine abgeholt und zu einem opulenten Frühstück gebracht. Alle Speisen standen bereits auf dem Tisch, als er hereinkam. Er musste nichts bezahlen; auch das hatte ich vorab erledigt. Per SMS bekam er die Anweisung, den ersten Umschlag zu öffnen, in dem sich eine Karte zu seinem nächsten Ziel befand: ein Wellness-Center nur für Männer. Am Abend wurde er auf eine Dachterrasse geleitet, auf der ihn ein Abendessen mit einem äußerst erotischen, interaktiven Theatererlebnis erwartete – *Sleep No More*. Drei Tage lang befolgte er gehorsam sämtliche Anweisungen. Ich dominierte ihn durch Anrufe und Textnachrichten, schickte ihn quer durch die Stadt, in der er ein unvergessliches Abenteuer erlebte, das in einer Session mit einer hochklassigen Dominatrix gipfelte, die ihn bis an seine Grenzen brachte. Die Planung hatte zwei Monate in Anspruch genommen, aber mit Unterstützung meiner Assistentin hatte alles prima geklappt! Als ich Ian in Los Angeles wieder vom Flughafen abholte, konnten wir beide es kaum erwarten, endlich in mein Büro zu kommen. Das Machtspiel hatte uns so heiß gemacht, dass wir am liebsten sofort übereinander hergefallen wären. Als es endlich so weit war, verschmolzen wir mit Leib und Seele. Dieses Erlebnis gehört zu den tollsten sexuellen Erfahrungen, die ich je machen durfte. Wir werden es beide nie vergessen.

Wünschen Sie sich mehr hocherotische, zauberhafte Momente in Ihrem Liebesleben? Ich wette, Sie können es kaum erwarten, noch mehr sexuelle Macht zu gewinnen und höchste Erregung, Leidenschaft und Ekstase zu erreichen, nicht wahr? (Keine Sorge, dazu brauchen Sie weder zwei Monate Planung noch die Hilfe von Mitarbeitern.)

Der Schlüssel zum Erfolg ist die Dynamik der Macht. Diese Dynamik erleben wir Tag für Tag, in all unseren Beziehungen genauso wie im Bett. Meist bleibt völlig unbemerkt, welche Machtverhältnisse im Umgang mit anderen Menschen herrschen. Was also geschieht, wenn wir diese Dynamik gezielt einsetzen, insbesondere im Schlafzimmer? Was passiert, wenn wir unserer natürlichen Neigung zur Dominanz und/oder Unterwerfung nachgeben? Wie können wir unsere erotische Macht ausleben? Wie kann man sich vollkommen unterwerfen? Warum sollten Sie die Machtdynamik bewusst fördern? Nun, Sie können damit ...

- unbewusste, frustrierende Machtkämpfe innerhalb der Beziehung in heiße, lustvolle Leidenschaft verwandeln;
- neue Möglichkeiten der persönlichen Entfaltung eröffnen;
- Ihrer SEP eine ekstatische Spielwiese bieten, auf der sie sich richtig austoben kann;
- eine tiefere Verbindung zu Ihrem eigenen Ich und Ihrem Partner herstellen;
- die Freiheit der Selbstdarstellung erleben;
- die Kontrolle vollkommen aus der Hand geben oder übernehmen.

Wie definieren Sie Ihre Machtdynamik?

Unter Unterwerfung stellt man sich gemeinhin das klassische Auspeitschen, Prügeln, Schlagen vor; dabei kann man seine Partnerin auch lecken, ohne sie zum Höhepunkt kommen zu lassen, sie eine Weile in ihrer Geilheit schmoren lassen, sie dann wieder stimulieren und wieder nicht kommen lassen, sondern einfach an ihrer Seite einschlafen, während sie die ganze Nacht vor Wollust nicht in den Schlaf findet. Das ist sexy. Das ist Unterwerfung. Das ist Dominanz!

– Pamela Madsen

Ach, meine braven Schüler, ihr wisst ja, wie gerne ich euch aufkläre! Deshalb folgen jetzt einige Definitionen zur Machtdynamik, damit es keine Missverständnisse gibt (natürlich hat jeder Mensch seine ganz persönliche Vorstellung – auch Sie werden Ihre eigene entwickeln).

Geber/Empfänger

Sie möchten erst einmal vorsichtig die Fühler in Richtung leidenschaftlicher Machtspiele ausstrecken? Der Geber ist die Person, die etwas gibt: Das kann passiv sein (zum Beispiel, wenn Sie Ihrem Partner erlauben, dass er Sie in die Brustwarzen kneift) oder aktiv (wenn Sie Ihrem Partner genüsslich in die Brustwarzen kneifen, weil ihn das in Ekstase versetzt). Der Empfänger ist die Person, die Lust empfängt. Auch das kann passiv (Sie genießen eine herrliche Massage) oder aktiv sein (es bereitet Ihnen Lust, Ihrem Partner eine Genitalmassage zu verpassen). Probieren Sie doch einfach aus, wie tief Sie in die Rolle des Gebers oder Empfängers eintauchen können.

Switcher

Lieben Sie sowohl Dominanz als auch Unterwerfung? Dann sind Sie vielleicht ein Switcher! Diese Menschen können bei Machtspielen umschalten – von der Machtposition zu der Position, in der sie alle Macht abgeben. Ein solcher Wechsel kann innerhalb einer Session oder nach einer vereinbarten Frist erfolgen. Jeder Mensch hat sowohl feminine (passive) als auch maskuline (aktive) Eigenschaften, und genauso liegt bei vielen Menschen eine Veranlagung zu Dominanz *und* Unterwerfung vor.

Top/Bottom

Der Begriff »Top« bezeichnet die Person, die das Heft in der Hand hat oder am »Bottom« ungewöhnliche Handlungen vornimmt. »Bottom« ist die Person, die sich der Kontrolle unterwirft. Manchmal werden die Top- und Bottom-Rollen während einer Session getauscht. So ist es denkbar, dass Sie Ihren Partner ein paar Minuten lang peitschen, dann jedoch feststellen, dass Sie lieber als Bottom gepeitscht werden wollen. Vor den jeweiligen Spielsessions werden die Bedingungen erörtert und die entsprechende Zustimmung erteilt. Solche Machtspiele beschränken sich in der Regel nur auf das Schlafzimmer.

Dominant/Devot

In einer Szene mit dominantem und devotem Part findet während der Session eher selten ein Machtwechsel statt. Die Machtdynamik spielt sich meist innerhalb fester Grenzen ab, sodass ein Wechsel nicht so leicht möglich ist. Es wurde vorab vereinbart, dass der dominante Part den Ablauf der Session festlegt. Eine solche Machtdynamik kann sich auch außerhalb des Schlafzimmers fortsetzen und Ihre Alltagsbeziehung prägen. In unserer Kultur verwischt sich die Definition der Begriffe *dominant* und *devot* zusehends, da immer mehr Menschen mit einer solchen Dynamik spielen und sie sich zu eigen machen. In diesem Buch verwende ich *dominant* oder *Dom* für die Person, die Macht ausübt, und *devot* oder *Sub* für die Person, die sich bereitwillig einer anderen Person unterwirft. Die Dominant-Devot-Dynamik kann sich unter anderem als Herr-und-Sklave-Beziehung äußern.

Jaiyas Tagebuch: Dominant/Tag 3

Gestern Abend hat Ian sein erstes »Sklaventraining« erlebt! Unser Experiment ist erst ein paar Tage alt, doch ich spüre schon eine deutliche Veränderung. Als ich gestern einkaufen war, drückte mir eine Frau unvermittelt Gutscheine im Wert von 50 Dollar in die Hand und sagte: »Kauf dir ein Paar schöne Schuhe!« Vielleicht ist das schon die Folge meiner neuen gebieterischen Ausstrahlung! Ich genieße das sehr. Ian ist wie verwandelt. Er strahlt über beide Ohren.

Ausbilder/Schüler

Ein Ausbilder bildet seinen Schüler zu einem guten Sub/Sklaven aus. Diese Dynamik herrschte zwischen Ian und mir. Ich war dominant und brachte ihm bei, wie er seine Fantasie ausleben konnte. Zu seiner Ausbildung gehörten die Befolgung bestimmter Regeln, Disziplinierung (Bestrafung, Belohnung, Korrektur), Orgasmuskontrolle und verschiedene körperliche Übungen, die er absolvieren musste. Wir hatten realistische Ziele, und ich kann mit Stolz verkünden, dass er sie alle erreicht hat!

Jaiyas Tagebuch: Dominant/Tag 10

Heute ist der zehnte Tag. Mein Untergebener hat alle Regeln auswendig gelernt, die ich aufgestellt habe. Er darf jetzt die nächste Stufe seiner Ausbildung in Angriff nehmen. Bis jetzt hat er sich sehr gut geführt.

Halter/Haustier

Wer ein Tier spielt, wird so trainiert, diszipliniert und kommandiert, als wäre er kein Mensch mehr, sondern ein Mensch-Tier. Der Fantasie sind dabei keine Grenzen gesetzt, Sie können beispielsweise ein Kätzchen oder ein Pony oder auch Fantasiegeschöpfe wie Werwolf oder Einhorn spielen. Das Spiel kann sehr ausgefeilt sein und entsprechende Kostüme und Kunststückchen umfassen, oder das Tier wird gefangen und gezähmt, oder es schmiegt sich ganz einfach zum Schmusen an seinen Halter.

Besitzer/Eigentum

Die Beziehung unterscheidet sich von den oben erläuterten, denn hier steht das »Benutzen« im Vordergrund. Peter Masters schreibt: »Einen Sklaven, einen Diener oder ein Zimmermädchen können Sie herumkommandieren, einen Tisch aber nicht. Ein Tisch ist ein Besitzgegenstand und wird nicht kommandiert. Er ist einfach da und wird benutzt. Hier geht es um eine bestimmte geistige Einstellung.«

Jaiyas Tagebuch: Dominant/Tag 5

Gestern Abend habe ich meinen Untergebenen groß ausgeführt. Er musste mich im Büro abholen, dann waren wir gemeinsam in einem Fachgeschäft für erotische Mode. Den Besitzer hatte ich vorab in unser Spiel eingeweiht. Ich kaufte meinem Sub zwei großartige Outfits. Als wir den Laden verließen, sah er umwerfend aus und fühlte sich auch so. Er wirkte unglaublich sexy! Wir beiden schwebten auf Wolke sieben. Das war einfach wahnsinnig erregend! Ich gab ihm einen Vibrator, den er sich in die Hose stecken musste. Während wir durch Venice spazierten, schaltete ich die Vibration immer wieder an und aus. Was für ein Spaß! Ich genoss meine Macht, wenn ich sah, wie mein Sklave sich winden musste. Beim Abendessen durfte er frei sprechen, aber ich bestellte, und wir fütterten uns gegenseitig. Die anderen Restaurantgäste starrten uns an, einige äußerten im Vorbeigehen sogar, dass wir ungeheure Energie versprühten. Wir fühlten uns so lebendig, so großartig, machtvoll und unwiderstehlich.
Er vertraute mir einige Dinge an …
»Ich fühle mich allmählich so stark, wie ich schon immer sein wollte. Durch die Unterwerfung werde ich endlich der Mensch, den du dir wünschst – und genau der Mensch will ich sein.«

> *Nach dem Essen gingen wir zurück in mein Büro. Weil Ian mir gestanden hatte, dass er sich am Nachmittag ein süßes Gebäck genehmigt hatte, stand ihm eine Strafe bevor – all das war Teil seiner Ausbildung. Eigentlich sollte an diesem Abend die Lust im Vordergrund stehen, aber als dominante Ausbilderin war ich schließlich dafür verantwortlich, dass er mir gehorchte. Seine Brustwarzen waren noch wund von den Wäscheklammern vom Vorabend – damit konnte ich ihn also kleinkriegen. Als wir in meinem Büro angekommen waren, galten wieder die üblichen strengen Regeln …*

Liebe Leser, ich spüre Ihre Ungeduld, sie beglückt mich sehr, aber …

Bevor Sie Ihr Machtspiel beginnen, müssen Sie unbedingt drei Dringe festlegen.

1. Welche Art von Beziehung/Machtdynamik soll entstehen?
2. Wie lange sollen die Bedingungen dieser Beziehung gelten?
3. Welche Handlungen wollen beide Parteien innerhalb dieser Machtdynamik einvernehmlich vornehmen/erleben?

Wenn Sie ein längeres Spiel vorhaben, beispielsweise ein Experiment wie unser 40/40-Projekt oder ein Szenario, das rund um die Uhr gelten soll, wäre es vielleicht ratsam, einen Vertrag aufzusetzen – manche Menschen finden es auch einfach supersexy, wenn ihr Sexleben vertraglich geregelt ist!

Der Machtspiel-Vertrag

Jaiyas Tagebuch: Drei Tage vor Beginn des 40/40-Projekts
Heute habe ich an unserem Vertrag gearbeitet. Ich liebe so etwas! Es macht mir ungeheuren Spaß und hat die Beziehung zu Ian bereits gehörig aufgepeppt. Schon allein die Verhandlungen bringen reichlich Feuer in unser Liebesleben – wie wird es erst werden, wenn wir richtig loslegen?

Ich gebe es offen zu: Ich liebe Verträge, nicht nur im Geschäftlichen, sondern, wie ich festgestellt habe, auch in Sachen Sex. Bei Geschäften sind mir die unvermeidlichen Verhandlungen sehr zuwider, aber wenn es um Sex geht, finde ich es unglaublich aufregend, einen Vertrag auszuhandeln. Das soll natürlich nicht heißen, dass jedes

Machtspiel unbedingt vertraglich geregelt werden muss. Allerdings bietet ein Vertrag eine Reihe von Vorteilen:

- Er sorgt dafür, dass die Beziehung keinen Schaden nimmt, weil man sich an bestimmten Regelungen orientieren kann
- Perfektes Vorspiel: Sowohl für den devoten als auch den dominanten Part äußerst erotisch
- Der Vertrag hält fest, worauf Sie sich einvernehmlich geeinigt haben, zieht also beide Parteien zur Verantwortung
- Es macht einfach Spaß, sich zusammenzusetzen und gemeinsam zu überlegen

Sie sollten Ihren Vertrag nicht zu kompliziert gestalten, denn allzu umfassende, detaillierte Regelungen gehen auf Kosten von Spaß und Leidenschaft. Verlangen Sie nichts Unmögliches. Auf die Stimmung Ihres Partners haben Sie beispielsweise keinen Einfluss. Sie können also nicht verlangen: »Du wirst die ganze Zeit über fröhlich sein«, aber durchaus: »In meiner Gegenwart wirst du dich aufgeschlossen und fröhlich geben, selbst wenn dir nicht danach ist.« Und bitte bedenken Sie, dass der Vertrag nicht rechtsgültig ist und ich keine Rechtsberatung leiste (juristische Ratschläge zu diesem Thema sollten Sie von einem Anwalt einholen, der Kinky Sex gegenüber aufgeschlossen ist). Gestalten Sie den Vertrag heiter, liebevoll und für alle Beteiligten angenehm.

So, meine Schüler, jetzt gibt es eine kleine Belohnung: Vier einfache Schritte zu Ihrem ganz persönlichen Liebesvertrag.

Schritt 1: Grundlage

Entscheiden Sie, wer die dominantere Rolle übernehmen wird und wer sich unterwirft. Dann ermitteln Sie anhand der Kink-Checkliste aus Kapitel 3: *Einvernehmen: Toller Treibstoff für sensationellen Sex – aber immer auf Nummer sicher!* gemeinsame Vorlieben, die für diese Machtdynamik geeignet sind.

Schritt 2: Dauer

Legen Sie fest, wie lange der Vertrag laufen soll und wann sich der devote Part dem dominanten zur Verfügung zu stellen hat – zum Beispiel nur einmalig, einen Tag lang, sechs Wochen lang an einem Abend pro Woche oder auch rund um die Uhr. Nehmen Sie sich für den Anfang nicht zu viel vor und stellen Sie sicher, dass Ihnen auch Zeit für sich bleibt.

Schritt 3: Einzelheiten

Tragen Sie die Handlungen ein, mit denen Sie beide einverstanden sind. Als Strafen eignen sich Punkte der Kink-

Checkliste, bei denen eine Bereitschaft der Stufe 2 und 3 angegeben wurde. Nehmen Sie diese in Ihren Vertrag auf.

Schritt 4: Füllen Sie die leeren Felder aus

Wenn Sie keine gute Idee für einen eigenen Vertrag haben, nur keine Sorge: Ich habe einen Mini-Vertrag vorbereitet, bei dem Sie nur noch die leeren Felder ausfüllen müssen! Viel Spaß dabei, und denken Sie stets daran, dass der Vertrag nicht in Stein gemeißelt ist; wenn Sie mit einem Punkt unzufrieden sind, können Sie ihn jederzeit ändern.

Einfacher Machtspiel-Vertrag

Erstellt heute, am ________, ZWISCHEN ________ (nachstehend als »dominanter Part« bezeichnet) UND ________ (nachstehend der »devote Part«).

Für die Beziehung zwischen dem dominanten und dem devoten Part gilt die folgende Vereinbarung (nachstehend »der Vertrag«), die in Kenntnis der Risiken eingegangen wird.

Inkrafttreten, Laufzeit und festgelegte Zeiten

Der dominante und der devote Part schließen den Vertrag am ________ (nachstehend »das Anfangsdatum«) in voller Kenntnis seiner Bedeutung und erklären sich bereit, die Vertragsbedingungen einzuhalten.

Der Vertrag gilt für eine Dauer von ________________ ab dem Anfangsdatum (»die Laufzeit«).

Der devote Part hat sich ______________________________

____

(»die festgelegten Zeiten«) zur Verfügung zu halten. Weitere Zeiten können im Einzelfall einvernehmlich vereinbart werden. Der dominante Part behält sich das Recht vor, den devoten Part während einer Session jederzeit und aus beliebigem Grund zu entlassen. Der devote Part darf während der festgelegten Zeiten seine Entlassung beantragen, und diesem Antrag wird nach freiem Ermessen des dominanten Parts stattgegeben.

Wünsche	**Bereitschaft**	**Hard Limits (Ausschlüsse)**

Besondere Verantwortungen des dominanten gegenüber dem devoten Part

_______ Sicherheit

_______ Rechenschaft

_______ Anleitung

_______ Finanzen

_______ Körperliche, geistige und emotionale Gesundheit

_______ Ausbildung und Disziplinierung

_______ Erteilung von Strafen

_______ Gewährung von Belohnungen

Besondere Anforderungen des devoten Parts an den dominanten

______ Trainingsziele
______ Schlaf/Zeit für die eigenen Bedürfnisse
______ Ernährung
______ Körperliche, geistige und emotionale Gesundheit
______ Aufmachung/Kleidung
______ Körperliche Betätigung
______ Persönliche Hygiene (Rasieren, Geruch usw.)
______ Äußere Erscheinung
______ Sicherheit
______ Routine/Ritual/Protokoll
______ Respekt
______ Finanzen
______ Zusätzliche Anforderungen/Regeln/Protokolle

Unterschrift des dominanten Parts ______________________
Datum ________

Unterschrift des devoten Parts ______________________
Datum ________

Genießen Sie lustvolle Dominanz

Wie stellen Sie sich eine Dominatrix vor? Oder einen dominanten Sadisten? Kommen Ihnen finstere Bilder in den Sinn? Verspüren Sie sofort Erregung? Ist Dominanz für

Sie eine typisch männliche Eigenschaft? Meiner Meinung nach ist unsere Vorstellung davon, was als »typisch dominant« gilt, viel zu sehr von Klischees geprägt. Ian beispielsweise stellte bei unserem Experiment fest, dass er als Dom sehr liebevoll sein konnte und mir keineswegs gnadenlos Schmerzen zufügen musste. »Dominanz bedeutet, eine Führungsrolle noch einen Schritt weiter zu treiben«, erklärte Max (der Typ, der mir den Hintern versohlte) während meiner Ausbildung, und da bin ich ganz seiner Ansicht. Ein guter Dom ist eine Führungspersönlichkeit.

Dominanz ist keineswegs eine ausschließlich männliche Wesensart. Männer können feminin und devot sein (aber auch feminin und dominant), Frauen durchaus maskulin und dominant (oder aber feminin und dominant). Es ist nichts dabei, wenn ein Mann jede Verantwortung abgibt und sich einer Frau oder einem anderen Mann unterwirft.

Die vielen Facetten der Dominanz

Liebevoller Dom	Tuntiger Dom
Heldenhafter Dom	Eisiger Dom
Sadistischer Dom	Strenger Dom
Entschlossener Dom	Finanzieller Dom
Femininer Dom	Motivierender Dom

SIND SIE DOMINANT? DIESE TIPPS UND TECHNIKEN SOLLTEN SIE KENNEN

Ians Tagebuch: Devot/Tag 40

Meine Gebieterin hat sich in den letzten 40 Tagen erstaunlich entwickelt. Sie hat die Dom-Rolle mit Leib und Seele angenommen, Spielzeuge eingesetzt, gelernt, was mich richtig anmacht – Fesselspiele –, und fühlt sich dabei sichtlich wohl in ihrer Haut.

ABSOLUTE AKZEPTANZ

Die meisten Menschen sehnen sich danach, so akzeptiert zu werden, wie sie wirklich sind, und dennoch haben wir alle Angst, uns zu offenbaren. In ihrem Kurs »50 Shades of Slavery« bezeichnet Ivy Young dieses Phänomen als »radikale Akzeptanz«. Sie rät dazu, Vorurteile einzugestehen, anzuerkennen und zu versuchen, ihnen eine positive Wendung zu geben. Fragen Sie sich: »Wie kann ich diese Handlung anders, positiver sehen? Wie kann ich meinen Partner anders sehen?« Für Ivy geht es bei der radikalen Akzeptanz darum, sich voll und ganz in sich selbst und andere einzufühlen. Also holen Sie tief Luft und finden Sie heraus, wie Sie Ihrem Partner gegenüber einfühlsamer, liebevoller und aufgeschlossener sein können.

SICHERHEITSDENKEN IST SEXY

Wenn ich weiß, dass mir nichts passieren kann, kann ich ungehemmt sexy sein! Daher sollten Sie jederzeit so gut wie möglich für Sicherheit sorgen und sich und Ihren Sub nicht in Gefahr bringen. Ein guter Dom hat nie die Absicht, den Sub »richtig« zu verletzen, und führt nur die Handlungen aus, mit denen der Sub einverstanden ist. Schlagspiele dürfen nie aus echter Wut heraus erfolgen. Wenn Sie die Sicherheitsrichtlinien in Kapitel 3: *Einvernehmen: Toller Treibstoff für sensationellen Sex – aber immer auf Nummer sicher!* noch nicht gelesen haben, blättern Sie sofort zurück und lesen Sie sie durch – und zwar zweimal! Wenn Sie sie bereits kennen, dürfen Sie zur Belohnung sofort weiterlesen …

DIE RICHTIGE PSYCHOLOGIE

Richtig gute Doms achten genau auf die verbalen, emotionalen und körperlichen Hinweise, an denen sich erkennen lässt, wie sich die Gefühlslage ihres Subs verändert. Vor allen Dingen sollten Sie versuchen, die sexuelle Psychologie Ihres Subs zu verstehen (Veranlagung, aphrodisische Gefühle, Ausprägung der Kink-Vorlieben und gute bzw. schlechte Trigger).

EINE AURA DER DOMINANZ

Dominanz äußert sich beileibe nicht nur in den Worten, die über Ihre Lippen kommen. Kommunikation erfolgt nur zu etwa 9 Prozent über Worte. Ihr Tonfall macht etwa 37 Prozent aus, die Körpersprache die übrigen 54 Prozent. Treten Sie selbstsicher auf; strahlen Sie mit Tonfall und Gestik Dominanz aus. Hier ein paar Tipps, wie Sie dominanter wirken können:

Haltung: Stehen Sie aufrecht, überragen Sie Ihren Partner und strecken Sie triumphierend die Brust vor – oder nehmen Sie eine starke Beschützerpose ein.

Gesichtsausdruck: Runzeln Sie die Stirn, wenn Ihr Sub unartig war, oder lächeln Sie anzüglich, wenn Sie Ihr Eigentum inspizieren.

Tonfall: Sprechen Sie im Befehlston oder aber mit ausgesuchter Höflichkeit, wenn Sie Ihren Partner auffordern, sich vornüberzubeugen!

Blickkontakt: Sehen Sie Ihrem Gegenüber fest in die Augen, während Sie sein Kinn in der Hand halten; dann weiß Ihr Sub, dass Ärger droht!

Wortwahl: »Auf die Knie, mein kleiner Liebessklave!«

Sie können Ihrer Dominanz auch anders Ausdruck verleihen, beispielsweise durch Symbole (Armreifen, Halsband), Wortwahl (Name des Subs oder Befehl) oder bestimmte Berührungen (an den Haaren ziehen, im Nacken packen). Die folgende Übersicht liefert Ihnen eine Reihe von Anregungen:

SYMBOLE	WORTWAHL	BERÜHRUNG
Armband	»Auf die Knie«	Haareziehen, Hinterkopf
Halsband	»Platz, Sklave«	Haareziehen, Oberkopf
Knöchelband	»Sei brav«	Fest im Nacken packen – drücken und dirigieren
Ohrringe	»Pfui«	Fest am Handgelenk packen und dirigieren
Genitalschmuck	»Komm her«	Fest an beiden Handgelenken packen und dirigieren
Handschellen	»Bleib«	Beide Schultern festhalten und dirigieren

SYMBOLE	WORTWAHL	BERÜHRUNG
Strapshalter	»Warte«	Hände um den Hals legen (ohne zuzudrücken!)
Nagellackfarbe	»Jetzt«	An Brustwarzen oder Genitalien dirigieren
Pferdeschwanz	»Anbetungs-haltung«	Kiefer leicht festhalten
Seile	»Verwöhn mich«	Schläge auf die Wange
Harness	»Halt den Mund«	Schläge auf den Hintern
Schuhe	»Stopp«	Arm um die Taille

KLEIDUNG ALS AUSDRUCK DER MACHT

Bei Machtspielen ist der dominante Part in der Regel bekleidet. Das bedeutet nicht, dass Sie sich besonders ausstaffieren müssen. Ich habe oft meine ganz normale Alltagskleidung getragen; mein Liebster dagegen musste frisch, sauber und splitternackt auf dem Bett auf mich warten. An manchen Abenden gestattete ich ihm Unterwäsche, manchmal zog ich ihn so an, wie es mir gefiel.

STÄNDIGE PRÄSENZ, PLANUNG UND VORBEREITUNG

Behalten Sie den Überblick! Sie müssen so aufmerksam sein wie nur möglich – achten Sie genau auf die Reaktionen (oder fehlenden Reaktionen) des devoten Parts. Und auch Ihrer eigenen Lust sollten Sie während des Spiels Beachtung schenken. Ein guter Dom handelt vorausschauend. Sie müssen zwar nicht jedes Detail planen (das kann einer Session sogar die Würze nehmen), sollten jedoch eine gewisse Vorstellung davon haben, was Sie mit Ihrem Sub anstellen wollen, insbesondere dann, wenn Sie mit der Dynamik noch nicht besonders vertraut sind. Als ich devot war, habe ich die Szenen besonders genossen, die Ian sorgfältig geplant und vorbereitet hatte.

Jaiyas Tagebuch: Devot/Tag 40

Ich war voller Angst, dabei war unser Jahrestag und offiziell der letzte Tag meiner Unterwerfung. Wir hatten ihn um eine Woche verschieben müssen, da Ian für meinen eigentlichen letzten Tag als Sub nichts geplant hatte. Meine Enttäuschung darüber war noch immer nicht verflogen. Auf dem Bett im Schlafzimmer fand ich einen verschlossenen Briefumschlag mit der Aufschrift »An meine Sklavin«. In diesem Umschlag steckte ein Brief in schön verschnörkelter Schrift.

Liebe Sklavin,
heute Abend kommst Du zu mir in ein Luxushotel in Santa Monica. Anschrift und Wegbeschreibung findest Du in diesem Umschlag. Sobald Du meine Halskette umgelegt hast, gehörst Du bis auf Weiteres mir.
Du wirst jeden meiner Befehle befolgen und Dich nach Kräften bemühen, mir zu gefallen.
In der Öffentlichkeit wirst Du mich mit »Mein Herr« ansprechen, privat nennst Du mich »Sir Marcus Aurelius«. Wenn Du mich mit einem falschen Namen anredest, bekommst Du fünf kurze Paddelhiebe oder musst zur Strafe in der Ecke stehen. Ich möchte Dich heute Abend eigentlich nicht bestrafen müssen, also sei bitte brav.
ANKUNFTSZEIT: 19.00 Uhr. Du darfst mit meiner Erlaubnis etwas später kommen, wenn Du mehr Zeit brauchst, um Dich zu meinem Gefallen zurechtzumachen – rasierte Beine, frisch gepflegt, sauber und ansprechend.
Du solltest bereits etwas gegessen haben, damit Du bei Deiner Ankunft nicht hungrig bist.
ÄUSSERES: Du musst Kleidung tragen, die für eine schicke Cocktailparty angemessen ist (mir gefällt das Kleid, das Du kürzlich bei dem Termin mit Deiner Produktionsfirma getragen hast), und das Haar locker hochstecken. Du musst die Kette anlegen, die ich Dir gekauft habe, und Dein anderes privates Halsband mitbringen. Unter der schicken Kleidung sollst Du wie die geile Schlampe gekleidet sein, die Du in Wirklichkeit bist. So billig, wie es nur geht: Strumpfhalter und Netzstrümpfe, winziges Höschen, aufreizender Spitzen-BH.
Du kommst heute Abend nicht nach Hause. Für diese Nacht gehörst Du mir – vielleicht auch für immer…

Ich ließ mir Zeit für meine Vorbereitungen. Duschte, rasierte mich für ihn, machte mir die Haare, legte Make-up auf und zog schließlich Unterwäsche an.

Ich verwandelte mich in die Schüchtern-Zurückhaltende mit dem verdorbenen Etwas: Netzstrümpfe, Strumpfhalter, Spitzenhöschen und ein Nietengeschirr. Ich packte zwei kurze Kleider ein, die ihm hoffentlich gefallen würden und meine Beine gut zur Geltung brachten. Eigentlich mochte ich meine Beine nicht, doch durch das 40-Tage-Projekt hatte ich mittlerweile so viel Selbstvertrauen, dass ich stilvolle kurze Sommerkleider trug. Die Angst war noch immer nicht verschwunden, wandelte sich aber allmählich in Vorfreude. Er hatte also wirklich etwas geplant. Auf dem Weg zum Hotel merkte ich, dass ich den devoten Part gründlich leid war. Ich hatte die Nase voll vom Kink. Ich wollte nie wieder unterwürfig sein. Doch in meine Gedanken mischte sich eine andere Stimme: Das stimmt doch gar nicht. Du stehst nur nicht auf Schmerzen. Keine Nippelklemmen mehr, keine harten Paddel... Ein tiefer Atemzug ließ meinen Körper erschauern. Ja, das war es. Ich mag keine Schmerzen. Ich bevorzuge psychologische Machtspiele. Ich will herausgeputzt werden und Lust bereiten. Ich musste mir nur vor Augen führen, wem ich mich unterwarf – meinem geliebten Mann.
Als ich am Hotel ankam, war ich richtig aufgeregt. Ian hatte mich per SMS angewiesen, meine Tasche an der Rezeption abzugeben. Ich sollte mich mit ihm an der Bar treffen. Er hatte Pfefferminztee, eingelegte Oliven

und meine Lieblingsmandeln bestellt. In dem vornehmen, modernen Hotelambiente sprachen wir über meine Texte. »Bitte keine Schmerzen mehr«, sagte ich zu Ian. »Ich möchte heute Abend keine Schmerzen.« Er war freundlich und liebenswürdig, sein Grinsen verschlagen und vielsagend. Er hatte etwas geplant, und ich hatte keine Ahnung, was mir bevorstand. Wie wundervoll! Schließlich öffnete er die Tür zum Hotelzimmer, in dem alles für uns vorbereitet war: eine Massagebank, der ganze Schreibtisch voll mit sinnlichen Spielzeugen, Tabletts mit Obst und Pralinen, Champagner, Seile am Bettgestell, die nur auf ein Fesselopfer warteten (ein kleiner Hinweis darauf, was noch kommen mochte), der Schrank mit sexy Outfits bestückt, Musik in der Luft wie ein ungeduldiger Liebhaber. Die Sonne ging langsam unter und tauchte das Zimmer in angenehmes Licht. Ich war so nervös und gleichzeitig so aufgeregt! »Du siehst wunderschön aus. Das freut mich sehr«, verkündete Ian. »Jetzt will ich sehen, was für eine Schlampe sich darunter verbirgt.« Er packte mich im Nacken und zog mich an den Haaren zum Bett. Oh, er war wirklich gut vorbereitet! »Du gehst jetzt ganz, ganz langsam von hier aus zum Fenster, und dort hebst du dann dein Kleid, aber nur hinten. Ich will deine Silhouette in diesem Licht sehen …«

Jetzt erwartet Sie ein besonderer Leckerbissen! Wenn Ihnen die Session zwischen Ian und mir gefallen hat, habe ich ein paar Tipps, wie Sie selbst etwas Ähnliches organisieren können:

1. Nehmen Sie sich vor einer Szene/Session etwas Zeit, um eine dominante Einstellung zu entwickeln (siehe Vorschläge unter »Bemerkenswerte Rituale, Regeln und Protokolle«, Seite 179).
2. Überlegen Sie sich in groben Zügen, was Sie mit Ihrem Sub anstellen wollen. Erkundigen Sie sich dann bei ihm, wie der Tag gelaufen ist oder wie er sich gerade fühlt. Berücksichtigen Sie die geistige und emotionale Verfassung des Subs bei Ihren Plänen. Hat er beispielsweise einen anstrengenden Tag hinter sich und ist sehr müde, sollten Sie eine besonders aktionsgeladene, körperlich anstrengende Session vielleicht lieber verschieben oder dem Sub zumindest Zeit geben, sich ein wenig zu erholen.
3. Legen Sie alle Spielzeuge bereit, die Sie für die Session verwenden möchten. Das kann entweder Ihr Sub für Sie erledigen, oder Sie können die Hilfsmittel so drapieren, dass sie dem Sub sofort ins Auge fallen und so die Spannung erhöhen.
4. Achten Sie während der Session so gut wie möglich auf die Reaktionen Ihres Subs und versuchen Sie einzu-

schätzen, in welcher Phase der Reise er sich gerade befindet. Verinnerlichen Sie, was die jeweiligen Reaktionen bedeuten. Im Lauf der Zeit werden Sie darin Übung entwickeln; ein guter Dom ist stets sehr aufmerksam.

5. Bei guter Vorausplanung können Sie besonders klare Anweisungen geben. Als ich die dominante Rolle innehatte, schickte ich meinem Sklaven jeden Tag eine E-Mail mit Anweisungen für unsere Session. Das sorgte bei ihm für die richtige Erwartungshaltung/Angst, sodass er sich in Ruhe auf die Szene vorbereiten konnte.

Ians Tagebuch: Devot/Tag 40

Verehrter Gefährte,

heute wirst Du mich als Göttin ansprechen. Du wirst mich so anbeten, wie ich angebetet werden will.

Ist das klar?

Erscheine vor mir, um Dir Dein Halsband abzuholen.

Richte Dich bei der Anrede nach dem Protokoll, das ich Dir gestern Abend gezeigt habe.

Dann wirst Du mich entkleiden, und von da an geht es weiter.

Verstanden?

Denk daran: Ich bin heute nicht Ihre Majestät oder Eure Hoheit. Du musst mich als GÖTTIN oder PRIESTERIN ansprechen, sonst wirst Du bestraft.

Du musst Deiner Göttin ein Geschenk überreichen. Die Auswahl bleibt Dir überlassen, aber es muss ihr gefallen – ein Gedicht, eine aufmerksame Karte, eine Blume, eine Darbietung, ein Kunstwerk usw. Gib Dir damit Mühe, denn wenn die Göttin zufrieden ist, erwartet Dich zur Belohnung eine Überraschung.

Hast Du all das verstanden?

M

6. In meiner E-Mail an meinen Gefährten (Ian) vergewissere ich mich mehrfach, ob ihm alles klar ist. Eindeutiges Verstehen ist sowohl für Sie selbst als auch für Ihren Sub unglaublich wichtig. Sie sollten immer wieder nachfragen, ob jede einzelne Anweisung genau verstanden wurde. Erläutern Sie zunächst, was geschehen wird. Fragen Sie dann: »Ist das klar?« Anschließend erklären Sie den nächsten Schritt. Fragen Sie wieder nach. Das hilft Ihrem Sub, sich zu entspannen, macht Ihre Pläne deutlicher und erhöht die Vorfreude. Ist das klar?
7. Wenn Sie Familie haben, sorgen Sie dafür, dass die Kinder an diesem Abend außer Haus betreut werden (oder schließen Sie das Schlafzimmer gut ab!). Wenn möglich, könnten Sie sich für besondere Abende ein Hotelzimmer gönnen. Allerdings erfordert das etwas Vorausplanung und organisatorischen Aufwand.

GEHEIMNISVOLLE ATMOSPHÄRE = GESPANNTE ERWARTUNG

Ohne Vorausplanung und Anweisungen an Ihren Sub geht es nicht, doch etwas geheimnisvoll muss das Vorhaben dennoch bleiben. Die gespannte Erwartung, bevor es richtig losgeht, ist ein wichtiges Element jeder tollen Session. Verraten Sie vorab nicht zu viel, besonders dann, wenn Sie ein Fantasie-Rollenspiel oder eine Kopfsexsitzung vorhaben. E-Mails oder SMS-Nachrichten, die erahnen lassen, was später passieren könnte, sorgen für wunderbar geheimnisvolle Vorfreude.

BEMERKENSWERTE RITUALE, REGELN UND PROTOKOLLE

Durch Rituale, Regel und Protokolle können Sie einen festen Rahmen schaffen, also einen Raum, in dem Sie gefahrlos experimentieren können, der den Alltag von Ihrer intimen Kink-Zeit trennt. Der Rahmen könnte in dem Moment beginnen, in dem Sie ein Halsband anlegen, oder sobald Sie einen SEP-Namen verwenden. Ihre Rituale, Regeln und Protokolle sind genauso einzigartig wie Ihr Fingerabdruck. Überlegen Sie sich, was für die Art und Weise, wie Sie miteinander spielen wollen, am besten geeignet ist – sicher haben Sie und Ihr Partner viele gute Ideen. Ihre Gebieterin ist jedoch so gütig, Ihnen ein wenig auf die Sprünge zu helfen …

Verkörperung der dominanten Rolle

Ein richtig guter Dom muss zuallererst die eigene SEP entdecken und entfalten. Wenn Sie Kapitel 4: *Die Entfaltung der Starken Erotischen Persönlichkeit* noch nicht gelesen haben, blättern Sie zurück und lesen Sie es jetzt! Als dominante SEP können Sie sich ein Ritual schaffen, mit dem

Sie den Dom-Raum beherrschen (das gehört zur Vorbereitung): zum Beispiel in deutlich sichtbarer Weise, indem Sie Ihr SEP-Outfit oder ein Schmuckstück anlegen oder Ihrem Partner das Halsband umbinden – oder ganz einfach durch einen tiefen Atemzug, bevor Sie in die Rolle eintauchen. Sie können Ihr Ritual zur Verkörperung der dominanten Rolle nach Lust und Laune gestalten.

Anfang und Ende einer Session

Entwickeln Sie ein Ritual, das den Anfang einer Sitzung markiert. Hier einige Beispiele:

> Sub nähert sich dem Dom und sagt: »Ich bin bereit für mein Halsband …«

> Dom legt dem Sub das Halsband an, um deutlich zu machen, dass die Session beginnt, und nimmt es am Ende der Session wieder ab.

> Dom verwendet ein Codewort oder einen SEP-Namen: »Wirst du heute Abend ein *artiges Haustier* sein?« – »Du warst heute Abend ein ganz besonders *artiges Haustier.*«

Festlegung und Erläuterung der Regeln und Protokolle

Regeln und Protokolle sind nicht unbedingt erforderlich, lassen sich jedoch fantastisch in Spiele einbauen und sind der ideale Auftakt einer Session. Zudem bieten sie immer wieder Anlässe, den Sub zu disziplinieren. Ich selbst hatte es zum ersten Mal mit solchen Regeln zu tun, als ich Ivy Young für meine Radiosendung interviewte. Irgendwann kniete ich zu ihren Füßen und wiederholte die folgenden Regeln:

- Ich darf erst Blickkontakt aufnehmen, wenn ich die Erlaubnis dazu bekommen habe.
- Ich darf nur sprechen, wenn ich angesprochen werde.
- Ich darf um die Erlaubnis bitten, eine Frage zu stellen.
- Alles an mir gehört dir.
- Alles dient einzig und allein deinem Vergnügen.

Hier noch ein schönes Extra, noch intensivere Protokolle, die Sie für Ihren Partner entwerfen können:

- Das Bett muss immer gemacht und das Schlafzimmer aufgeräumt werden.
- Du musst alle Empfindungs- oder Fesselaccessoires auswählen und vorbereiten, mit denen du während der Sitzung spielen willst.
- Du musst vor jeder Session duschen und dich rasieren und nackt und bereit für mich sein, wenn ich komme.
- Du musst mein Abendessen im G-String zubereiten und mir jeden Morgen Kaffee servieren.
- Du wirst mich als »Herr« oder »Herrin« anreden.

Ich habe festgestellt, dass bei verschiedenen SEPs verschiedene Regeln gelten. In meiner Königinnenrolle als Ihre Majestät galt beispielsweise die Regel, dass sie alle überragen musste und ihre Untergebenen sich nur hinter ihr aufhalten durften.

Zum Protokoll gehören auch bestimmte Positionen. Vielleicht hat Ihre dominante SEP Spaß daran, wenn Ihr Sklave verschiedene durchnummerierte Positionen auswendig lernen muss. Falls Sie zur Inspiration ein paar Anregungen suchen, werden Sie bei einer Internetrecherche nach *Sklavenpositionen* sicher fündig.

Probieren Sie zu Hause doch einmal die folgenden Körperhaltungen aus:

Auf die Knie

Kniende Position, das Gesäß ruht auf den Fersen, die Hände liegen mit den Handflächen nach unten auf den Oberschenkeln. Ideal, wenn Sie Ihrem Sub ein Halsband anlegen wollen.

Anbetungsposition

Aus der knienden Position senkte mein Gatte (Sub) den Kopf auf den Boden, während er die Arme mit den Handflächen nach oben vor sich ausstreckte (quasi eine Abwandlung der Yoga-Stellung »Kind«). Manchmal durfte er mir die Hände auf die Füße legen und sie in dieser Position küssen.

Po vorstrecken und einziehen

Als ich der Sub war, bekamen Ian und ich hervorragenden Auspeitsch-Unterricht von Master Eragon (siehe Kapitel 7: *Unwiderstehliche Schlagspiele*). Dabei lernte ich, mein Hinterteil vorzustrecken, wenn er mir den Po peitschte, und das Gesäß einzuziehen, wenn er Rücken und Schultern bearbeitete. Ordnen Sie einfach an, dass sich Ihr Sub mit dem Rücken zu Ihnen an eine Wand oder ein speziell zum Auspeitschen gedachtes Möbelstück stellen soll. Befehlen Sie ihm, den Hintern vorzustrecken, wenn Sie diesen berühren oder schlagen, oder den Po einzuziehen, wenn Sie sich dem Rücken widmen.

TEUFLISCHE DISZIPLINIERUNG: BELOHNUNGEN UND STRAFEN

Wenn Sie mit Disziplinierungen spielen, sollten Sie unbedingt gemeinsam vereinbaren, welche Belohnungen und Strafen der Sub für schlechtes (oder gutes) Verhalten bekommt. Wird Ihr Sklave durch Belohnung oder durch Schmerz/Strafe motiviert? Für Ian beispielsweise ist Schmerz die beste Motivation. Mich dagegen motiviert Lust; bei Schmerz verschließe ich mich. Wollte Ian mich also zu etwas bringen, musste er mir eine schöne Belohnung in Aussicht stellen. Achten Sie beim Bestrafen darauf, dass Ihr Sklave genau weiß, wieso er bestraft wird, und lassen Sie ihn den Grund für die Strafe wiederholen. Genauso können Sie bei Belohnungen verfahren.

BEISPIELE FÜR STRAFEN	BEISPIELE FÜR BELOHNUNGEN
Eine Handlung aus der Rubrik »Bereit dazu« (Stufe 2 und 3)	Erfüllung von Wünschen
Schläge mit dem Paddel	Massage
Demütigung	Wellness-Tag
Nichtbeachtung	Shopping
Eiskaltes Bad	Sexuelle Lust/Orgasmus
Kitzeln	Bondassage (siehe Seite 238)
Peitschenhiebe	Aufmerksamkeit
Hausarbeit	Lob
Autowaschen	Schläge bis zum Orgasmus

TRAINIEREN SIE IHREN SUB ERFOLGREICH

Indem Sie Ihren Liebessklaven gründlich trainieren und ihm realistische Ziele vorgeben, können Sie Ihr Kink-Sex-Leben noch intensiver gestalten! Sie können sich Ausbildungsziele überlegen, die in nur einer Session erreicht werden sollen, oder solche, die einen längeren Zeitraum in Anspruch nehmen. Wenn ein Sub eine bestimmte Fantasie hat, wird ein guter Dom die Ziele auf diese Fantasie abstimmen. Träumt der devote Part beispielsweise von einem Dreier, kann die Ausbildung darauf abzielen, dem künftigen Mitspieler hervorragenden Oralsex zu bieten. Der Dom könnte das Ziel wie folgt formulieren: »Nach dieser Session musst du zwei Oraltechniken beherrschen, die zum Orgasmus führen.« Die folgenden Aspekte sollten Sie beachten, um geeignete Ziele festzulegen, die viel Spaß garantieren:

1. Fragen Sie Ihren Sub, ob er bestimmte Fantasien hat oder Sie als Dom auf bestimmte Weise verwöhnen möchte. Notieren Sie sich alles, für das eine Ausbildung und bestimmte Ziele erforderlich sein könnten.
2. Wenn Sie mit Regeln und/oder Protokollen arbeiten, legen Sie fest, bis wann die Regeln auswendig gelernt und die Protokolle verinnerlicht werden müssen.
3. Überlegen Sie sich nicht nur Ziele für Ihren Sub, sondern auch solche, die Sie als Dom erreichen müssen, sowie Ziele, auf die Sie gemeinsam hinarbeiten können.
4. Teilen Sie Ihrem Sub die Ziele seiner Ausbildung mit. Geben Sie vor, innerhalb welcher Zeit sie erreicht werden müssen, und kündigen Sie an, dass bei Nichterreichen Strafen drohen.
5. Ist ein Ziel erreicht, sollten Sie eine angemessene Belohnung gewähren. Hat der Sub das Ziel nicht erreicht, sollten Sie ihn bestrafen oder überlegen, ob das Ziel vielleicht zu hoch gesteckt war.

Beispiele:

- Lies dieses Buch in den nächsten zwei Wochen durch und empfiehl es mindestens drei Freunden weiter (LOL).
- Lerne in den nächsten drei Sessions all meine Regeln auswendig.
- Finde bis zum Ende der Session zwei Positionen heraus, die mir besonders gut gefallen.
- Du hast zehn Tage Zeit, um dich für ein größeres Analspielzeug zu qualifizieren.
- Lege dir bis Ende des Monats Garderobe zu, die mich erregt.
- Wir werden gemeinsam einen Kurs oder Workshop zum Thema Kinky Sex belegen.

BEHERRSCHUNG DER TECHNIKEN

Gute Grundtechniken (sexuelle Fertigkeiten, Techniken für Schlag-/Empfindungsspiele, Fesseltechnik) machen 20 Prozent einer effektiven Dominanz aus. Ihre Gebieterin Jaiya hat nun eine Aufgabe für Sie: Starten Sie ein »Fortbildungsprojekt«, dem Sie jeden Monat einen Abend widmen. Suchen Sie sich jeweils ein Thema aus, das Sie interessiert (sinnliche Massage, Oralsex, Analspiele, Seilfesseln ...), und arbeiten Sie eine Stunde lang an Ihren sexuellen Fertigkeiten!

FRECHE KINK-SPIELE

So, jetzt wird es richtig interessant – wir kommen zum Thema *Kink-Spiele*! Was für ein sexy Spaß! Wirklich! Wenn Ihre dominante SEP spielerisch veranlagt ist, werden Sie ganz begeistert sein (ich selbst kann mein Kichern gerade kaum unterdrücken)! Ich gebe Ihnen jetzt einige Anregungen für absolut sagenhafte Vergnügen. Probieren Sie sie nach Lust und Laune in einer entsprechenden Session oder einfach nur so aus!

Mögen die Spiele beginnen!

Hör auf den Dom

Das Spiel geht so ähnlich wie »Simon sagt«, allerdings mit dem gewissen Etwas! Verwenden Sie dabei den Namen Ihrer dominanten SEP oder einfach »Gebieter/Gebieterin«. Erklären Sie Ihrem Sub Regeln und Ziel des Spiels: »Wir spielen jetzt ›Die Gebieterin sagt‹. Wenn die Gebieterin etwas sagt, musst du es für sie tun. Wenn sie eine Anweisung nicht mit den Worten ›Die Gebieterin sagt‹ einleitet und du sie trotzdem befolgst, dann enttäuschst du die Gebieterin durch dein Versagen und wirst bestraft. Wenn du alles richtig machst, bekommst du eine Belohnung.« Dann soll sich Ihr Sub aufrecht hinstellen, und es geht los. »Die Gebieterin sagt: Sing mir ein Lied vor.« Der Sub singt. »Die Gebieterin sagt: Krieche langsam zu mir und küss mir die

Füße.« Der Sub gehorcht. »Stopp.« Hört der Sub nicht auf, loben Sie ihn. Hört er jedoch auf, weisen Sie darauf hin, dass er nicht richtig aufgepasst hat (schließlich fehlte die Einleitung »Die Gebieterin sagt«) und deshalb nach Spielende bestraft wird. Spielen Sie so lange weiter, wie Sie möchten.

Rote Ampel/grüne Ampel

Der Verkehr war chaotisch, und Ian hatte eine Strafe zu befürchten, wenn wir zu spät zu unserer Session mit Max kamen. Deshalb wollte ich dafür sorgen, dass wir im Stau wenigstens unseren Spaß hatten, und gab Ian die folgenden Anweisungen: »Immer, wenn wir an einer roten Ampel stehen, darfst du mich berühren und verehren, wie es dir gefällt. Du musst jedoch auf der Stelle damit aufhören, sobald die Ampel grün wird. Verstanden? Wenn du bei Grün nicht aufhörst, ist das Spiel sofort vorbei, und du darfst mich überhaupt nicht mehr anfassen.« Ein ganz simples Spiel, mit dem Frust im Stau im Handumdrehen zu superheißem Vorspiel wird. Wenn bei Ihnen der Verkehr nicht so schlimm ist wie in L. A., können Sie das Spiel auch im Bett spielen. Geben Sie Ihrem Sub verbal »grünes Licht« für eine Berührung. Hört er nicht auf, wenn Sie »Rot!« rufen, ist das Spiel vorbei, oder es gibt eine Strafe Ihrer Wahl.

Anbetungsspiel

Ich lag auf den Knien, ein Halsband um den Hals, am Halsband eine Kette und Dominatrix Ivy Young am anderen Ende der Kette. Meine Aufgabe: Die Kette die ganze Zeit gespannt zu halten und den Körperteil anzubeten, den sie mir zur Anbetung hinhielt. Sie zog mich zu ihrem Fuß. »Anbeten!«, befahl sie. Ich küsste ihr den Fuß. Einige Sekunden später ließ sie die Kette los. Ich zog den Kopf zurück. So geht das Spiel. Sie brauchen dazu ein Halsband mit einem Metallring an der Vorderseite, eine Leine, die Sie am Halsband befestigen können, und einen willigen Sub. Die Regel besteht einfach darin, dass die Leine straff bleiben muss, während die Körperteile angebetet werden, die man dem Sub zeigt oder hinhält. Entfernt sich der Sub von dem gezeigten Körperteil, wird er bestraft, und das Spiel ist vorbei. Bleibt die Leine nicht straff, häufen sich die Strafen. Wenn der Dom zufrieden ist, gibt es eine schöne Belohnung – aber vielleicht ist die Anbetung an sich auch schon Belohnung genug.

Höfische Spiele

Ihre Majestät, die Eiskönigin, liebt höfische Spiele. Dazu eignen sich Kartenspiele (Strippoker, Rommee, Leben und Tod), bei denen die Königin/der König nie verliert, oder beispielsweise ein Quiz über die Hoheit. »Wann hat Majestät Geburtstag?«, fragte ich meinen vor mir knienden Untergebenen (Ian) eisig. Er fing an zu stottern. Was? Hatte er etwa meinen Geburtstag vergessen? »Äh, zehnter Februar«, stammelte er. »Falsch! Beug dich vor, damit ich dich bestrafen kann!«, erwiderte ich kalt, obwohl ich eigentlich gar nicht sauer war. Ian vergisst solche Dinge manchmal, aber dieses Datum wird er sich nun bis in alle Ewigkeit merken. Solch kleine Spielchen kann man natürlich auch in alle anderen Machtspiele einbauen.

Sexy Posen

Die Idee zu diesem heißen Spiel hat Ian von Eve Minax. Ich genoss es, für ihn die süße Prinzessin zu spielen – mich herauszuputzen und dann zu hören, wie hübsch ich war und wie ich ihm gefiel –, und fand es deshalb als feminine Sub sehr erregend. Für dieses Spiel sollten Sie eine Kamera bereitlegen, falls Sie festhalten wollen, wie viel Mühe sich Ihr Sub für Sie gegeben hat. Machen Sie es sich auf einem Platz bequem, von dem aus Sie Ihren Sub in Ruhe betrachten können. Wählen Sie ein Outfit für ihn/sie, etwas, das Sie erregt. Sie können Ihren Sub auch anweisen, sein SEP-Outfit anzulegen oder einfach nackt zu bleiben. Dann soll er eine angenehme Haltung einnehmen. Mustern Sie die Pose genau. Sagen Sie dem Sub, wie er die Pose für Sie noch attraktiver gestalten kann (vorbeugen, mit den Händen in die Haare fahren, die Beine spreizen usw.). Loben oder streicheln Sie ihn, wenn es für Sie erregend aussieht. Dann lassen Sie ihn Platz nehmen. Geben Sie nun wieder Anweisungen, oder bewegen Sie ihn so, dass es für Sie möglichst attraktiv wirkt. Weigert er sich, drohen Sie mit Strafen. Denken Sie stets daran, dass Ihr Sub das Spiel jederzeit mit einem Safeword beenden kann. Sie können auch anordnen, dass sich der Sub auf Ihr Bett, das Sofa, den Boden, über den Küchentisch oder in die Badewanne legt – alles ist möglich!

Orgasmus auf Befehl

Bei diesem Spiel steuern Sie die Lust Ihres Partners und entscheiden, wann (oder ob) er einen Orgasmus erleben darf! Erklären Sie zu Beginn der Sitzung, dass Sie den Höhepunkt kontrollieren. Ohne Ihre Zustimmung ist kein Orgasmus erlaubt. Stimulieren Sie Ihren Sub und vergnügen Sie sich den ganzen Abend mit ihm. Kommt Ihr Sub trotz des Verbots zum Orgasmus, strafen Sie ihn entsprechend (ich persönlich würde dieses Spiel in ein längeres Ausbildungsprogramm einbauen). Wenn Sie schließlich die Erlaubnis zum Höhepunkt gewähren, sollten Sie Ihrem Sub dafür eine bestimmte Frist setzen. »Du hast jetzt 20 Sekunden Zeit für einen Orgasmus. 20, 19, 18, 17, 16, 15…« Der Countdown ist sehr wichtig. Wenn Sie dieses Spiel zum ersten Mal spielen, könnten Sie großzügig bis zu 60 Sekunden einräumen. Gelingt der Höhepunkt innerhalb der festgesetzten Zeit, gewähren Sie eine Belohnung.

Wenn nicht, darf Ihr Sub an diesem Tag überhaupt keinen Orgasmus mehr erleben. Das ist gemein, ich weiß, aber eine unglaublich intensive Machtdemonstration und noch dazu ein Riesenspaß!

Was könnte das sein?

Meine erste Ohrfeige bekam ich von Ivy Young, als ich mit verbundenen Augen einen ihrer Körperteile erraten sollte; leider hatte ich falsch getippt. Ich war schockiert! Für dieses Spiel brauchen Sie eine Augenbinde und verschiedene Sinnesobjekte, oder Sie setzen verschiedene Körperteile ein. Verbinden Sie Ihrem Partner die Augen und stimulieren Sie ihn dann mit dem Objekt, das anschließend erraten werden muss. Bei einer falschen Antwort gibt es eine Strafe; bei einer richtigen eine Belohnung. Sie können beliebig lange spielen. Eine Variante besteht darin, dass Ihr Sub einen Körperteil anbeten muss und erraten soll, um welchen es sich handelt.

Entfesselungskünstler

Für dieses Spiel brauchen Sie Seilfesseln; in Kapitel 8: *Handschellen, Fesseln und Glückseligkeit* erfahren Sie mehr zur richtigen Fesseltechnik. Legen Sie Ihrem Partner Fesseln an; dann soll er versuchen, sich daraus zu befreien. Sie werden sich köstlich darüber amüsieren, wie er sich abmüht. Höchstwahrscheinlich wird die Befreiung gelingen, und Sie können eine Belohnung gewähren. Intensiver wird das Spiel, wenn Sie Fesseln verwenden, aus denen es kein Entkommen gibt, und dann mit dem Sub darum feilschen, was Ihre Hilfe wert ist. Eve Minax zeigte Ian das Spiel im Rahmen unserer Ausbildung. Sie steckte meine Hände in Fäustlinge, fesselte sie mit Handschellen aneinander und gab mir dann die Anweisung, ich solle meinen BH ausziehen. Das war ein Ding der Unmöglichkeit, zumal ich auf dem Boden an eine Tür angebunden war. Ich versuchte es trotzdem und kam mir dabei sehr lächerlich vor. Dann fing Eve an, mit mir zu handeln. »Was bekomme ich dafür, wenn ich dir helfe?«, fragte sie vorwurfsvoll. »Ich könnte ein Lied für dich singen«, schlug ich vor, weil ich wusste, dass sie es mag, wenn ihre Sklaven ihr etwas vorführen. Kurz darauf schmetterte ich aus Leibeskräften »My Funny Valentine«, doch meinen BH bekam ich trotzdem nicht herunter.

Jaiyas Tagebuch: Devot/Tag 32

Er fehlt mir. Heute Abend ist er mit Freunden unterwegs. Ich finde das richtig gemein, weil er mich heute Nachmittag so scharfgemacht hat.
Heute Nachmittag …
Die ganze Episode ist wie in einem Film abgelaufen.
Ist das wirklich passiert? Hat er das wirklich getan?
Alles fing mit einer E-Mail an.

Sei um 14.00 Uhr hier in der Gegend.

Den genauen Ort erfährst du später.

Trage einen Rock, der sich leicht hochheben lässt.

Ja, Sir.

Sehr gut. Dein Gehorsam zaubert ein Lächeln auf meine Lippen und Bewegung in meine Hose.

Braves, hübsches Mädchen.

Ich kam eine Stunde früher als geplant zu meinem Termin in West Hollywood. Auf dem Weg dorthin hatte ich mir den Kopf zerbrochen, was mir bevorstehen könnte. Würde er mit mir einkaufen gehen – eine Kette oder ein kurzes Kleid mit nuttigen High Heels? Wollte er für eine Stunde ein Hotelzimmer buchen? Was hatte er vor? Meine Gedanken rasten. Da kam eine SMS.

Wenn du hier bist, parkst du am San Vicente Boulevard, gehst zur Kreuzung mit dem Santa Monica Boulevard, biegst nach rechts ab und siehst mich dann schon draußen sitzen.

Ja, Sir. Bin fast da, Sir. Muss nur noch parken.

Wenn du ankommst, setzt du dich auf den Stuhl mir gegenüber, aber sagst kein Wort.

Ja, Sir.

Du bekommst deine Anweisungen per SMS.

Ich trug eines der wenigen halblangen Kleider, die ich besitze, ein himmelblaues, dazu Sandalen mit Absatz. Als ich das Restaurant am Santa Monica Boulevard erreichte, saß er an einem Tisch im Freien. Ich spürte das Lächeln, das Lächeln, das sagte: Ich bin so überglücklich, dich zu sehen, mein Gott, was wird nur passieren – ich liebe dich, ich begehre dich. Hurra, dachte ich im Stillen, es hat zwar 32 Tage gedauert, aber endlich ist ein richtig heißes erotisches Knistern da. Ich nahm ihm gegenüber Platz, und weiter ging es mit Textnachrichten.

Nimm die Sonnenbrille ab. Hungrig?

Ein bisschen.

Appetit auf das auf meinem Teller?

Ja.

Und auf das in meiner Hose?

Ja, JA!

Er reichte mir einen kleinen Salatteller. Ich saß da und wartete auf weitere Anweisungen, da ich nicht wagte, ohne Erlaubnis zu essen.

Darfst gerne essen.

Danke.

Ich aß langsam, Schmetterlinge im Bauch.

Rutsch näher an den Tisch und mach die Beine breit.

Ja, Sir.

Er zog seinen Schuh aus und legte seinen rechten Fuß an meine Vulva. Ich fuhr zusammen, voller Angst, jemand könnte es bemerken. Vier weitere Tische waren ebenfalls belegt, Passanten gingen den Boulevard entlang, unser Kellner kam immer wieder mal vorbei. Ans Essen konnte ich nicht mehr denken. Ians Fuß spielte mit mir, während wir schweigend weiteraßen. Die sexuelle Spannung war zum Schneiden. Ich fragte mich, ob uns außer der Schaufensterpuppe im Laden nebenan, deren Blick genau auf uns fiel, sonst noch jemand beobachtete. Ich glaube nicht. Ian hatte die Schaufensterpuppe auch bemerkt.

Freut mich, dass wir einen Zeugen haben.

Ich glaube, wir haben nicht nur den einen …

Allerdings.

Zufrieden? Mit dem Essen, meine ich?

Ja, sehr lecker.

Trägst du ein Höschen?

Ja.

Habe ich mir gedacht. Deine Scham pulsiert, oder?

Anfangs schon … vor lauter Angst, dein Fuß war zu aktiv … aber wenn es dir gefällt, lass ihn in Gottes Namen dort …

Vor Angst?

Ja, irgendwie schon. Wir könnten entdeckt werden oder Schwierigkeiten kriegen …

Du steckst schon in Schwierigkeiten.

Ach ja?

Natürlich – immer.

Wieso?

Du bist eben immer ungezogen. Es sei denn, du bist besonders brav.

Verstehe – schuldig bis zum Beweis der Unschuld.

Genau wie ich es mag.

Hauptsache, es gefällt dir.

Allerdings.

Ian erkundigte sich beim Kellner nach den Toiletten, und mir schwante schon Böses. Er würde doch nicht etwa…

Vielleicht klappt es nicht, aber komm mit.

Ich folgte ihm. Die Herrentoilette wurde gerade gereinigt. Der ideale Vorwand, um mich in die Damentoilette zu begleiten. Der Raum war menschenleer.
Wir gingen in die große Behindertenkabine. Mein Herz raste. Ein anderer Gast kam herein, urinierte, wusch sich die Hände und ging dann wieder – huch! Die Vorstellung, erwischt zu werden, schien Ian nichts auszumachen. Unsere Handys hatten keinen Empfang. »Dreh dich zur Wand«, befahl er. »Hände hoch!« Ich befolgte seine Anweisung. Er hob mein Kleid an und fing an, mich zu befummeln. Ich war klatschnass und verlor fast den Verstand. Wie konnte ich in dieser Situation bloß so heiß werden? Ich wand mich hin und her: Man würde uns bestimmt erwischen. Der Kellner würde bemerken, wie lange wir schon weg waren. Die Reinigungskraft würde zum Saubermachen kommen.
Tausend Gedanken rasten mir durch den Kopf – aber Ians dreiste Aktion machte mich unglaublich an.
Er drängte sich an mich, und ich wünschte, er würde

mich an Ort und Stelle nehmen. Doch plötzlich hörte er unvermittelt auf, nahm meine Tasche und wandte sich zum Gehen. Ich bekam die Anweisung, mich zusammenzureißen und ihm zu folgen. Also wusch ich mir die Hände und verließ die Toilette. Bei dem Gedanken, wer uns gesehen haben könnte, wurde ich puterrot. Doch offenbar sollten wir unbemerkt davonkommen. Wir spazierten Hand in Hand aus dem Lokal und schrieben uns SMS, während Ian mich zu meinem Termin begleitete. Er geleitete mich wie ein Gentleman. Wir küssten uns, aber ich hatte nach wie vor Angst, dass es Ärger geben könnte, weil wir in der Öffentlichkeit zu viel Leidenschaft zeigten. Er lobte, wie hübsch ich sei…

Du siehst sehr hübsch aus. Du hast mir wirklich große Freude bereitet.

Es hat mir gefallen, wie feucht du warst.

Das ist gut. Ich bereite dir gerne Freude.

Ich liebe dich, meine Liebessklavin. Du hast das gut gemacht.

Bei solchen Eskapaden musst du selbstbewusst auftreten, selbst wenn du nervös und angespannt bist. Anspannung missfällt mir.

Ja, Sir.

Ich werde dich jetzt verlassen, damit du Aufzeichnungen machen oder dich um deine Belange kümmern kannst.

Vielen Dank, Sir.

Nach meinem Termin stieg ich ins Auto und fand eine Nachricht am Lenkrad vor. Sie war ziemlich frech – sehr unanständig. Seitdem bin ich ganz heiß und geil. Diese neue Wendung in unserem Spiel gefällt mir sehr... ich bin froh, dass es keine Schläge mehr gibt. Aber ich schlafe nicht gerne allein und werde heute Abend keine Belohnung mehr bekommen. Er ist wirklich gemein zu mir!

AKUSTISCHE FERTIGKEITEN: DIE KUNST DES »DIRTY TALKING«

Erotische Wortspiele sind vor allem für Frauen extrem erregend. Die richtige Ausdrucksweise wirkt ganz unmittelbar auf die Genitalien. Das heißt natürlich nicht, dass erotische Wortwechsel Männer nicht genauso in Stimmung bringen. Ich habe miterlebt, wie weibliche Doms (Hypnodommes) ihre Subs nur mit Worten in die Unterwerfung zwangen – so machtvoll kann gezielter Sex-Talk sein!

Arbeiten Sie an Ihrer Stimmqualität

Durch meine Erfahrung in der Theater- und Voice-over-Arbeit bringe ich die besten Voraussetzungen für unverblümten Sex-Talk mit. Ich habe gelernt, tief und ruhig zu atmen, beim Sprechen zu lächeln (sodass der Eindruck entsteht, ich sei sehr zufrieden) und Sprechtempo, Tonlage, Resonanz, Lautstärke, Tonfall sowie absichtliche Sprechpausen gezielt einzusetzen. Beim Sex-Talk sollte Ihre Stimme stets so klingen, als würden Sie gerade äußersten Genuss empfinden. In welchem Tempo sprechen Sie bei höchster Lust? Hallt Ihre Stimme dann nach, wird die Tonlage tiefer?

Erst Lesen …

Ich liebe es, wenn man mir vorliest, besonders, wenn es sich um erotische Lektüre handelt! Suchen Sie sich für das erste Mal Ihre Lieblings-Erotika aus, verbinden Sie Ihrem Sub die Augen und lesen Sie ihm eine supersexy Szene vor. Das wird Sie beide in Stimmung bringen und liefert reichlich Anregungen für Worte, die unter der Gürtellinie wirken. Sie können Ihrem Liebessklaven auch einige Seiten aus einem Buch kopieren – dann soll er alle Begriffe einkreisen, die ihn scharfmachen. Dieses Vokabular können Sie später in Ihrer nächsten Spielszene einsetzen.

… dann die Fantasie

Finden Sie heraus, wie die Lieblingsfantasie Ihres Partners aussieht, und beschreiben Sie ihm dann in allen Einzelheiten, wie diese Fantasie Wirklichkeit wird. Das Gehirn unterscheidet nicht zwischen tatsächlichem Geschehen und Einbildung (probieren Sie nur einmal aus, wie Ihr Körper reagiert, wenn Sie sich vorstellen, an einer Zitrone zu lutschen!). Wenn Sie also sehr detailliert ausmalen, wie der Körper Ihres Sklaven auf bestimmte Handlungen reagiert, wird sich diese Reaktion zumeist tatsächlich einstellen. Hier ein Beispiel:

»Drei Männer betreten den Raum. Gemeinsam machen sie sich daran, deinen nackten Körper zu massieren. Sie können es kaum erwarten, über dich herzufallen, und das spürst du genau, während ihre Hände deine Muskeln kneten. Einer von ihnen arbeitet sich langsam an deinem Oberschenkel hoch, streicht dir leicht über die Geschlechtsorgane. Du wirst sofort feucht, tropfst fast vor Verlangen …«

Die Realität nicht vergessen

Das beste Material finden Sie oft direkt vor Ihrer Nase: Sie müssen nur beschreiben, was Sie gerade sehen oder gleich tun werden. In ihrem Kursus »Aural Sex« stellt Ivy Young fünf Dialogarten vor, bei denen Ihnen die schmutzigen Worte nur so von der Zunge perlen.

Vergangenheit: Äußern Sie sich zu dem, was gerade passiert ist. »Ich liebe es, dass du so feucht geworden bist, als ich mich an dich geschmiegt habe.«

Gegenwart: Kommentieren Sie, was gerade eben geschieht (ideal für den sexuell veranlagten oder Kink-Typ). »Du bist so groß und hart!«

Zukunft: Kündigen Sie an, was Sie vorhaben (wunderbar für empfindsam Veranlagte). »Stell dir vor, wie es sich anfühlen wird, wenn ich …«

Sinnlich: Gehen Sie darauf ein, was Sie mit Ihren fünf Sinnen wahrnehmen (gefällt allen sinnlich Veranlagten). »Du riechst zum Vernaschen gut« oder »Deine seidige Haut gefällt deiner Gebieterin sehr«.

Schmeicheleien: Machen Sie Ihrem Sub Komplimente, mit denen Sie beschreiben, was Ihnen gefällt. (So etwas habe ich als Sub besonders genossen.) »Ich liebe dich in diesen Pumps, sie bringen deinen Arsch perfekt zur Geltung.«

Erstellen Sie eine Liste mit Triggerworten

Bei diesem netten Spielchen können Sie herausfinden, welche Begriffe Ihren Partner anmachen. Bestimmt kommen Sie dabei richtig in Stimmung! Die folgenden Varianten sind denkbar:

1. **Schriftlich:** An Tag sechs meiner devoten Phase saß ich mit Ian in einem Restaurant. Während wir auf unser Essen warteten, notierte er eine Reihe von Begriffen und ließ mich die Worte durchnummerieren – das erregendste zuerst, das am wenigsten erregende zuletzt. Anschließend gab ich die Liste zurück. Ian erstellte eine neue, die er mir wieder zuschob. Wir spielten während der gesamten Mahlzeit – ein superfrecher Spaß in aller Öffentlichkeit, doch niemand ahnte, was wir trieben!
2. **Mündlich:** Geben Sie fünf Begriffe vor, von denen Ihr Partner sich denjenigen aussuchen kann, der ihn am meisten erregt. Wenn man ein Wort laut ausspricht, hat es oft eine ganz andere Wirkung, als wenn man es nur liest. Hier einige Beispiele (Sie können natürlich Ihre eigenen Begriffe ergänzen):

   Bezeichnungen für das männliche Geschlechtsorgan: Penis, Schwanz, Ding, Pimmel, Prügel

   Bezeichnungen für eine Erektion: Steifer, Ständer, Latte, Beule, Stange

   Bezeichnungen für das weibliche Geschlechtsorgan: Muschi, Möse, Fotze, Loch, Ritze

   Bezeichnungen für die Brust: Titten, Möpse, Brüste, Euter, Hupen

Bezeichnungen für den Anus: Arschloch, Anus, Rosette, Hintertür

Bezeichnungen für Sex: Ficken, Liebe machen, Geschlechtsverkehr, zusammen schlafen, bumsen

Bezeichnungen für Masturbation: Selbstbefriedigung, Solovergnügen, wichsen, sich einen runterholen

Bezeichnungen für Oralsex: Fellatio, Cunnilingus, Lecken, Blasen, Oralbefriedigung

Wendungen, die Zuneigung ausdrücken: Ich liebe dich, Ich verehre dich, Du bist meine große Liebe, Du bist mein Schatz, Du bist schön

Erniedrigende Bezeichnungen: wertlos, Schwein, Nichts, Gegenstand, Loch

Kosenamen: Liebling, Schatz, Prinzessin, Braver Junge, Braves Mädchen

Jaiyas Tagebuch: Dominant/Tag 11

Gestern Abend waren wir zum zweiten Mal in der Öffentlichkeit unterwegs. Auf dem Weg zu Max spielten wir ein Spiel, das mir Ians erotische Triggerworte verriet. Ich nannte ihm fünf Begriffe, aus denen er diejenigen auswählen sollte, die er am erregendsten fand. Eine Wortgruppe lautete beispielsweise: Schwanz – Penis – Prügel – Pimmel – Vajra. Er sollte dann sagen, welches Wort ihn am meisten anmachte. Seine Auswahl überraschte mich oft. Begriffe wie Schwanz, Prügel,

Vergewaltigung, ungezogen, Fickloch, Liebe, Ich liebe es, Ständer, schmutzig und wertlos. Ich fand das sehr aufschlussreich, weil er am Abend zuvor noch gesagt hatte, er wisse gar nicht, welche Begriffe ihn antörnten. Nach unserem Termin mit Max gingen wir essen. Den ganzen Abend über ließ ich kleine Andeutungen fallen, sodass er wusste, dass ihm später noch etwas bevorstand. Ich ließ die Spannung ganz gezielt steigen. Als wir schließlich in meinem Büro waren, galten wieder die üblichen Regeln. Ich setzte einige der Ratschläge von Max um und ließ mir gründlich Zeit, um mich in Ruhe vorzubereiten und meinen Untergebenen ungeduldig schmoren zu lassen. Ich beschäftigte mich seelenruhig mit meinem Telefon, als müsste ich noch ein paar SMS oder E-Mails schreiben. Diesmal spielte ich nicht die Eiskönigin, sondern setzte etliche der Antörn-Worte ein, die wir früher am Abend ermittelt hatten. Ohne Eile brachte ich nach und nach verschiedene Fesselelemente ins Spiel – erst lans Halsband, dann eine Fußfessel, dann eine Handschelle und so weiter. Als ich ihn noch dazu mit den speziellen Begriffen bombardierte, wurde seine Erregung schier unerträglich. Es schien, als würde er jeden Augenblick explodieren. Dann ließ ich von ihm ab – er war hilflos gefesselt und außer sich vor Lust –, setzte mich ganz in die Nähe und checkte ein paar Minuten lang meine E-Mails.

Anschließend ging ich wieder zu ihm und musterte ihn, er war noch immer unfassbar geil. Jede Berührung seiner Genitalien war für ihn die reinste Qual. Ich tauchte tiefer in die Sitzung ein, spielte mit seiner Unterwerfungsfantasie … Ich kontrollierte seinen Orgasmus und gab sämtliche Anweisungen. So erregt hatte ich ihn in all den Jahren unserer Beziehung noch nie erlebt. Endlich erlaubte ich ihm, sich gehen zu lassen. »Du hast zehn Sekunden Zeit für einen Orgasmus. Die Zeit läuft: Zehn, neun, acht, sieben, sechs …« Der Orgasmus war unfassbar stark. Ian erschauerte am ganzen Körper und musste dabei unkontrolliert lachen. Er war tief in einem anderen Bewusstseinszustand versunken. Nach dem Saubermachen war er noch immer ganz anders als sonst. Wir hatten einen langen Abend hinter uns, fuhren nach Hause und krochen gemeinsam ins Bett. Ian war selig. Ich würde sagen, das war unsere bislang erfolgreichste Session.

Ians Tagebuch: Tag 40, Abschlussinterview

»Was war deine liebste Session und wieso?«

Der zweite Abend in deinem Büro in Venice. Die Szene war so ungekünstelt und natürlich. Damals sind Teile meiner größten Fantasien wahr geworden. Du hast dir Zeit gelassen und schienst Spaß dabei zu haben – als Königin warst du so eisig, dass ich mir nie sicher war, ob du überhaupt Spaß an der Sache hattest. Aber an diesem Abend hast du mich einfach nur dominiert.

Erotisches Hypnosemanuskript

Wenn Sie Gefallen an erotischen Wortspielen finden, haben Sie vielleicht Lust, selbst auch einmal einen Text zu verfassen.

Bei Ihrem eigenen Manuskript sollten Sie Folgendes beachten:

1. Überlegen Sie sich, was Sie bezwecken wollen. Wollen Sie Ihren Partner stimulieren? Wollen Sie ihn zum Orgasmus bringen? Wollen Sie ihn sehr erregen und dann mit der eigentlichen Session beginnen?
2. Gestalten Sie das Manuskript so, dass es zur Trance führt. Sorgen Sie zunächst dafür, dass sich Ihr Untergebener sehr entspannt. Dann steigern Sie die Erregung. Wenn Sie lustauslösende Triggerworte, Fantasien oder beson-

ders abgefahrene Fetische Ihres Partners kennen, sollten Sie diese unbedingt einbauen. Geben Sie immer wieder Anweisungen und Genehmigungen, damit das Gehirn des Subs beschäftigt bleibt, und wiederholen Sie sich häufig.

Rückmeldung und Auffangen voller Liebe und Respekt

Master Eragon war traurig. Er bedauerte, dass eine Beziehung zu Ende gegangen war. »Ich weiß selbst, was ich falsch gemacht habe«, gab er zu. »Ich habe meiner Sub keine Möglichkeit gegeben, sich Luft zu machen. Sie hatte nie Gelegenheit, offen über das Erlebte zu sprechen oder kritische Anmerkungen zu machen, ohne eine Strafe fürchten zu müssen. Im Nachhinein ist mir klar, wie wichtig das gewesen wäre.« Er tat mir leid, doch gleichzeitig war ich froh, dass er sich so einsichtig zeigte. Ian und ich hatten in dieser Hinsicht keine Schwierigkeiten. Wir vergewisserten uns jeden Abend, nach jeder Szene, wie es dem anderen ging. Ich wollte stets wissen, wie ich mich ihm besser unterwerfen oder ihn besser dominieren konnte. Geben Sie Ihrem Sub unbedingt die Möglichkeit, offen über seine Erfahrungen zu sprechen. Das kann einmal im Monat sein oder auch nach jeder Session. Alternativ kann der Sub ein Tagebuch führen, das Sie ab und an lesen. Ich selbst habe mich für ein Tagebuch entschieden, weil ich Erlebnisse nach einer köstlichen orgastischen Session am besten durch Aufzeichnungen verarbeiten kann.

Nach einem Kink-Spiel kann es wichtig sein, Ihrem Sklaven zu versichern, dass Sie ihn nach wie vor lieben, schätzen und respektieren. Auch Sie selbst brauchen vielleicht eine solche Bestätigung, vor allem in Langzeitbeziehungen, wenn Sie noch nicht viel Erfahrung mit außergewöhnlichem Sex haben.

Die Reise eines Subs

Ein guter Dom entführt seinen Spielpartner auf eine Reise, deren Ziel ein ekstatischer Zustand frei von allen Gedanken ist, der sogenannte Subspace. Auf dieser Reise verlässt der Sub seinen normalen Bewusstseinszustand, taucht tief in einen veränderten Zustand ein und wird schließlich sicher wieder zurück zum Ausgangspunkt geleitet.

Nun etwas ausführlicher:

Phase 1: Kognitive Dissonanz

Das ist das Unbehagen, das Ihr Sub verspürt, wenn er zwei oder mehr widersprüchliche Sichtweisen oder Empfindungen wahrnimmt. So fürchtet sich Ihr Sub beispielsweise vor dem, was ihm bevorsteht, während er gleichzeitig kaum erwarten kann, dass es endlich losgeht.

Phase 2: Bedenken

In Ihrem Sub regen sich Zweifel, vielleicht versucht er, sich gegen die Erfahrung zu wehren. Unter Umständen überlegt er, ob er entkommen könnte, oder plant sogar, sich aus seiner misslichen Lage zu befreien.

Signale richtig deuten

Im Lauf einer intensiven Szene kann es durchaus vorkommen, dass Ihr Sub zusammenzuckt, wimmert oder sich gar krümmt, wenn Sie heftiger zuschlagen. Falls Sie noch nicht viel Erfahrung mit Kink haben, sollten Sie unbedingt bedenken, dass solche Reaktionen bei ungewöhnlichen Praktiken keineswegs die gleiche Bedeutung haben wie beim Blümchensex. Zuckt ein Partner beim »normalen« Liebesakt zusammen, bedeutet das in der Regel, dass etwas nicht in Ordnung ist. Beim Kinky Sex dagegen ist Zucken oft ein gutes Zeichen, das zeigt, dass gerade eine entscheidende Wandlung des Bewusstseinszustands erfolgt. Es wäre fatal, an diesem Punkt aufzuhören! Sie können Ihren Sub zwar trösten, sollten aber keinesfalls aufhören, bevor er den Rausch der Wohlfühlendorphine verspürt hat (es sei denn natürlich, Sie hören das Safeword!).

Phase 3: Resignation

Ihr Sub findet sich mit der Tatsache ab, dass er seine Situation nicht ändern kann, und gibt sich der Erfahrung hin. Er akzeptiert, dass Sie das Sagen haben, und lässt sich fallen.

Phase 4: Subspace

Ihr Sub dringt tief in den Subspace vor. Er fühlt sich, als würde er auf Wolken schweben, in vollkommener Ekstase. Er wird von Wohlfühlhormonen durchströmt. Unter Umständen ist er völlig weggetreten, der Atem geht tiefer, er wird ruhig und empfänglicher für sanftere Berührungen.

Phase 5: Höhepunkt

Irgendwann meldet sich das Gehirn zurück, selbst tief im Subspace. Vielleicht hören Sie nun wieder die Stimme Ihres Subs, während Sie mit seinem Körper spielen. Jetzt ist es an der Zeit, die Session allmählich bis zum Höhepunkt zu steigern.

Phase 6: Entspannung

Nach dem Höhepunkt braucht Ihr Sub wieder etwas Entspannung. Jetzt sollte ein schöner Abschluss der Session folgen (Massage, leichtes Peitschen oder Sinnesspiel).

Phase 7: Auffangen

Solange das Erlebte noch nachwirkt, braucht Ihr Sub besondere Fürsorge – das kann einige Stunden oder auch ein paar Tage dauern.

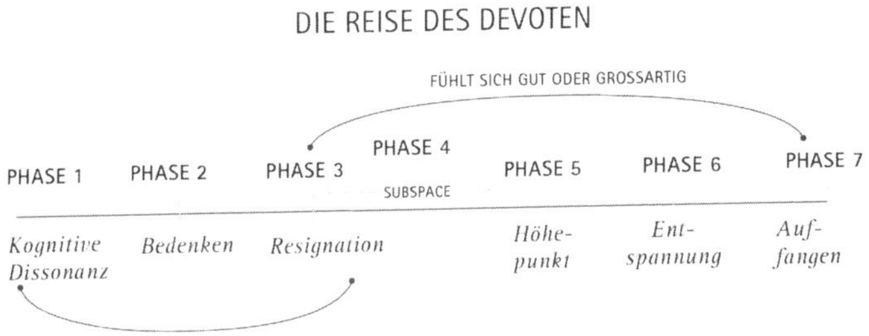

Sie sehen also, es reicht keineswegs, wenn der dominante Part einige Techniken beherrscht. Er muss den richtigen Raum schaffen, in dem sich der Spielpartner vollkommen unterwerfen kann. Ein Dom muss sicherstellen, dass er vom Sub ohne Wenn und Aber akzeptiert wird, muss während der Reise äußerst aufmerksam sein und für eine Atmosphäre sorgen, in der sich ungehemmte Ekstase entwickeln kann. Und natürlich sollte der Dom bei seinen Handlungen auch selbst große Lust empfinden. Ein guter Dom kennt die Wünsche des Subs, kann diese jedoch mit den eigenen in Einklang bringen und befriedigen.

UNTERWERFUNG UND HINGABE

> In der körperlichen Liebe gehen Anspannung und Entspannung, Schmerz und Freude, Schüchternheit und Kühnheit Hand in Hand, um Grenzen zu überschreiten. Sind so viele Gegensätze miteinander vereinbar? Es gibt nur ein Mittel: durch Hingabe. Denn Hingabe bedeutet: »Ich vertraue dir.«
>
> – Paulo Coelho, *Die Schriften von Accra*

Nun muss Ihnen Ihre Gebieterin ein Geständnis machen: Ich bin zwar liebend gerne dominant, doch in meinen heißesten Fantasien lasse ich mich vollkommen fallen und gebe mich willenlos hin! Grenzenlose Unterwerfung, wie sie die Hauptfiguren in *Die Geschichte der O, Die Dornröschen-Trilogie* oder auch *Fifty Shades of Grey* erleben, versetzt mich in große Erregung. Ich liebe Geschichten über das Verlangen nach Unterwerfung – allumfassende, animalische, ungehemmte Unterwerfung, die eine Frau (oder einen Mann) schwach werden, vor Ekstase zittern und Hemmungslosigkeit erleben lässt. Stellen Sie sich vor, dass Sie sich so sehr fallen lassen, dass jedes Flüstern Erfüllung ist, jede Berührung den Körper wie ein Orgasmus durchzuckt, jede Empfindung noch größere Lust hervorruft. Malen Sie sich aus, wie Sie Ihrem Dom mit Ihrer Unterwerfung und Dienstbarkeit so viel Freude und Ekstase verschaffen, dass er Sie mit Lob und Bewunderung überschüttet. Beim Sex kann der Diener insgeheim der Herrscher sein!

Sehnen Sie sich nach süßer Hingabe? Entspricht Unterwerfung Ihrer Veranlagung? Können Sie zulassen, dass jemand anderes die Zügel in die Hand nimmt und Ihre Lust steuert? Dann geht es jetzt los, mein fleißiger Schüler!

WELCHE ART VON SUB SIND SIE?

Subs können genauso unterschiedlich sein wie Doms, der Einfachheit halber habe ich drei Grundtypen ermittelt. Mit dem folgenden Test können Sie ermitteln, welchem Sub-Typ Sie am ehesten entsprechen. Allerdings bedeutet das nicht zwangsläufig, dass dieser Typ Ihrem Dom gefällt; vielleicht möchte er Sie zu dem Sub trainieren, den er sich wünscht. In jedem Fall sollten Sie Ihre natürliche Veranlagung kennen, damit Ihr Dom weiß, wo er mit der Ausbildung ansetzen kann. Stellen Sie sich vor, Sie wären eine Dominant-Devot-Beziehung eingegangen, und beantworten Sie dann die folgenden Fragen:

Ermittlung des Sub-Typs

1. Früh am Morgen …

A. warten Sie am liebsten, bis Ihr Partner sagt, was er gerne hätte und was Sie tun sollen, bevor Sie selbst die Initiative ergreifen.

B. bringen Sie Ihrem Partner Kaffee oder Tee, weil Sie wissen, dass er das mag.

C. wissen Sie zwar genau, was Ihr Partner erwartet, bleiben aber faul im Bett, weil Sie sich eine schöne Strafe erhoffen oder sich einfach gerne stur stellen.

2. Während einer Sitzung ist Ihre Blase voll, Sie müssen auf die Toilette. Würden Sie …

A. warten, bis Ihnen der Toilettengang erlaubt wird, und sich genaue Anweisungen zum Wann, Wo und Wie wünschen?

B. Ihrem Dom sagen, dass Sie müssen, und anbieten, bei der Gelegenheit auch gleich das Badezimmer zu putzen?

C. einfach gehen oder gar in Betracht ziehen, auf den Boden zu pinkeln?

3. Sie wissen, dass Ihr Dom einen anstrengenden Tag hinter sich hat, daher …

A. nehmen Sie sich vor, besonders brav zu sein, und fragen Ihren Partner, was Sie an diesem Abend für ihn tun können.

B. bereiten Sie das Abendessen vor, schaffen eine romantische Atmosphäre und nehmen sich vor, Ihrem Partner die Füße zu massieren.

C. versuchen Sie zwar, brav zu sein – aber schließlich war Ihr Tag auch ziemlich anstrengend!

4. Eine Szene setzt Ihnen sehr zu, die Empfindung ist zu intensiv oder fühlt sich nicht gut an, also …

A. wollen Sie Ihren Dom nicht enttäuschen, und obwohl Sie das

Safeword kennen, warten Sie, bis die Situation absolut unerträglich wird oder Ihr Dom Ihnen erlaubt, sich zu äußern.

B. äußern Sie sofort das Safeword und sind froh, dass Sie so verantwortungsvoll gehandelt haben.

C. erdulden Sie die Situation trotzdem – Sie halten durch, denn wenn Sie das Safeword benutzen würden, hätte der Dom noch mehr Macht über Sie. Also reißen Sie sich zusammen.

5. Sie wollen ausgehen. Würden Sie …

A. darauf warten, dass Ihr Dom bestimmte Kleidung, Frisur und Parfüm vorgibt?

B. Ihrem Partner die Wäsche waschen, seine Kleidung bereitlegen und sich für den Abend fertig machen?

C. sich supersexy stylen und dann etwas zu spät kommen, damit Sie genügend Aufmerksamkeit und vielleicht eine Strafe bekommen?

6. Welche der folgenden erotischen Szenarios erscheint Ihnen am attraktivsten?

A. Ihr Partner hat sexy Unterwäsche auf dem Bett drapiert und befohlen, dass Sie diese anziehen. Sie gehorchen und warten dann auf weitere Anweisungen. »Anbetungspose«, lautet der Befehl. Sie sinken sofort auf die Knie und verneigen sich, dann warten Sie auf das nächste Kommando. »Du nimmst keinen Blickkontakt zu mir auf, aber auf meinen Befehl gehst du zum Bett und legst dich auf den Rücken. Dort wartest du dann, bis ich mir überlegt habe, was ich mit dir machen will. Ist das klar?« Sie nicken gehorsam und warten auf die Anweisung, sich zu bewegen. »Geh jetzt«, ruft Ihr Dom. Rasch laufen Sie zum Bett, wobei Sie sorgfältig jeden Blickkontakt vermeiden. Nun liegen Sie in gespannter Erwartung bereit, während Ihr Unterleib vor Erregung pulsiert.

B. Ihr Partner wird bald nach Hause kommen, und für heute Abend ist ein Spiel geplant. Sie werden ihm gehören und freuen sich schon darauf, Ihrem Gebieter Genuss zu bereiten. Sie haben ordentlich aufgeräumt und das Zimmer so hergerichtet, wie Ihr Gebieter es gerne hat. Vor ein paar Tagen hatte Ihr Gebieter Appetit auf Erdbeerkuchen, also haben Sie alle Zutaten dafür eingekauft. Das Haus duftet nach Ihren Backkünsten. Sobald Ihr Partner zur Tür hereinkommt, eilen Sie herbei, nehmen ihm Jacke und Schuhe ab und küssen ihm die Füße. Sie führen ihn in die Küche, der köstliche Kuchen mit den saftigen Erdbeeren wartet. Sie massieren Ihrem Gebieter sanft die Schultern, während er jeden Bissen genießt und lobt, was für ein wunderbarer Sklave Sie sind. Sie wissen, dass Sie sich eine tolle Belohnung verdient haben, ein Lächeln macht sich auf Ihren Lippen breit, und Hitzewellen durchströmen Ihre Genitalien.

C. Heute Abend steht eine Session an, und Sie fragen sich, ob Ihr Dom der Herausforderung gewachsen ist. Es macht Sie schon scharf, wenn Sie nur daran denken, wie Sie zur Unterwerfung gezwungen werden. Wird es Schläge mit dem Paddel geben? Werden Sie in der Ecke stehen müssen? 30 genussvolle Hiebe? Ihr Gebieter hat angeordnet, dass Sie artig und pünktlich sein müssen und nur sprechen dürfen, wenn Sie angesprochen werden. Artig sein werden Sie vielleicht, aber Sprechverbote hassen Sie! Sie wissen, dass Ihr Dom Sie auf die Probe stellen will – er hat Ihnen bereits einen Knebel angedroht, falls Sie doch etwas sagen. Sie kommen absichtlich ein paar Minuten zu spät in den Club, denn Sie lieben es, wie verärgert Ihr Partner Sie ansieht. Er packt Sie am Handgelenk und zieht Sie auf einen Stuhl. Unter dem Tisch legt er eine Hand auf Ihre Schenkelinnenseite und schiebt Ihre Beine auseinander. Sie leisten etwas Widerstand, aber schließlich geben Sie nach. Das Spiel hat begonnen und lässt ein erotisches Prickeln durch jede einzelne Körperzelle strömen.

Was haben Sie geantwortet?

Hauptsächlich A: Äußerst gehorsamer Sub

Sie warten am liebsten darauf, dass man Ihnen jede Entscheidung abnimmt. Sie wollen eindeutige Anweisungen, damit Sie sicher sind, es Ihrem Dom recht zu machen. Selbst wenn Ihr Gebieter etwas erlaubt hat, warten Sie meist auf eine ausdrückliche Anweisung. Manche Doms lieben solch extreme Unterwürfigkeit, andere empfinden sie als lästig und anstrengend.

Hauptsächlich B: Diensteifriger Sub

Sie sind sehr dienstfertig; Ihnen bereitet es Lust, zu dienen und zu gefallen. Sie warten nicht darauf, dass Ihr Dom einen Wunsch äußert, sondern umsorgen ihn aus freien Stücken. Sie achten darauf, was Ihr Dom mag, und verwöhnen ihn entsprechend. Sie kümmern sich gern um ihn und seine Bedürfnisse. Gleichzeitig kennen

Sie auch Ihre eigenen Bedürfnisse und können diese gut deutlich machen. Ein solcher Sub ist der Traum vieler Doms; manche Doms werden Ihnen ebenfalls dienen, andere dagegen haben keinerlei Interesse an (aktiver oder passiver) Dienstfertigkeit.

Hauptsächlich C: Aufmüpfiger Sub

Sie können richtig frech sein und lieben es, Ärger zu machen. Sie fordern Ihren Dom gerne heraus und wollen zurechtgewiesen werden. Sie möchten meist diszipliniert werden und testen nur zu gerne aus, was Sie sich erlauben können und wie weit Sie bei Ihrem Dom gehen dürfen. Obgleich Sie sich eigentlich unterwerfen wollen, fällt Ihnen die devote Haltung oft schwer, sodass Sie von Zeit zu Zeit versuchen, selbst die Kontrolle zu übernehmen. Sie brauchen einen sehr geübten und souveränen Dom, der Ihren Bedürfnissen gerecht wird. Manche Doms mögen aufmüpfige Subs; sie lieben die Herausforderung und sind stolz, wenn es ihnen gelingt, einen aufmüpfigen in einen gehorsamen oder diensteifrigen Sub zu verwandeln. Anderen Doms dagegen sind aufmüpfige Subs zu anstrengend.

Welcher Sub-Typ ist Ihnen am ähnlichsten, mein lieber Schüler? Haben Sie brav aufgepasst, was mir gefallen könnte, und keine Mühen gescheut? Oder warten Sie darauf, dass ich Kommandos gebe und die nächste Anweisung erteile? Oder haben Sie gar insgeheim an meinen Worten gezweifelt, mich herausgefordert und gehofft, dass ich mir eine schlimme Strafe einfallen lasse? In diesem Fall brauchen Sie vielleicht eine strenge Hand, die Ihnen beibringt, wie man ein richtig guter Sub wird!

ZEHN TIPPS FÜR SINNENFREUDIGE UNTERWERFUNG UND HINGABE

1. **Wollen Sie?** Wollen Sie sich Ihrem Partner unterwerfen? Sie müssen bereit sein, Ihrem Dom Ihre Unterwerfung zu schenken. Wenn Sie ein aufmüpfiger Sub sind, sollten Sie sich ernsthaft fragen, ob Sie überhaupt zur Hingabe bereit sind. Oder haben Sie sich auf etwas eingelassen, das Ihnen gar nicht liegt? Haben Sie sich gegen Ihren Willen zur Zustimmung drängen lassen?
2. **Strafe oder Belohnungen.** Wie lässt sich erreichen, dass Sie sich richtig unterwerfen? Werden Sie eher durch Strafen motiviert (Schmerz, Missachtung, Ignorieren) oder durch Belohnungen (Lust, innige Verbundenheit, Aufmerksamkeit)? Werden Sie gerne geschlagen oder bestraft, wenn Sie nicht artig sind? Oder brauchen Sie Belohnungen, beispielsweise einen Orgasmus oder eine Massage? Danken Sie Ihrem Dom sowohl für Strafen als auch für Belohnungen.
3. **Lassen Sie zu, dass man Sie nimmt.** Geben Sie Ihrem Dom Ihren Körper hin; er darf ihn nach seinem Belieben berühren! Je mehr Sie geben, desto mehr werden Sie zurückbekommen! Und zeigen Sie Ihre Reaktionen

ganz deutlich. Halten Sie Tränen nicht zurück, jammern, stöhnen, reagieren Sie. Schenken Sie Ihrem Dom Ihren Schmerz – das ist Teil der Unterwerfung. Ihre Reaktionen sind ein Geschenk, besonders dann, wenn Ihr Dom sadistisch oder empfindsam veranlagt ist.

4. **Kennen Sie Ihre Grenzen.** Wenn Sie Knieprobleme haben, nicht besonders gelenkig sind oder den Mund nicht weit öffnen können, müssen Sie Ihren Dom darauf hinweisen, damit er entsprechend Rücksicht nimmt und Sie sich ganz Ihrer Lust hingeben können. Auch Ihr Safeword ist Teil der Unterwerfung, also scheuen Sie sich nicht, davon reichlich Gebrauch zu machen. Nur schlechte Subs nehmen ihr Safeword nie in Anspruch!
5. **Disziplinieren Sie sich.** Unterwerfung erfordert Übung. Sind Sie bereit, Ihr vorlautes Ich, den Chef, den Kontrollfreak oder die Feministin in Ihnen zum Schweigen zu bringen? Disziplinieren Sie Ihren widerspenstigen Geist; machen Sie ihm klar, dass er nicht für immer unterdrückt wird, sich im Augenblick aber zurückhalten muss. Die innere Stimme, die Ihrem Dom ein »Du kannst mich mal« an den Kopf schleudern möchte, sollten Sie durchaus zur Kenntnis nehmen – versuchen Sie jedoch, diese vorübergehend zum Schweigen zu bringen. Bemühen Sie sich nach Kräften, brav zu sein. Beachten Sie die Regeln und Protokolle Ihres Partners und versuchen Sie, diese Ihrem Gebieter zuliebe fehlerfrei einzuhalten!

6. **Haben Sie Vertrauen und akzeptieren Sie das Unbehagen.** Ist Ihnen der Ausdruck »Führen von unten« ein Begriff? Dabei gibt der Sub dem Partner vor, was er tun soll, statt selbst vertrauensvoll alle Kontrolle abzugeben. Dieser Versuchung müssen Sie unbedingt widerstehen! Sie müssen Vertrauen zeigen: Vertrauen darauf, dass Ihr Partner Sie nicht in Gefahr bringen wird, seine Bedürfnisse selbst erfüllt und Ihre Grenzen respektiert. Je größer Ihr Vertrauen, desto größer Ihre Hingabe. Nehmen Sie zur Kenntnis, wenn sich Misstrauen regt, bleiben Sie ruhig und entspannen Sie sich. Sie müssen das Unbehagen vor dem Unbekannten auf sich wirken lassen. Versuchen Sie nicht, um jeden Preis zu erraten, was auf Sie zukommt, und legen Sie sich nicht auf ein bestimmtes Ziel fest.
7. **Geben Sie sich nur Ihrem Dom hin, nicht dem Gegenstand.** Als Sub musste ich mir stets vor Augen führen, dass man sich nicht dem »Feind« hingeben kann. Ich musste mir selbst die Erlaubnis geben, mich dem Mann hinzugeben, der mich umsorgte und beschützte. Er ist mein Beschützer, mein Dom, und missbraucht mich nicht. Meine Unterwerfung konnte mir nicht eingeprügelt werden. Dem Paddel oder dem Flogger konnte ich mich nicht hingeben, sondern nur dem Mann, der mich liebt und schützt.
8. **Seien Sie aufmerksam und dienstfertig.** Es ist gar nicht

so leicht, ein guter Dom zu sein, daher sollten Sie unbedingt Wertschätzung, Dankbarkeit und Verbundenheit zeigen. Bringen Sie Ihre Unterwerfung auf möglichst angenehme Weise zum Ausdruck. Überlegen Sie, wie Sie Ihrem Dom dienen können, damit er Ihnen nicht unablässig Anweisungen geben muss. »Sei ihm zu Diensten, erfüll sein Verlangen, ohne dass er danach fragen muss. Versuche, es ihm recht zu machen, ihm zu dienen ... abends eine Massage, morgens früher aufstehen, um Kaffee zu kochen, usw.«, empfahl mir Pamela Madsen in meinem Coaching. »Sorge dafür, dass die Dienstfertigkeit Teil der erotischen Beziehung wird.«

9. **Atmen.** Vergessen Sie das Atmen nicht. Ich hielt oft die Luft an, sodass ich nicht richtig entspannen konnte – besonders dann, wenn verborgene Gefühle an die Oberfläche drangen. »Je mehr du atmest, desto mehr fühlst du«, lautet die Devise meines Mentors Joseph Kramer.
10. **Schaffen Sie einen sicheren Raum.** Wenn es Ihnen schwerfällt, sich völlig hinzugeben, sollten Sie sich vielleicht einen sicheren Raum schaffen. Das könnte ein fester Zeitrahmen sein, Sie versuchen zum Beispiel, sich für 30 Minuten hinzugeben. Oder ein Symbol für Ihre Unterwerfung, beispielsweise ein Hals- oder Armband, das Sie tragen, wenn Sie sich Ihrem Partner unterwerfen. Helfen Sie Ihrem Dom bei der Gestaltung eines geeigneten Raums, in dem Sie sich geborgen fühlen.

Jaiyas Tagebuch: Devot/Tag 1

Plötzlich ist alles erotisch aufgeladen. Schlafzimmer aufräumen – Sex. Boden fegen – Sex. Eigentlich bin ich stolz darauf, nicht besonders häuslich zu sein, ich spüle kein Geschirr und wasche keine Wäsche, räume Ians Kleidung nicht weg. Jetzt erregen mich diese äußerst häuslichen Tätigkeiten, weil ich dabei nur an ihn denke. Wird es ihn freuen, dass ich das Schlafzimmer für ihn aufgeräumt habe, gefegt, seine Wäsche gewaschen, sie gefaltet und sogar in seinen Schrank geräumt habe? Werde ich dafür eine schöne Belohnung bekommen? Nie im Leben hätte ich gedacht, dass Hausarbeit anregend wirken könnte. Nun denke ich dabei an die wunderbare Lust, mit der ich belohnt werden könnte. Ich überlege sogar, was ich sonst noch alles putzen könnte. Was ist nur los mit mir – ich hasse Putzen, hasse es von ganzem Herzen!

FÄLLT IHNEN DAS GEHENLASSEN SCHWER?

Meine Freundin Pamela Madsen ist Sexualberaterin und Autorin, seit 30 Jahren verheiratet und seit mehr als sechs Jahren der devote Part in einer Dom-Sub-Dynamik. Ich bat sie um Hilfe, als ich feststellte, dass ich mich meinem Dom Ian nicht vollkommen hingeben konnte. Ich hatte so viele Fragen. Wie unterwerfe ich mich voll und ganz, insbesondere bei meiner Vergangenheit? Wie kann ich ihn besser zufriedenstellen? Wie kann ich seine maskuline Dominanz stärken und aufblühen lassen?

Pamela erjlärte mir, dass sich sich viele Frauen unterwerfen wollen; doch da unsere Erziehung verlangt, dass wir ständig die Kontrolle behalten, müssen wir erst lernen, wie wir Männern den Spielraum für ihre erotische Macht gewähren. »Frauen sind es einerseits leid, in der Beziehung ständig das Sagen zu haben, können andererseits aber auch nicht loslassen«, so Pamela. Ich fügte hinzu, dass wir Frauen oft auch gar nicht wissen, wie man loslässt, selbst wenn wir es wollen. Pamela fuhr fort: »Wir dominieren unsere Männer, obwohl sie meist die Brötchen verdienen. Der Mann ruft beispielsweise an und fragt: ›Schatz, soll ich auf dem Heimweg noch etwas mitbringen?‹, die Ehefrau erwidert: ›Milch, Eier und Brot.‹ Er fühlt sich gut, denn er geht arbeiten und bringt Milch, Eier und Brot mit nach Hause, er kommt sich männlich vor und ist stolz auf sich. Doch seine Frau verzieht das Gesicht, als sie die Einkäufe inspiziert. ›Ist dir noch nicht aufgefallen, dass wir glutenfreies Brot essen? Hast du bei uns im Kühlschrank schon mal solche Milch gesehen? Wir trinken fettarme! Und bäh, die Eier sind ja aus Käfighaltung. Was hast du dir dabei bloß gedacht?‹ Seine Hoden schrumpfen zusammen, seine Männlichkeit liegt am Boden – da kommt es ihm natürlich nicht in den Sinn, im Schlafzimmer über sie herzufallen.«

Machen Sie sich klar, dass Hingabe im Bett keineswegs bedeutet, dass Sie auch in anderen Bereichen Ihrer Beziehung die Kontrolle aufgeben. Die Unterwerfung ist kein Dauerzustand. Sie stimmen lediglich zu, sich für einen Augenblick, in diesem Moment fallen zu lassen. Sie befreien sich und geben Macht und Kontrolle an einen Menschen ab, den Sie lieben und dem Sie vertrauen. Sie müssen nicht mehr Recht behalten und auf ein bestimmtes Ergebnis hinarbeiten. Sie gestehen sich zu, das Unbekannte zu akzeptieren – und das kann supererregend sein (ganz zu schweigen davon, dass es unglaubliche Veränderungen und persönliches Wachstum zur Folge haben kann)! Selbst wenn nicht immer alles so läuft, wie Sie es sich vorstellen, ist es vielleicht die Lust an der Hingabe selbst, nach der Sie sich insgeheim sehnen!

Was tun, wenn unangenehme Emotionen zum Vorschein kommen?

Was können Sie tun, wenn Sie sich bei einer Sache nicht gut fühlen? Manche Machtspiele gehen sehr an die Substanz – manchmal führt das zu den tollen Erlebnissen, nach denen wir uns so sehnen, manchmal jedoch auch nicht.

Am achten Tag meiner Zeit als Sub erlebte ich eine tiefe Katharsis, und ich muss zugeben, dass mir das große Angst einjagte. Ich hatte geglaubt, ich hätte meine Kindheitstraumata gründlich verarbeitet, doch bei einem Schlagspiel traten sie plötzlich wieder in alter Größe in Erscheinung. Ich erlebte Flashbacks, die viele Fragen aufwarfen, vor allem aber: »Sollte ich weitermachen?« Ich brauchte dringend fachkundigen Rat. Glücklicherweise kannte ich eine Therapeutin, die viel Verständnis für ungewöhnliche Sexpraktiken hat: Kate Loree, eine anerkannte Ehe- und Familientherapeutin. Von ihr bekam ich emotionale Unterstützung und viele gute Ratschläge. Ich arbeitete deshalb so gerne mit ihr, weil wir nicht einfach nur dasaßen und miteinander sprachen. Vielmehr analysierte ich genau, was in meinem Körper vor sich ging, und brachte viel Zeit mit künstlerischer Arbeit zu. Jawohl, Kunsttherapie! Und dieser Ansatz hat mir sehr geholfen. Fortan war ich den Triggern nicht mehr hilflos ausgeliefert, sondern konnte damit umgehen und fand so meinen eigenen Weg, mich ganz zu öffnen und Ian hinzugeben.

Kate gab mir einige wichtige Ratschläge zum Umgang mit einem Trauma aus der Vergangenheit:

1. **Stoppen Sie die Session.** Wenn während der Session ein Trigger ausgelöst wird, müssen Sie eine erneute Traumatisierung verhindern. Wenn Sie also das Gefühl haben, dass ein erneutes Trauma droht, beenden Sie die Session mit

Ihrem Safeword und teilen Sie Ihrem Partner mit, was los ist und wie er Ihnen helfen kann. »Bei einer Kink-Szene besteht die Gefahr einer erneuten Traumatisierung, weil der präfrontale Cortex, also das ›denkende Gehirn‹, das auch für Gefühle zuständig ist, nicht so gut funktioniert, wenn der Körper von Reizen überflutet wird. Daher sollte man die Szene am besten abbrechen, wenn ein Trauma aus der Vergangenheit ausgelöst wird«, erklärte Kate, während ich einen pastellfarbenen Stift aus der Schachtel zog, um auf meinem Bild festzuhalten, was mir guttut.

2. **Erkennen Sie Ihre Trigger.** Ich hatte einige ganz spezielle Trigger: stachelige Bartstoppeln, bestimmte Gerüche in Ians Atem, Schläge mit dem Paddel auf mein Hinterteil und Kontrolle über meine Ernährung. Überlegen Sie, was bei Ihnen als Trigger wirken könnte, und vermeiden oder ändern Sie Handlungen, bei denen die Gefahr einer Triggerauslösung besteht. Ignorieren Sie die Trigger nicht – das würde alles nur noch schlimmer machen.
3. **Verlagern Sie die Energie, wenn ein Trigger ausgelöst wird.** »Wird ein Trigger ausgelöst, solltest du an eine positive Kraftquelle denken. Diese Kraft ist von Trigger zu Trigger unterschiedlich – konzentriere dich auf das Gegenteil von dem, was du gerade fühlst«, riet mir Kate während unserer ersten Sitzung. Wenn Sie mit einem Trigger zu

kämpfen haben, kann es helfen, den Raum zu verlassen. Horchen Sie aufmerksam in Ihren Körper hinein und ermitteln Sie, wo Anspannungen vorliegen und wo Sie entspannt sind. Atmen Sie ganz bewusst und konzentrieren Sie sich dabei auf die entspannten Bereiche Ihres Körpers. Legen Sie fröhliche Musik auf und bewegen Sie sich dazu. Malen Sie ein Bild, das etwas für Sie Positives darstellt. Kate riet mir auch: »Wenn ein Trigger dir das Gefühl gibt, dass du nicht mehr in deinem eigenen Körper steckst, dann brich die Szene ab und beschreibe deinem Partner den Raum. Anschließend solltest du fest Blickkontakt halten, dich erden und Kraft schöpfen.« Bitten Sie Ihren Partner in solchen Situationen um Hilfe. Ian hat mich ganz wunderbar unterstützt, als heftige Gefühle an die Oberfläche drangen. Er machte mir nie Vorwürfe und gab mir die Möglichkeit, alles loszuwerden, was ich loswerden musste.

4. **Sprechen Sie mit einem Fachmann.** Wenn Sie professionelle Unterstützung in Anspruch nehmen wollen, sollten Sie sich unbedingt einen Therapeuten suchen, der sich mit ungewöhnlichen Sexpraktiken auskennt und ihnen positiv gegenübersteht. Kate stellte mein 40-Tage-Experiment nie infrage. Sie sagte mir, ich könne ruhig weitermachen, machte jedoch klar, dass sie einem Patienten ohne meine

Vorgeschichte und meine Ressourcen zum Abbruch geraten hätte. Ihre Beratung und Unterstützung waren mir ungeheuer wichtig. Zudem tat es mir gut, die Katharsis und die unerwarteten Emotionen zu verarbeiten.

Im Nachhinein bin ich sehr froh darüber, dass ich diese Erfahrung machen durfte. So wurde ich viele Ängste los, die ich schon lange in mir getragen hatte, ich konnte mich öffnen und auf ungeahnte Weise verwandeln. Nachdem sich mein Körper so ganz und gar geöffnet hatte, erlebte ich unglaublichen Sex. Ich lernte viel über meine Psyche, gewann wichtige Einblicke und bin stolz darauf, dass ich durchgehalten habe. Ian und ich erreichten eine Verbundenheit und Intimität, die wir zuvor nicht gekannt hatten. Nach 30 Tagen und einigen Änderungen der Art und Weise, wie Ian mich dominierte, kam auch ich endlich zu der Erkenntnis, dass Unterwerfung hocherotisch sein kann...

Doms! Hört gut zu! Was macht ihr, wenn euer Partner eine Katharsis durchläuft? Hier einige Anhaltspunkte:

1. **Tränen können gut sein.** Ich arbeite oft mit Menschen, die es nicht ertragen können, wenn ihr Partner bei intensivem Sex oder beim Orgasmus anfängt zu weinen (oder auch hysterisch zu lachen). Dabei sind Tränen sehr befreiend, also unterdrücken Sie sie nicht.

2. **Brechen Sie nur ab, wenn es unbedingt sein muss.** In meinem Fall brauchte ich den festen Rahmen der Szene, damit ich mich befreien konnte. Hätte Ian meine heilsame, kathartische Erfahrung abgebrochen, wäre mir eines meiner besten erotischen Erlebnisse entgangen. Brechen Sie die Session oder die aktuelle Handlung nicht ab, sondern vergewissern Sie sich, dass Ihr Sub nicht noch einmal traumatisiert wird und keinen Flashback durchlebt (ist das jedoch der Fall, müssen Sie die Szene tatsächlich beenden und das Safeword aussprechen – auch Doms dürfen das Safeword benutzen). Geben Sie dem Sub alles, was er während der Katharsis braucht. Räumen Sie den Emotionen Platz ein und bleiben Sie wertfrei; seien Sie einfach da, achten Sie darauf, dass Ihr Partner ruhig atmet, und berühren Sie ihn so, wie es ihm gerade guttut.
3. **Nehmen Sie nichts persönlich.** Ihr Sub kann weinen, wüten, fröhlich werden oder lachen. Er kann sich in Embryohaltung zusammenrollen, treten, sich krümmen und winden – oder all das gleichzeitig. So etwas ist bei kathartischen Erlebnissen ganz normal. Selbst wenn Sie angeschrien werden, sollten Sie das, was Ihnen der Sub in diesem Zustand an den Kopf wirft, nicht persönlich nehmen. Versuchen Sie nicht, sofort darüber zu diskutieren. Wenn Sie die Erfahrung verarbeiten wollen, warten Sie damit

einige Tage. Atmen Sie selbst ruhig weiter und sorgen Sie für einen festen Rahmen, in dem Ihr Sub die Befreiung erleben kann, die er braucht.

4. **Nehmen Sie Hilfe in Anspruch.** Wenn Ihr Sub belastende Trigger erlebt, Sie eine erneute Traumatisierung befürchten oder Probleme mit der Katharsis auftreten, lassen Sie sich unbedingt von einem kink-freundlichen Therapeuten oder Fachmann helfen.

Jaiyas Tagebuch: Devot/Tag 9

Er gab mir die Anweisung, mich auf den Rücken zu legen. Dann fing er an, mich sanft zu streicheln, fragte leise nach meinen Wünschen. Ich bat darum, weiter gestreichelt zu werden, über Haar und Gesicht. Er sagte, ich solle offen über das sprechen, was in mir hochkam. Ich hörte auf zu atmen. »Atme weiter«, ordnete er an. Es war, als würden Schmerz, Tränen und das Trauma durch einen Propfen zurückgehalten. Ich atmete. Alles brach hervor. Angst, gab ich zu. Angst aus der Kindheit. Ich fühlte mich so klein, so verletzlich. Ich bin eigentlich eine starke Frau, aber dieser Schrecken – diese Angst – steckte tief in meinem Körper und war mit meiner Kindheit verknüpft. Wieso kam sie gerade jetzt zum Vorschein? War das in Ordnung? Meinen Gefühlen war

das egal; sie übermannten mich einfach. Sheila Kelley hatte mich ganz zu Recht als schüchtern-zurückhaltendes Mysterium bezeichnet. Hier heulte ich mir nun die Augen aus dem Kopf, und schuld daran war eine Angst aus meiner Kindheit. Angst um mein Leben, Angst um meine Mutter, meine Schwester, meine Tiere, Angst davor, gefangen zu werden und nicht entkommen zu können, wegzulaufen, aber zurück in die Gefahr gedrängt zu werden.
Ich weiß nicht, wie lange es so ging, während mein Gebieter mir die wunderbare Möglichkeit bot, mich zu befreien. Und ich war feucht, unglaublich feucht! Wir fingen an zu schmusen – seine Küsse waren wundervoll, so köstlich. Er genoss es, dass ich so weich war, dass sich mein Körper ihm so öffnete. Ich spürte, wie mich die Wohlfühlhormone durchströmten. So viel Erregung und Verlangen regten sich. Ich erkannte, dass körperlicher Schmerz bei mir nicht zur Erregung führt, emotionaler Schmerz hingegen schon. Unser Liebesakt nahm kein Ende. Ich erlebte drei sehr heftige, ganz wundervolle Orgasmen. Dabei weinte ich fast die ganze Zeit – aber es war so schön, eine unglaublich schöne Befreiung …

Macht ist heiß!

Wenn Sie ganz bewusst Machtspiele spielen, wird es im Schlafzimmer richtig heiß. Wenn Sie ganz bewusst Machtspiele spielen, entsteht eine ganz neue Welt der Anziehung, Erregung und höchsten Lust. Wenn Sie ganz bewusst Machtspiele spielen, öffnen Sie eine Schatzkiste mit neuen Dimensionen für Ihre Beziehung und Sexualität, von denen Sie vielleicht noch gar nichts geahnt haben. Macht ist *heiß*!

Ob Sie feststellen, dass Sie zu Unterwerfung, Hingabe oder Dominanz neigen, ob Sie ein verhätscheltes Haustier oder ein Zuchtmeister für einen aufmüpfigen Sub sein wollen – all diese Erkenntnisse machen ungeheuer viel Spaß. Nur denken Sie stets daran, dass Sie beim Lernen Rücksicht auf sich selbst nehmen müssen. Und bitte sorgen Sie dafür, dass Ihr Spiel sicher und einvernehmlich bleibt.

Großzügig, wie ich bin, habe ich Ihnen schon 80 Prozent der Informationen verraten, die Sie für unvergesslichen Kinky Sex brauchen. Sind Sie schon kurz vor der Ekstase, ist es bald so weit? Nun gut, ich will eine gnädige Gebieterin sein und Ihnen auch die restlichen 20 Prozent gönnen – Techniken und Hilfsmittel, die Ihre Ausbildung perfekt machen. Zehn, neun, acht, sieben …

Hingabe an die Sinne

Leichte oder intensive Liebesschläge? Heißes Wachs oder kalte Eiswürfel? Federn, Pelz oder Seidenschals? Erdbeeren, Schokolade oder beides? Peitsche oder Flogger? Geraten Sie schon in Wallung? Gut so!

Sechs Gründe, wieso Sinneseindrücke auf Ihrer sexuellen Entdeckungsreise nicht fehlen dürfen

- Die Kombination aus Sinneseindrücken und Machtspielen macht den Sex heißer, als Sie es sich je erträumt haben.
- Die Bedürfnisse von sinnlich Veranlagten oder Kink-Partnern werden befriedigt.
- Sie können Ihre Grenzen ausloten und mit angenehmen Bewusstseinszuständen experimentieren.
- Verschiedene Wohlfühlhormone werden freigesetzt.
- Ihr Geist wird ruhig, sodass Sie Ihrem Körper mehr Beachtung schenken können.
- Mit sogenannten Schlagspielen können Sie Ihre sadistische oder masochistische Ader ausleben.

Ich bin mir ziemlich sicher, dass Sie beim Sex schon häufiger bestimmte Sinnesreize eingesetzt haben. Haben Sie schon einmal eine Augenbinde verwendet? Eine Feder? Sinnliche Lebensmittel? Musik? Ihre Fingernägel? Parfüm? Kerzenwachs? Dann haben Sie sich im Reich der Sinneseindrücke bewegt. Auf die konkreten Techniken werde ich gleich eingehen, meine Lieben, aber bevor ihr zum flauschigen Flogger greift, hat eure Ausbilderin noch ein paar gute Ratschläge für euch…

TIPPS FÜR SENSATIONELLE SINNESSPIELE

Wissen, was man will: Welches Ziel möchten Sie mit Ihrem Sinnesspiel erreichen? Möchten Sie tief in Trance versinken? Soll es als Vorspiel dienen? Soll es in Sex übergehen? Wollen Sie Ihren Partner scharfmachen oder von ihm scharfgemacht werden? Verdient Ihr Sub eine Strafe oder eine Belohnung? Wenn Sie wissen, was Sie erreichen wollen, können Sie das richtige Sinnesspiel und das passende Gerät dazu auswählen.

Gegensätze sind wichtig: Nachdem Sie Ihren Partner eine Zeit lang mit einem weichen, pelzigen Spielzeug verwöhnt haben, sollten Sie zu einem kratzigen oder stacheligen Objekt wechseln. Der Kontrast sorgt dafür, dass der passive Part gespannt bleibt, und steigert die Wahrnehmung.

Nur nicht zu kompliziert: Auch wenn es Sie lockt, alle Sinnesspielzeuge aus Ihrem Repertoire gleichzeitig einzusetzen – das ist nicht nötig. Auch mit einfachen Mitteln lässt sich große Wirkung erzielen. Entscheiden Sie sich für zwei oder drei Objekte pro Session, beispielsweise einen Pelzhandschuh, eine Gabel und eine Augenbinde. Wenn Sie den passiven Part übernehmen, können Sie diese Gegenstände verpacken und Ihrem Partner mit einem Zettel überreichen, auf dem Sie erläutern, wie Sie gerne spielen würden. Sind Sie der aktive Part, geben Sie dem Sub die Anweisung, sich so weit wie vereinbart zu entkleiden, verbinden Sie ihm die Augen und bearbeiten Sie 30 Minuten lang jeden Zentimeter und jede Öffnung des verführerischen Körpers mit Pelzhandschuh und Gabel.

Setzen Sie auf Kombinationen: Verbinden Sie Sinnesspiele mit anderen Arten von außergewöhnlichem Sex, beispielsweise mit Fesselungen oder Machtspielen. Meine Freundin und Kollegin Jaeleen Bennis hat ein wunderbares Konzept entwickelt, das sie Bondassage nennt und das sinnliche Massage, leichte Fesselung und Sinnesentzug (Augenbinde und Kopfhörer) mit verschiedenen Sinneserlebnissen kombiniert, die im Lauf einer Session immer intensiver werden. Obwohl ich eigentlich dazu rate, eine Sitzung nicht zu kompliziert zu gestalten, können Sie auch das genaue Gegenteil tun und Ihren Partner mit Sinneseindrücken überwältigen. Besonders sinnlich Veranlagte, denen es schwerfällt, die Stimmen im Kopf zum Schweigen zu bringen, sind dafür sehr empfänglich.

Reagieren Sie: Für den dominanten Part ist es schrecklich, wenn der Partner überhaupt nicht reagiert. Der passive Part kann Reaktionen in Form von Bewegungen, Stöhnen, Keuchen oder Worten zeigen (vorausgesetzt, dass er sprechen darf). Auch der aktive Part darf reagieren, um deutlich zu machen, dass er Spaß an einer Handlung hat und es genießt, dem Sub Sinneseindrücke zu vermitteln.

FANTASTISCHE SINNESSPIELE

Sinnlich/Sexuell: Diese Art von Sinnesspiel ist sinnlich und erotisch, kann jedoch auch leicht und heiter gestaltet werden. Probieren Sie beispielsweise ein lustiges Geschmacksexperiment mit Zitronen im Kontrast zu Schokoladensauce aus – eine witzige Sinneserfahrung, bei der es fröhlich und heiter zugehen wird. Erotischere Erlebnisse werden dagegen eher tiefe Atemzüge und große Erregung hervorrufen. Sie könnten beispielsweise mit dem Duft einer exotischen Blume spielen, die Sie leicht über die Brustwarzen Ihres Partners streichen, mit einem rauen Hanfseil, mit Vibrationen, dem weichen Gefühl eines Fellhandschuhs an den Geschlechtsorganen ... ich glaube, Sie wissen schon, was ich mir vorstelle!

Temperatur: Haben Sie Eiswürfel? Temperaturspiele erklären sich von selbst: Es geht einfach darum, verschiedene Temperaturen auf die Haut und manchmal auch das Körperinnere (vaginal oder anal) wirken zu lassen. Bei seiner Reise nach New York City musste Ian zur Strafe ein Eisbad im Polar Bear Club nehmen! Das war zwar zur Disziplinierung gedacht, im Grunde jedoch auch ein Temperaturspiel. Für solche Spiele eignen sich Kühlpacks, Eiswürfel, kaltes Wasser, Kerzenwachs, Wärmekompressen, Saunas, Thermalbäder, Tauchbecken oder erwärmte bzw. gekühlte Sexspielzeuge aus Glas.

Trance: Ich bin fest davon überzeugt, dass alle Arten von Sinnesspielen zur Trance führen können. Sie können sich jedoch auch gezielt vornehmen, Ihren Partner mit speziellen Sinneswahrnehmungen und ganz bestimmten Anweisungen in Trance zu versetzen. Auslösen lässt sie sich durch Sinnesentzug (also die Unterdrückung eines oder mehrerer Sinne) oder aber durch Sinnesüberflutung (also das Gegenteil einer stillen Meditation, nämlich eine Reizüberflutung der Sinne, die dazu führt, dass das Gehirn quasi »abschaltet«). Trancezustände lassen sich in erster Linie durch Atemtechnik, Musik, Augenbinden und rhythmische Sinneseindrücke erreichen. Sie könnten beispielsweise eine rhythmische Massage vornehmen; lange, gleichmäßige Striche mit einem Seidenschal ausführen oder die Aufmerksamkeit gezielt auf bestimmte Sinneseindrücke lenken, auf die sich dann die gesamte Wahrnehmung konzentriert. Die Trance lässt sich auch mit jeder anderen Art von Spiel kombinieren.

Schläge: Ziel eines Schlagspiels ist eine intensive körperliche und manchmal auch psychische Stimulation. Die Schläge können mit den Händen (Liebeshiebe) oder mit verschiedensten Hilfsmitteln wie Paddel, Flogger, Peitsche, Rohrstock, Holzlöffel und so weiter verabreicht werden. Jedes Werkzeug ist anders und ruft verschiedenste Empfindungen hervor. Manche sind furchtbar schmerzhaft, andere erinnern an eine wundervolle Massage, manche machen Geräusche, bei denen man angstvoll zusammenfährt, andere gleiten wie sanfte Zungen über den Körper. Schlagspiele können sehr leicht, aber auch sehr intensiv sein und werden oft mit einem psychologischen Element wie Demütigung, Unterwerfung oder Bestrafung/Züchtigung kombiniert.

Nun möchte ich Ihnen jedes einzelne Sinnesreich genauer vorstellen. Die einzige Regel: Malen Sie sich genau aus, was ich beschreibe, damit die Worte richtig auf Sie wirken können.

Die Sinne beleben – die Erotik wecken

Wenn alle Sinne aufs Äußerste gespannt sind, wird jede Berührung, jeder Geschmack, jeder Geruch orgastisch. Wirklich. In diesem erotisierten Zustand hat mich schon der Geschmack reiner Schokolade zum Weinen gebracht, während mein Körper von Lust erschüttert wurde. Ich habe die Sonne in Orangen geschmeckt, gespürt, wie sich jede einzelne Körperzelle vor Ekstase entfaltete. Viele Menschen denken, dass beim Sex nur ein oder zwei Sinne eine Rolle spielen. Nehmen Sie sich einen Augenblick Zeit und testen Sie selbst: Was nehmen Sie gerade wahr? Welchen Genuss kann eine bestimmte Farbe, ein Duft, der Lufthauch auf Ihrer Haut bereiten? Lust ist überall, Sie müssen sich nur darauf einlassen und zulassen, dass Sie das Gefühl übermannt.

HILFSMITTEL UND TECHNIKEN FÜR SINNLICH-SEXUELLE SPIELE

Lassen Sie uns direkt loslegen: Mit sinnlichem Genuss für den ganzen Körper!

Die schwelgerische Sinnesreise

Art von Sinnesspiel: alle

Dauer: 30 Minuten bis zwei Stunden, je nachdem, wie weit Sie gehen wollen.

VORTEILE:

- Zutiefst entspannend oder sehr stimulierend, je nach Absicht und Art der Stimulation
- Wunderbares Vorspiel, da Ihr Partner einen Zustand höchster Entspannung erreichen kann

Sicherheitsstufe: 1

SICHERHEITSREGELN:

- Vergewissern Sie sich, dass Ihr Partner mit der Augenbinde einverstanden ist (das ist besonders bei Personen wichtig, die schon einmal einen Missbrauch erlebt haben).
- Erkundigen Sie sich nach Lebensmittelallergien oder Hautunverträglichkeiten.
- Fragen Sie Ihren Partner, ob er sich überraschen lassen möchte oder die Gegenstände, die Sie einsetzen werden, vorher sehen und absegnen will. Oft wirkt es beruhigend, wenn man weiß, was einen erwartet – das geht jedoch auf Kosten der geheimnisvollen, spannungsgeladenen Atmosphäre dieser Session.

Das brauchen Sie:

- Augenbinde
- Ein großes Tablett für Ihre Sinnesobjekte und etwas, mit dem Sie diese abdecken können, falls Sie Ihren Partner überraschen möchten
- Trancefördernde Musik für die Reise
- 5 bis 20 Objekte für jeden Sinn (Tast-, Geruchs-, Hörsinn)! Die folgende Tabelle liefert ein paar Anregungen

TASTSINN	GERUCH	KLANG	GESCHMACK
Sinnlicher Spaß: Luftpolsterfolie, geleeartige Gegenstände, Holz, Zitruspresse, Staubwedel, Fellhandschuh, Windrädchen, Löffel, Schlüssel, Obst, elektrische Zahnbürste	**Sinnlicher Spaß:** Essig, Kaffeebohnen, Knoblauch, Schokolade, alle Zitrusöle, Pfefferminzöl, Banane	**Sinnlicher Spaß:** Singen Sie »Happy Birthday« oder ein anderes albernes Lied, Schlüssel, zerplatzende Luftpolsterfolie, elektrisches Werkzeug, Shaker, Becken, Gongs, Glockenspiel	**Sinnlicher Spaß:** Zitrone, Banane, Schokolade, gesalzene Nüsse, Ananas, Apfel, Mandelbutter, Kekse oder Kuchen, Gurken, Cracker
Sinnlich-sexuell: Fellhandschuh, Vibrator, Ihr Haar (sofern Sie lange Haare haben), Seidenschals,	**Sinnlich-sexuell:** Sandelholzöl, Ylang-Ylang-Öl, Bernsteinöl, Lavendelöl, Vanille, Schokolade, Gurke, alle Blumen, Rosenwasser/Rosenöl	**Sinnlich-sexuell:** Ins Ohr stöhnen und atmen, sinnliche Musik, anzügliche	**Sinnlich-sexuell:** Alle saftigen Früchte (ich nehme am liebsten Mangos), Schokolade, Joghurt, Avocado

TASTSINN	GERUCH	KLANG	GESCHMACK
Floggerschnüre, Blumen, Brustwarzenspielzeug	**Temperatur:** Ätherische Öle in einem Verdampfer	Worte (in begrenzter Anzahl), Glockenspiel, tibetische Klangschalen, Vibrator, Peitsche, Kratzen über die Laken	**Temperatur:** Heißer aromatisierter Tee, Eiswasser, Pfefferminzöl in Eiswasser, Orangen in kleinen Eiswürfeln, gefrorene Blaubeeren
Temperatur: Wärmekompressen, Eis, Metall, Glasspielzeug aus dem Gefrierfach	**Trance:** Stufenatmung durch die Nase, während der Duft einwirkt (siehe Transformation durch Trance)	**Temperatur:** Warme oder kalte Handtücher, die über die Ohren gerieben werden	**Trance:** Tee mit anderen entspannungsfördernden Kräutern (Reishi-Pilze, Perlenpulver usw.)
Trance: Schals, Handschuhe, rhythmische Berührung		**Trance:** Tranceführende Musik oder Rhythmen	

Regeln:

- Aktiver Part: Berühren Sie den Partner nicht mit den Händen, sondern nur mit Sinneswerkzeugen.
- Passiver Part: Bleiben Sie ganz passiv, anfassen ist nicht erlaubt; versuchen Sie nicht, die Objekte zu erkennen oder die Empfindung als gut oder schlecht zu bewerten.

Vorgehensweise:

Schritt 1: Legen Sie die Sinnesobjekte auf einem großen Tablett bereit und decken Sie sie dann mit einem Tuch ab. Dann soll Ihr Partner sich so weit entkleiden, wie er möchte, und sich auf das Bett, eine bequeme Bodenmatte oder einen Massagetisch legen. In einer Dom-Sub-Session können Sie dem Sub auch befehlen, das Tablett selbst vorzubereiten, sich nackt auszuziehen oder die entsprechende Ritualkleidung anzulegen und das Schlafzimmer nach Ihren Wünschen herzurichten.

Schritt 2: Legen Sie Ihrem Partner die Augenbinde an. Stellen Sie sicher, dass sie bequem sitzt und nicht stört. Mit der Augenbinde nimmt die Session offiziell ihren Anfang.

Schritt 3: Gehen Sie der Reihe nach alle Sinne durch. Widmen Sie jedem etwa fünf bis zehn Minuten.

- Beginnen Sie mit der Berührung. Achten Sie darauf, dass Sie Ihren Partner nicht mit den Händen berühren, sondern nur mit einem der Gegenstände von Ihrem Tablett. Nehmen Sie sich für jeden Gegenstand reichlich Zeit und erforschen Sie, wie Sie Ihren Partner auf ungewöhnliche Weise erregen können. Lassen Sie ihm Zeit, damit er jede Empfindung gründlich auskosten kann.
- Gehen Sie dann zum Geruchssinn über. Geben Sie etwas Duftöl auf Wattestäbchen oder Wattebäusche, damit das Öl nicht auf Ihren Partner tropft.
- Anschließend bringen Sie Geräusche ins Spiel. Wenn bislang Musik im Hintergrund lief, schalten Sie diese ab, denn Stille kann ebenfalls stimulierend wirken.

- Nun geht es an den Geschmack! Dabei können Sie Ihren Partner besonders schön necken, vor allem bei heiteren, leichteren Sessions. Halten Sie ihm etwas Essbares an den Mund und ziehen Sie es wieder weg, wenn er danach schnappen will. So wird er richtig scharf auf die Leckerei! Noch sinnlicher wird das Erlebnis, wenn Sie Ihren Partner mit den Lippen füttern. Geben Sie ihm ausreichend Zeit zum Kauen und lassen Sie ihn den Geschmack voll auskosten, bevor Sie zur nächsten Köstlichkeit übergehen.

Schritt 4: Sorgen Sie für eine Kakophonie der Sinneseindrücke, indem Sie alle Sinne gleichzeitig stimulieren. Sie werden sich wünschen, Sie hätten acht Arme zur Verfügung! Diese Sinnesüberflutung kann aber richtig Spaß machen und versetzt viele Menschen in einen Trancezustand. Spielen Sie fünf bis zehn Minuten lang mit allen Sinnen gleichzeitig.

Schritt 5: Beenden Sie alle Sinnesstimulationen. Gönnen Sie Ihrem Partner einen Moment Ruhe, dann soll er beschreiben, wie er sich fühlt.

Schritt 6: Ihr Partner soll die Augen schließen. Dämpfen Sie das Licht. Nehmen Sie langsam die Augenbinde ab. Stellen Sie sicher, dass Ihr Partner als Erstes Ihr Gesicht, Ihre Augen oder einen schönen Anblick vor sich sieht. In einem Workshop für Fortgeschrittene, den ich gemeinsam mit der Sexexpertin Sheri Winston betreute, musste der aktive Part in dieser Situation einen Spiegel hochhalten, in den der passive Part dann blickte. Für viele war das eine bemerkenswerte Erfahrung, anderen fiel es sehr schwer.

Schärfere Varianten:

- Fesseln Sie Ihren Partner für dieses Ritual nach Belieben mit Seilen oder Handschellen.
- Gestalten Sie das Ritual supersinnlich, indem Sie in Schritt 4 Oralsex und/oder Geschlechtsverkehr einbauen. Der anschließende Blick in den Spiegel ist dann oft ein erstaunliches Erlebnis, denn Erregung und Orgasmus können für ein besonders strahlend schönes Äußeres sorgen.

Die superflauschige Spielwiese

Art von Sinnesspiel: sinnlich/sexuell

Dauer: 15 bis 30 Minuten oder länger

VORTEILE:

- Stillt das Verlangen sexuell Veranlagter.
- Unglaublich sicher.
- Wunderbare Belohnung für alle, die gerne Fell auf der Haut spüren.

Sicherheitsstufe: 1

SICHERHEITSREGELN:

- Wenn Sie auf einem Bett spielen, sollten Sie dafür sorgen, dass der passive Part nicht hinunterrollen kann. Auf einer Matte auf dem Boden ist dieses Spiel noch sicherer.

Das brauchen Sie:

- Alle weichen, pelzigen Gegenstände, die Sie finden können. In Handarbeits- oder Stoffgeschäften gibt es diverse Pelzmaterialien. Sie könnten auch Fellhandschuhe, Flogger, weiche Kleidung, Federboas usw. kaufen. Kunstpelz gibt es in den verschiedensten Varianten – auf echte Pelze können Sie also gut verzichten.

Vorgehensweise:

Schritt 1: Bedecken Sie Bett oder Matte mit allen weichen, pelzigen Sinnesobjekten, die Sie verwenden möchten.

Schritt 2: Nun soll sich Ihr Partner nackt oder bis auf die Unterwäsche ausziehen.

Schritt 3: Führen Sie ihn zum Bett (mit Worten und/oder nonverbalen Anweisungen wie dem Haareziehen, das ich später erkläre). Sagen Sie ihm, dass er sich so stimulieren soll, wie es ihm gefällt – zum Beispiel umherrollen, mit den Pelzen über die Haut streichen usw. Bei angenehmen Empfindungen muss er mit genussvollen Lauten oder Körperbewegungen reagieren. Sie selbst sehen dem Spiel zu.

Schärfere Varianten:

- Bringen Sie andere Sinnesobjekte ins Spiel. Sie könnten Ihren Partner beispielsweise mit etwas Kratzigem berühren oder mit einer Leckerei füttern.
- Verwöhnen Sie den passiven Part mit wunderbarem Oralsex, während er spielt (passen Sie nur auf, dass er sich nicht so wild herumrollt, dass Sie sich verletzen!).

- Als Dom können Sie sich diesen Genuss häufiger gönnen. Verlangen Sie, dass Ihr Liebessklave Ihnen diese Spielwiese aufbaut. Geben Sie ihm genaue Anweisungen, damit er weiß, wie er Sie beglücken soll, während Sie sich umherrollen!

Dominantes Haareziehen

Art von Sinnesspiel: sinnlich/sexuell

Dauer: Wenige Sekunden oder immer wieder mal während einer Szene

VORTEILE:

- Macht deutlich, wer das Sagen hat, und vermittelt Dominanz oder Macht über Ihren Partner.
- Kann die dominante Rolle stärken und eingesetzt werden, um Ihren Liebessklaven von einem Ort zum anderen zu führen. Diese Technik haben schon die Höhlenmenschen angewandt, sie liegt uns also in der Natur!
- Angenehm für die Kopfhaut des passiven Parts, stimuliert die Talgdrüsen und erhöht die Blutzirkulation in der Kopfhaut; je nach Art des Haareziehens stellt sich ein beruhigendes oder aufregendes Kribbeln ein.

Sicherheitsstufe: 1,5

SICHERHEITSREGELN:

- Sehr sicher, wenn es richtig gemacht wird. Achten Sie jedoch darauf, dass Sie genug Haar zu fassen bekommen – schließlich wollen Sie keine Haare ausreißen.
- Vorsicht mit dem Nacken Ihres Partners. Ziehen Sie nicht zu fest nach unten oder hinten. Verzichten Sie auf das Haareziehen, wenn Ihr Partner an einer Nacken- oder Halsverletzung leidet.

Vorgehensweise:

Schritt 1: Legen Sie Ihrem Partner die flache Hand an den Hals und schieben Sie die Fingerspitzen über den Halsansatz bis zum Hinterkopf. Ihre Hand sollte flach am Schädel liegen.

Schritt 2: Ballen Sie die Hand zur Faust, sodass Sie so viel Haar wie möglich zu fassen bekommen.

Schritt 3: Einen besonders intensiven Überraschungseffekt erzielen Sie, wenn Sie das Haar Ihres Partners rasch (aber kontrolliert) vom Kopf wegziehen. Wenn Sie eine angenehmere, ruhigere und feste Empfindung hervorrufen wollen, ziehen Sie das Haar sanft von der Kopfhaut weg. Das ist durchaus wohltuend, wenn es richtig gemacht wird. Sie können die Haare direkt nach hinten, nach unten (noch einmal: bitte Vorsicht mit dem Nacken!), zu den Seiten und in manchen Fällen auch nach oben ziehen.

Schärfere Varianten:

- Ziehen Sie Ihren Partner beim Geschlechtsverkehr an den Haaren.
- Zwingen Sie Ihren Partner auf die Knie und verlangen Sie, dass er Sie oral verwöhnt. Dann unterbrechen Sie ihn irgendwann durch einen festen Zug an den Haaren, loben, wie gut er das macht, und ziehen ihn dann an den Haaren wieder in eine Position, in der er Sie weiter verwöhnen kann.

Als ich mit der Promi-Hairstylistin Tina Cassaday über das Haareziehen sprach, war ich ganz baff, dass mir meine Friseurin so umfassende Informationen liefern konnte – sie hatte sogar eine sechsmonatige Studie zu dem Thema durchgeführt! Die folgende Technik haben Sie Tina zu verdanken:

Tinas Haarziehtechnik für sofortige Unterwerfung

Art von Sinnesspiel: sinnlich/sexuell

Dauer: Wenige Sekunden oder immer wieder mal während einer Szene

VORTEILE:

- Siehe »Dominantes Haareziehen«

Sicherheitsstufe: 1,5

SICHERHEITSTIPPS:

- Beachten Sie, dass der passive Part vornüberfallen könnte, wenn Sie zu unverhofft ziehen. Nehmen Sie vorher die richtige Position ein.
- Schonen Sie Hals und Nacken Ihres Partners, indem Sie nicht zu fest oder zu schnell nach unten oder vorne ziehen.

Vorgehensweise:

Schritt 1: Streichen Sie mit den Fingerspitzen (oder Nägeln) über Schläfenarterie und Stirn bis ins Haar Ihres Partners.

Schritt 2: Wenn Ihre Finger den Scheitel erreicht haben, ballen Sie die Hand zur Faust und ziehen den Kopf rasch nach unten und vorne. Ziehen Sie ein paarmal rasch nach, um Ihre Macht deutlich unter Beweis zu stellen!

Mein hübscher, gefügiger Pferdeschwanz

Art von Sinnesspiel: sinnlich/sexuell

Dauer: Wenige Sekunden oder immer wieder mal während einer Szene

VORTEILE:

- Gut geeignet, um Ihren Sub ohne Worte in eine andere Position zu bringen.
- Weitere Vorteile siehe »Dominantes Haareziehen«.

Sicherheitsstufe: 1

SICHERHEITSREGELN:

- Seien Sie wie immer beim Haareziehen vorsichtig mit Hals und Nacken Ihres Partners.
- Ziehen Sie nur an einem Pferdeschwanz, wenn dieser so dick ist, dass Sie ihn gut zu fassen bekommen.

Vorgehensweise:

Schritt 1: Fassen Sie das Haar Ihres Partners zum Pferdeschwanz zusammen und legen Sie die Hände darum. Sie können auch ein Haarband verwenden, das den Pferdeschwanz während der Szene zusammenhält.

Schritt 2: Schlingen Sie eine Hand um den Pferdeschwanz und ziehen Sie ihn (sanft, aber fest) nach hinten. Wenn Sie Blickkontakt wünschen, zwingen Sie Ihren Sub, Ihnen dabei in die Augen zu sehen. Führen Sie ihn an die Stelle, an der Sie ihn haben möchten (in die Zimmerecke, an eine Wand, über das Bett gebeugt usw.).

Gnadenloses Nippel-Training

Art von Sinnesspiel: sinnlich/sexuell

Dauer: Einige Wochen oder Monate lang jeweils 5 bis 30 Minuten beim Liebesspiel

VORTEILE:

- Sensibilisiert die Brustwarzen Ihres Partners oder macht sie für größere Lust empfänglich.
- Bewirkt, dass schon die Stimulation der Brustwarzen zum Orgasmus führen kann.
- Wunderbares Spiel zur Ausbildung Ihres devoten Liebessklaven.

Sicherheitsstufe: 1,5 ohne Klemmen/3,5 mit Klemmen oder Wäscheklammern

SICHERHEITSREGELN:

Siehe Sicherheitstipps für »Freches Nippelspielzeug« (Seite 259).

Vorgehensweise:

Optionaler Schritt 1: Sie können die Ausbildung in ein erotisches Psychospiel verpacken. Dazu kündigen Sie Ihrem Schüler an, dass

Sie seine Nippel darauf trainieren werden, Lust zu empfinden, und er sich nicht dagegen wehren kann. Legen Sie einen Zeitrahmen für die Ausbildung fest, beispielsweise mehrere Tage, Wochen oder auch Monate. Geben Sie ein Ziel vor: »Ich erwarte, dass deine Nippel zum Datum *x* bestens trainiert und sensibel sind, damit ich gut damit spielen kann.« Stellen Sie eine Belohnung in Aussicht, eventuell auch eine Strafe für den Fall, dass Sie nicht zufrieden sind.

Schritt 2: Versetzen Sie Ihren Partner in Erregung. Starten Sie am besten mit einer Genitalmassage (mehr zu Massagetechniken in meinem Buch *Fass mich an*), weil die Erregung von dort leicht auf einen anderen Körperteil übertragen werden kann. Steht Ihr Partner auf Kinky Sex und Fesselspiele, sollten Sie ihn auf erregende Weise fesseln.

Schritt 3: Stimulieren Sie nun, während Sie weiter die Geschlechtsteile verwöhnen, leicht die Brustwarzen. Sie könnten mit den Fingerspitzen darüberstreichen, sie mit sanft kreisenden Handflächen massieren oder vorsichtig mit den Nägeln darüberkratzen.

Schritt 4: Steigern Sie die Erregung. Verwöhnen Sie Ihren Partner oral oder mit Geschlechtsverkehr, doch achten Sie darauf, dass Sie nach wie vor die Brustwarzen bearbeiten können. Wenn die Erregung den Gipfel erreicht, steigern Sie die Intensität, indem Sie die Nippel heftig drücken, kneifen, daran knabbern oder saugen.

Optionaler Schritt 5: Wenn die Ausbildung eine psychologische Ebene umfasst, sollten Sie beim Spiel mit den Brustwarzen ankündigen, was Sie damit noch alles anstellen werden. Beispielsweise könnten Sie, während Sie die Brustwarzen mit Fingern und Mund verwöhnen, anmerken: »Deine Nippel werden hart; ich glaube, das gefällt dir. Ich werde jetzt ausprobieren, ob du auch auf Wäscheklammern stehst. Du darfst nicht zusammenzucken, wenn ich sie festklemme – wenn du das schaffst, belohne ich dich mit weiterer Lust.« Lassen Sie die Spannung steigen, nachdem Sie Ihre Pläne verkündet haben; Ihr Partner kann ruhig eine Weile ungeduldig schmoren. Ist er empfindsam veranlagt, können Sie ihn vielleicht allein durch Ihren Atem und die gespannte Erwartung bei Laune halten, einen sinnlichen oder Kink-Typ können Sie mit leichten Kniffen oder Lecken weiter stimulieren. Sexuell Veranlagte haben es gerne, wenn ihre Geschlechtsorgane in das Spiel einbezogen werden. Reizen Sie die Brustwarzen mit Mund, Zähnen und Händen, während Sie die Erregung durch Berührung der Geschlechtsteile oder anderer lustempfänglicher Körperbereiche aufrechterhalten.

Schritt 6: Steigern Sie die Intensität. Holen Sie Wäscheklammern, Nippelklemmen, Nippelsauger oder Nippelschmuck hervor. Präsentieren Sie Ihrem Schüler die Gerätschaften, während Sie durch Berührung der Genitalien oder Psychospielchen für weitere Erregung sorgen. Wenn Sie möchten, darf Ihr Schüler sich ein bestimmtes Nippelspielzeug aussuchen. Legen Sie ihm das Spielzeug an, ohne die Stimulation zu unterbrechen. Loben Sie Ihren Partner, wenn er gehorsam ist, und vor allem dann, wenn er offensichtlich Lust empfindet. Betonen Sie, wie toll es ist, so lustempfängliche Brustwarzen zu haben. »Du hast das wirklich super gemacht. Ich glaube, deine Ausbildung macht große Fortschritte!«

Schritt 7: Spielen Sie weiter mit den Brustwarzen, während Sie Ihren

Partner allmählich bis zum Höhepunkt bringen. So wird eine Stimulation der Brustwarzen nach und nach mit Lust und Orgasmus assoziiert.

Schritt 8: Entfernen Sie nun die Klemmen oder Sauger. Das geht ganz sanft, wenn Sie die Brustwarze zusammendrücken, bevor Sie das Gerät abnehmen. Wenn Sie gemein sein wollen, ziehen Sie es ohne Vorwarnung ab (aber Vorsicht – bei manchen Klemmen ist das nicht möglich! Vergewissern Sie sich, welches Modell Sie verwenden, bevor Sie es von der Brustwarze abziehen). Direkt nach dem Abnehmen sind die Schmerzen oft noch stärker als zuvor.

Schritt 9: Loben Sie Ihren Sub ausführlich und versorgen Sie die Brustwarzen. Betonen Sie, wie zufrieden Sie mit Ihrem braven Schüler sind, der sich so um sensiblere Nippel bemüht. Sie können die Brustwarzen jetzt lecken, saugen und massieren. Wenn es während Schritt 7 nicht zum Orgasmus gekommen ist, können Sie die Brustwarzen weiter leicht stimulieren, während Ihr Partner seinen Höhepunkt erlebt.

Schritt 10: Ist Ihr Partner noch gefesselt, binden Sie ihn jetzt los und schließen Sie die Session mit der nötigen Fürsorge ab. Erkundigen Sie sich, wie Ihr Sub die Session erlebt hat, damit Sie die weitere Ausbildung entsprechend gestalten können.

Freches Nippelspielzeug

Mit Nippelspielzeug kann man sehr viel Spaß haben! Ich möchte Ihnen einige Varianten vorstellen, die Sie sich unbedingt zulegen sollten.

NICHT SO VOREILIG! SICHERHEIT GEHT VOR!

- Intensive Klemmen an der Brustwarze verhindern die Blutzufuhr; andere Spielzeuge wie Saugbecher reduzieren die Blutzirkulation lediglich. Lassen Sie Wäscheklammern oder Nippelklemmen nicht zu lange an der Brust (höchstens 10 bis 15 Minuten) und achten Sie darauf, dass sich die Klammern nicht verdrehen.
- Die Klemmen dürfen nicht so eng sitzen, dass die Haut verletzt wird.
- Entfernen Sie die Klammern oder den Druck sofort, wenn heißes Brennen, Kribbeln, Taubheit oder Nervenschmerzen im Bereich der Brustwarzen auftreten oder der Schmerz in die Achselhöhle, in die Arme oder Seiten Ihres Partners ausstrahlt.
- Stillende Frauen sollten mit ihrem Arzt sprechen, bevor sie Nippelklemmen einsetzen.

NIPPEL-TIPPS

- In der Regel ist es sehr unangenehm bis schmerzhaft, wenn ein Brustwarzenspielzeug abgenommen wird und wieder Blut in die bislang abgeklemmte Region fließt. Der Schmerz wird erträglicher, wenn man die Brustwarze unterhalb zusammendrückt, bevor die Klammer, Klemme usw. entfernt wird.
- Ziehen Sie hin und wieder leicht an den Klemmen, dem Schmuck oder den Wäscheklammern. Das erinnert Ihren Liebessklaven daran, wer das Sagen hat, und ruft starke Empfindungen hervor.
- Nippelspielzeug kann so intensiv sein, dass Ihr Sub vielleicht die Luft anhält; sorgen Sie dafür, dass er das Atmen nicht vergisst.
- Von Jaeleen Bennis bekam ich den Tipp, an der Brustwarze zu saugen oder die Saugbecher mit etwas Wasser oder Spucke zu befeuchten, damit sie besser halten. Drücken Sie die Becher beim Ansetzen zusammen und drücken Sie dann noch ein weiteres Mal. Jeder Druck erhöht die Saugwirkung.
- Diese Spiele sind nicht nur für die Damenwelt geeignet! Auch Männer lieben Nippelspielzeug!

SPANNENDE IDEEN FÜR IHRE BRUSTWARZEN

Wäscheklammern

Wäscheklammern sind preiswert und diskret und können richtig fies sein! Allerdings lassen sie sich leider nicht verstellen.

Nippelschmuck

Es gibt die verschiedensten Schmuckvarianten, von sehr günstigen Modellen bis hin zur diamantenbesetzten Edelversion. Mit solchem Schmuck können Sie Ihren devoten Partner schön ausstaffieren und herumstolzieren lassen (dazu passt auch der entsprechende Genitalschmuck).

Nippelklemmen

Manche Klemmen sind verstellbar und damit ideal, wenn die Brustwarzen gerade erst für solche Spiele sensibilisiert werden. Es gibt die verschiedensten Klemmen, sehr hübsche, aber auch ganz gemeine, die mit Gewichten versehen sind. Zudem sind Varianten für alle erdenklichen Archetyp-Spiele erhältlich, besonders im medizinischen Bereich (verdorbene Krankenschwester/devoter Patient).

Brustwarzen-Sauger
Ich persönlich hatte mit den Saugern mehr Spaß als mit Klemmen, vielleicht geht es Ihnen genauso. Es handelt sich dabei einfach um Saugbecher, die auf die Brustwarzen gesetzt werden. Sie sind in verschiedenen Farben, Formen und Größen erhältlich; manche vibrieren sogar!

Temperaturen testen

Wärme kann wie heiße Finger unter die Gürtellinie Ihres Partners kriechen, das Blut zum Rauschen bringen und äußerst erregend wirken. Kälte kann aufschrecken, Anspannung hervorrufen, strafen und erfrischen und so das Bewusstsein voll entfalten. Temperaturspiele sind perfekt für alle, die sich erst einmal vorsichtig an neue Praktiken herantasten möchten! Beginnen wir mit den Grundlagen ...

EIS

- Für den ganzen Körper geeignet, an Brustwarzen und Geschlechtsorganen aber besonders deliziös.
- Eis im Mund kombiniert Wärme und Kälte.

- Gut geeignet sind Kühlakkus, gefrorene Erbsen oder Eis in einem Waschlappen.
- Nicht zu lange verwenden, um die Lust nicht zu betäuben.

Das könnten Sie ausprobieren

Gefrorene Gleitmittel-Würfel

Besorgen Sie sich eine Eiswürfelform für kleine runde Eiswürfel, befüllen Sie diese mit Bio-Kokosöl oder einem anderen natürlichen Gleitmittel wie Aloe Cadabra und legen Sie sie ins Eisfach. So haben Sie bei Bedarf stets Gleitmittelwürfel parat, wenn Sie Ihrem Partner spannende Temperaturerlebnisse verschaffen wollen. Gleitmittelwürfel können Sie zum Beispiel:

- auf dem Körper Ihres Partners schmelzen lassen; anschließend massieren Sie das Gleitmittel dann in die Haut ein.
- Ihrer Partnerin in den Vaginalkanal einführen; dieser wird dann angenehm glitschig und aufregend kühl.
- über das Hintertürchen Ihres Partners reiben, ihn damit ausführlich stimulieren und den Eiswürfel schließlich einführen. So etwas ist ein toller Auftakt zu Analspielen und macht viel mehr Spaß, als einfach nur Gleitmittel aufzutragen!

WARMES, KÜHLES ODER KALTES WASSER

- Wasser bietet verschiedenste Temperaturempfindungen.
- Die Nässe macht die Empfindung einzigartig.
- Kann in Sprühflaschen, Wasserpistolen, Schwämmen usw. verwendet werden (gut geeignet, um einen ungezogenen Sub zu strafen).
- Kann je nach Vorliebe Ihres Subs zur Belohnung oder Bestrafung verwendet werden.
- Kochen Sie mit Wasser eiskalte oder heiße aphrodisische Tees, die Sie vor dem Oralsex trinken.

Plitsch-platsch – zur Strafe in die Wanne

Art von Sinnesspiel: Temperatur, sinnlich/sexuell

Dauer: 5 bis 10 Minuten

VORTEILE:

- Fiese Methode zur Züchtigung eines ungezogenen Subs.
- Reinigt den Körper, wenn Sie sich vor dem Spiel nicht richtig frisch fühlen.
- Kann den dominanten Part entspannen und den devoten aus seiner Trägheit wecken.

Sicherheitsstufe: 2,5

SICHERHEITSREGELN:

- Das Wasser darf nicht so kalt sein, dass der Sub mit den Zähnen klappert oder blau anläuft, sondern sollte ungefähr Zimmertemperatur haben. Ich lasse immer Wasser in normaler Badetemperatur einlaufen und dann abkühlen.
- Wie bei jedem Wannenbad ist bei dieser Praktik darauf zu achten, dass Ihr Partner nicht das Bewusstsein verliert oder ausrutscht.

Vorgehensweise:

Schritt 1: Lassen Sie Badewasser ein, das in etwa Zimmertemperatur hat.

Schritt 2: Soll Ihr Sub diszipliniert werden, sagen Sie ihm, wieso er eine Strafe verdient hat und was ihm nun blüht. Dann wird er zur Badewanne geführt und muss hineinsteigen.

Schritt 3: Nach einigen Minuten entkleiden auch Sie sich. Sie lassen einen angenehm warmen Wasserstrahl aus der Brause laufen und stellen sich unter diesen wohligen Strahl in die Wanne, während der Sub weiter im kalten Wannenwasser sitzen muss (leider werden Ihre Füße und Unterschenkel dabei ebenfalls kalt, aber vielleicht ist das ja eine ganz angenehme Erfrischung).

Schritt 4: Ziehen Sie nach fünf Minuten den Stöpsel aus dem Wasser, sodass das kalte Wasser abfließt. Nun können Sie dem Sub erlauben, sich zu Ihnen unter die warme Dusche zu stellen. Sie können sich von ihm waschen lassen (Vibrationsschwämme und exotische

Seife machen dieses Erlebnis ganz besonders sinnlich) oder den Sub waschen, wenn Sie dazu in Stimmung sind (dabei könnten Sie ihn dafür tadeln, wie schmutzig er ist).

Schritt 5: Nach dem Bad bietet das Handtuch einen weiteren Sinneseindruck; rubbeln Sie Ihren Sub kräftig ab (jedoch ohne die Haut zu verletzen) oder tupfen Sie ihn vorsichtig trocken.

Schärfere Varianten:

- Lassen Sie sich von Ihrem Sub unter der Dusche mit Händen und Mund stimulieren.
- Nehmen Sie Ihren Sub noch vor dem Abtrocknen auf dem Waschbecken (aber Vorsicht, dass Sie nicht abrutschen!) – das zeigt, wie sehr Sie ihn begehren.

METALL/SILBER/STEINE/GLAS

- Verschafft Kältegefühle, ohne zu schmelzen.
- Unterschiedliche Beschaffenheiten (glatte Löffel, spitze Gabeln).
- Können im Gefrierfach oder Kühlschrank zusätzlich gekühlt werden. (Achtung: Gefrorenes Metall nicht auf feuchte Haut legen, da es sonst festfriert!)
- Sexspielzeug zum Einführen besteht oft aus Glas und Edelstahl – für Temperaturspiele von innen!

Unartige Löffel

Art von Sinnesspiel: Temperatur, sinnlich/sexuell

Dauer: 10 bis 30 Minuten

VORTEILE:

- Bietet ein breites Spektrum an Temperaturen, die den passiven Part entspannen oder munter machen können.
- Kann sehr erotisch wirken und sogar zum Orgasmus führen!

Sicherheitsstufe: 1

SICHERHEITSREGELN:

- Heiße Löffel dürfen nicht so heiß sein, dass sie zu Verbrennungen führen.
- Berühren Sie feuchte Haut nicht mit gefrorenen Löffeln.

Das brauchen Sie:

- Fünf bis zehn unterschiedliche Metalllöffel, zum Beispiel Schlitzlöffel, große Löffel, kleine Löffel, Grapefruit-Löffel usw.
- Legen Sie einen oder zwei Löffel ins Gefrierfach oder in den Kühlschrank, damit sie richtig kalt werden.
- Legen Sie einen Löffel in heißes Wasser, bis er köstlich heiß ist.

Vorgehensweise:

Schritt 1: Legen Sie die vorbereiteten Löffel bereit (heiß/kalt, Zimmertemperatur usw.). Weisen Sie Ihren Partner an, dass er sich nackt auf dem Bett ausstrecken soll.

Schritt 2: Bearbeiten Sie den Körper zunächst mit den Löffeln in Zimmertemperatur. Gehen Sie dann zu den heißen Löffeln über, anschließend folgen die sehr kalten. Streichen Sie mit dem Löffel wie mit einem Pinsel über die Haut oder drücken Sie ihn einfach nur auf Bauch, Schenkel, Arme... oder jede beliebige andere Körperstelle.

Schritt 3: Etwas heißer wird das Spiel, wenn Sie Brustwarzen und Geschlechtsteile mit einbeziehen. Und schließlich haben die Löffel auch Griffe, mit denen man ebenfalls tolle Sachen anstellen kann. Stimulieren Sie die Geschlechtsteile Ihres Partners.

Schärfere Varianten:

- Verwöhnen Sie Ihren Partner oral, während Sie mit einem heißen oder kalten Löffel über die Innenseite seiner Schenkel oder seine Brustwarzen streichen.
- Holen Sie beim Geschlechtsverkehr die Löffel hervor und bearbeiten Sie damit den ganzen Körper.
- Fesseln Sie Ihren Partner und genießen Sie den Anblick, wie er sich unter Ihren unartigen Löffeln zu winden versucht.

WÄRMEKOMPRESSEN

- Wärmekompressen bieten ein tolles Temperaturerlebnis, das den passiven Part gründlich entspannt – fast wie ein Wellnessaufenthalt.
- Wärmekompressen sind in den verschiedensten Varianten erhältlich.
- Besorgen Sie sich spezielle Kompressen für bestimmte Körperteile (Füße, Nacken, Schultern, Bauch usw.).
- Diese Kompressen lassen sich rasch aufwärmen, entweder in der Mikrowelle (das mag ich persönlich allerdings nicht so gern) oder aber im Ofen oder in einem Handtuchwärmer (das ist ein Wärmeschrank, wie es ihn in Wellnesseinrichtungen gibt – sehr zu empfehlen).
- Weiterer Vorteil: Nach einer besonders strapaziösen Szene bieten sie wunderbare Entspannung für angespannte Muskeln und sind ein genießerischer Ausklang.

In Wärme gehüllt

Art von Sinnesspiel: Temperatur

Dauer: 10 bis 30 Minuten

VORTEILE:

- Schöne Belohnung für einen braven Liebessklaven oder ein süßes Haustier.

- Wärmt den Sub, wenn er während einer Sitzung ausgekühlt ist.
- Fördert die Blutzirkulation in den gewärmten Körperregionen.

Sicherheitsstufe: 1

SICHERHEITSREGELN:

- Überprüfen Sie die Temperatur der Wärmekompressen an Ihrem Handgelenk, bevor Sie sie auf die Haut legen.
- Die Wärmekompressen dürfen nicht zu heiß sein, wenn sie auf die Geschlechtsorgane gelegt werden sollen.

Das brauchen Sie:

- Wenn Sie fertige Wärmekompressen besorgt haben, müssen Sie diese nur aufwärmen und können direkt loslegen.
- Statt fertiger Kompressen können Sie auch feuchte Handtücher und einen Schongarer verwenden. Feuchten Sie die Handtücher mit warmem Wasser an und legen Sie sie in den Schongarer, den Sie mit einer Handbreit Wasser befüllen. Ich würde mehrere Handtücher unterschiedlicher Größe empfehlen.

Vorgehensweise:

Schritt 1: Ihr Partner soll sich mit dem Gesicht nach oben auf dem Bett ausstrecken. Legen Sie die Wärmekompressen oder Handtücher auf seinen Körper. Sie können Hals, Füße oder Hände, Bauch oder auch das Gesicht mit Handtüchern bedecken.

Schritt 2: Entfernen Sie alle Handtücher oder Kompressen, indem Sie diese langsam und sinnlich über die Haut ziehen. Da Ihr Partner ohne die Handtücher frösteln könnte, sollte er sich rasch umdrehen, damit er nicht zu sehr auskühlt.

Schritt 3: Legen Sie ihm nun Kompressen oder Handtücher auf die Körperrückseite und nehmen Sie diese wieder ab, sobald sie abkühlen.

Schärfere Varianten:

- Legen Sie warme (keine heißen) Handtücher auf die Geschlechtsorgane oder den Analbereich Ihres Partners und massieren Sie durch das Handtuch.
- Bearbeiten Sie Brustwarzen, Schenkelinnenseiten oder Geschlechtsorgane nach den angenehm warmen Handtüchern/Kompressen mit Eiswürfeln.

WACHS

- Kreativ und künstlerisch.
- Faszinierende Möglichkeit, gespannte Erwartung zu wecken.
- Kann etwas kleckern.
- Angenehme, warme, wohltuende Wärme für Muskeln und Gelenke.
- Manche Wachsarten spenden der Haut Feuchtigkeit und sind für Massagen geeignet.

Tropf, tropf, tropf …

Art von Sinnesspiel: Temperatur, sinnlich/sexuell

Dauer: 30 bis 90 Minuten

VORTEILE:

- Riesenspaß und sehr kreativ.
- Passiver Part darf sich nicht rühren, ist also in gewisser Weise »gefesselt«.

Sicherheitsstufe: 3

SICHERHEITSREGELN:

- Wie bei Feuer gilt: Wer damit spielt, kann sich verbrennen. Sie dürfen Ihrem Partner *auf keinen Fall* Verbrennungen zufügen!
- Lassen Sie *niemals* Wachs ins Gesicht geraten, sondern wenden Sie es am besten nur unterhalb des Schlüsselbeins an.
- Auch die Brustwarzen müssen verschont werden, denn da die Haut hier sehr dünn und empfindlich ist, kann sie leicht verbrennen. Schutz bieten Klebeband oder Brustwarzen-Pasties.
- Stellen Sie sicher, dass Sie den richtigen Kerzentyp verwenden (siehe unten).
- Testen Sie vor dem Tropfen die Wachstemperatur.
- Sorgen Sie dafür, dass Ihr Partner sich sicher fühlt, bevor Sie mit dem Spiel beginnen.

KERZENREGELN:

Verwenden Sie keine Teelichter, Wachskerzen, Votivkerzen, Stumpen oder Bienenwachskerzen, denn diese werden allesamt zu heiß. Auch Kerzen mit Glitzerelementen sind nicht geeignet: Glitzer besteht aus Metall oder Kunststoff und kann brennen. Kerzen mit Metallscheiben am Boden dürfen Sie ebenfalls nicht verwenden, denn diese Scheiben rufen Verbrennungen hervor, wenn sie aus der Kerze rutschen. Auch die meisten Duftkerzen sind für Wachsspiele zu gefährlich – durch ihren Ölgehalt werden diese Kerzen viel zu heiß. Am besten eignen sich Paraffin- und Sojawachskerzen. Kerzen in hohen Gläsern können Sie in einem Schongarer zum Schmelzen bringen. Wenn Sie Wachs mit unterschiedlicher Temperatur verwenden, wird das Spiel besonders abwechslungsreich und kann sich bis zu einem Höhepunkt steigern. Stellen Sie die Kerzen zu unterschiedlichen Zeiten in den Schongarer, damit sie unterschiedlich warm werden: Je länger die Kerze im Schongarer steht, desto heißer das Wachs.

Vorgehensweise:

Schritt 1: Wachs kleckert! Es kann spritzen, Flecken hinterlassen und an ungünstige Stellen fließen. Decken Sie Ihr Bett mit einer Plane ab oder gönnen Sie sich eine spezielle Sexdecke, wenn Sie es weich und kuschelig mögen. Sojawachs können Sie in die Haut einmassieren und zumeist auch mit Seife und Wasser abwaschen.

Schritt 2: Fragen Sie Ihren Partner, ob bestimmte Körperbereiche von der Wachsbehandlung verschont werden sollen. Analbereich und Geschlechtsorgane sollten Sie in der Regel aussparen, erkundigen Sie sich jedoch, was Ihr Partner gerne hätte. Decken Sie die Bereiche, die nicht betropft werden sollen, mit Klebeband oder Handtüchern ab. Bei Wachsspielen ist Vorsicht das A und O. Wachs sammelt sich gern im Bauchnabel, aus dem es nur schwer wieder herauszubekommen ist, also kleben Sie den Nabel Ihres Partners am besten ab. Auch aus den Haaren lässt sich Wachs nur schlecht entfernen, daher sollten Sie die Haare Ihres Partners abdecken oder zurückbinden.

Schritt 3: Testen Sie die Wachstemperatur an Ihrer Hand, bevor Sie loslegen. Beginnen Sie mit dem kühlsten Wachs und gehen Sie dann nach und nach zu heißerem über (mit dem oben erwähnten Schongarer lässt sich die Temperatur besonders gut abstufen). Halten Sie die Kerze hoch, wenn Sie das Wachs tropfen lassen, und fordern Sie Ihren Partner auf, die Temperatur auf einer Skala von 1 bis 10 zu bewerten (Stufe 10 bedeutet: zu heiß). Betropfen Sie verschiedene Körperstellen und merken Sie sich, welche Zahlen Ihr Partner dabei nennt. Die einzelnen Körperbereiche sind unterschiedlich sensibel; widmen Sie sich erst weniger empfindlichen Stellen wie Rücken, Armen und Schenkeln und arbeiten Sie sich dann zu empfindlicheren Regionen wie Bauch und Schenkelinnenseiten vor.

Schritt 4: Jetzt geht es richtig los! Gießen Sie eine Schicht Wachs nach der anderen auf Ihren Partner. Sie können ihn in ein richtiges Kunstwerk verwandeln – dazu brauchen Sie verschiedenfarbiges Wachs und ein paar Holzstäbchen, mit denen Sie das Wachs glätten und verzieren. Sie sollten sich jedoch immer wieder vergewissern, dass bei Ihrem Partner alles in Ordnung ist, während Sie die Wachstemperatur immer weiter steigern. Legen Sie die Hand über die Tabubereiche, damit Ihr Partner die Gewissheit hat, dass Sie dort kein Wachs hingießen werden.

Schritt 5: Zeit zum Saubermachen! Auch das können Sie in die Session einbauen. Entfernen Sie das Wachs mit Papierhandtüchern, einem Holzlineal oder einem Spatel von der Haut Ihres Partners. Manche knibbeln Wachs gerne Stück für Stück ab – das dauert zwar seine Zeit, aber Ihr Partner wird zu schätzen wissen, wie viel Mühe Sie sich geben. Wenn Wachs auf den Teppich getropft ist, können Sie es mit einem Blatt Löschpapier aus den Fasern bügeln. Wachs *niemals* in der Dusche abspülen, denn das verstopft Ihren Abfluss!

Schritt 6: Ist das gesamte Wachs beseitigt, befindet sich Ihr Partner möglicherweise in einem anderen Bewusstseinszustand. Da sein Körper den Temperaturunterschied ausgleichen muss, könnte ihm heiß oder kalt sein, also halten Sie eine wärmende Decke bereit. Reichen Sie ihm etwas Wasser zum Trinken. Sie sollten Ihren Partner auch berühren, denn seine Haut wird ganz besonders sensibel sein. Sie werden es genießen, ihm eine Hand auf den Körper zu legen und ganz still zu halten. Jetzt ist der ideale Zeitpunkt für eine Massage, einen sanften Liebesakt oder ein anderes, leicht sinnliches Spiel.

Transformation durch Trance

Vermutlich liebe ich Sinnesspiele deshalb so sehr, weil man dadurch eine erotische Trance, den Subspace oder eine Katharsis erleben kann. In diesen rauschhaften Zuständen lassen Sie die alltäglichen Denkmuster eine Zeit lang hinter sich. Eine Trance ist eine überwältigende Erfahrung und kann Ihr Orgasmuspotenzial erhöhen, indem sie Ihren ganzen Körper auf größere Lust programmiert! Klingt das nicht verlockend? Manchen Menschen fällt es nicht so leicht, in Trance zu geraten, grundsätzlich möglich ist es jedoch bei jedermann. Bei empfindsam veranlagten Personen wird die Erregung durch die Trance ungemein gesteigert, während Menschen mit sexueller Veranlagung damit meist weniger anfangen können. Wie gesagt: Jeder kann diesen Zustand erreichen; manchmal braucht es nur etwas Zeit und Übung.

ATEMSPIELE

- Dabei wird die Atmung einer anderen Person kontrolliert, eingeschränkt oder gefördert.
- Das jeweilige Gefühl/die Trance wird mit jedem Atemzug intensiver.
- Übrigens: Der Atem des Doms auf der Haut ruft oft die gleiche Wirkung hervor wie ein Temperaturspiel.

Stufen zur Ekstase

Art von Sinnesspiel: Trance

Dauer: 2 bis 10 Minuten

VORTEILE:

- Führt rasch in einen rauschhaften Zustand.
- Idealer Einstieg in ein Sinnes- oder sexuelles Spiel, da der passive Part besonders empfänglich für Sinneseindrücke wird.
- Kann zu Beginn einer Session gemeinsam durchgeführt werden.

Sicherheitsstufe: 2

SICHERHEITSREGELN:

- Achten Sie darauf, dass der passive Part vollständig ausatmet und nicht hyperventiliert.
- Ihr Partner sollte sitzen oder liegen, damit er nicht stürzt, falls er das Bewusstsein verliert.

Vorgehensweise:

Schritt 1: Schließen Sie die Augen oder legen Sie eine Augenbinde an. Atmen Sie durch den Mund ein und aus. Stoßen/pusten Sie die Luft nicht aus der Lunge, sondern lassen Sie sie ruhig aus dem Mund gleiten. Konzentrieren Sie sich ganz darauf, tief, aber rasch einzuatmen. Atmen Sie zunächst etwa eine Minute lang abwechselnd ein und aus. Wenn Sie sich an diesen Rhythmus gewöhnt haben, holen Sie zweimal hintereinander etwas schneller Luft, während Sie nach wie vor nur einmal ausatmen. Erhöhen Sie die Frequenz immer weiter, bis Sie fünfmal hintereinander einatmen.

Schritt 2: Nun geht es wieder rückwärts: Sie atmen viermal, dreimal, zweimal, nur einmal ein. Richten Sie alle Aufmerksamkeit auf Ihren Atem. Steigen Sie diese Stufen 5 bis 20 Minuten lang immer wieder hinauf und hinunter. Wie fühlen Sie sich dabei? Zum Schluss legen Sie langsam die Augenbinde ab oder öffnen die Augen.

Schärfere Varianten:

- Setzen Sie diese Atemtechnik während des Liebesakts ein, um diesen noch intensiver zu erleben.
- Liebkosen Sie Ihren Partner, während er atmet – und züchtigen Sie ihn, wenn er die falsche Anzahl von Atemzügen tut (dazu müssen Sie allerdings gut mitzählen!).

RHYTHMISCHES EMPFINDEN/ TRANCEFÖRDERNDE SCHLÄGE

- Kann bei kontinuierlichem Rhythmus zu einer sehr tiefen Trance führen.
- Versetzt den Sub mit Schlagwerkzeugen (Flogger, Paddel, Hände usw.) in den Subspace.
- Mehr dazu in Kapitel 7: *Unwiderstehliche Schlagspiele…*

Bongers-Massage

Art von Sinnesspiel: Trance, Schlagspiel

Dauer: 15 bis 30 Minuten

VORTEILE:

- Tiefengewebsmassage, die den passiven Part entspannt und seine Durchblutung fördert.
- Rhythmische Bewegung ist leichter zu lernen als der korrekte Gebrauch von Flogger oder Paddel.
- Vorteil für den aktiven Part: Stärkt Handgelenke, Arme und Schultern und fördert die Hand-Auge-Koordination.
- Kann bei Schlägen auf den Gesäßbereich zum Orgasmus führen.

Sicherheitsstufe: 3

SICHERHEITSREGELN:

- Bestimmte Bereiche müssen verschont werden (siehe »Die wichtigsten Sicherheitsvorschriften, Tabuzonen«, Seite 284), insbesondere Nierenregion und Gelenke.
- Auf den Rhythmus kommt es an. Schlagen Sie nicht zu fest, damit keine Hämatome entstehen.
- Üben Sie erst am eigenen Körper, bevor Sie Ihren Partner bearbeiten.

Das brauchen Sie:

- Bongers natürlich! Sie können auch Ihre Fäuste nehmen, aber das ist meiner Erfahrung nach nicht so wirkungsvoll, weil dem aktiven Part dann rasch die Arme schwer werden – deshalb die Bongers.

Vorgehensweise:

Schritt 1: Ihr Partner kann im Vierfüßlerstand oder aufrecht stehen oder auf dem Bauch liegen und entweder voll bekleidet, in Unterwäsche oder nackt sein.

Schritt 2: Fassen Sie die Bongers wie Schlagzeugsticks: Sie legen die Daumen auf den Holzgriff, sodass sie in Richtung Metallschaft zeigen, und schließen die Finger um den Griff. Schlagen Sie aus dem Handgelenk und lassen Sie die Bongers nachfedern.

Schritt 3: Bearbeiten Sie den Körper Ihres Partners. Kopf, Po und Schenkelinnenseiten können auch stärkere Schläge vertragen.

Schärfere Varianten:

- Ein Orgasmus lässt sich durch rasche Schläge auf den unteren Teil der Gesäßbacken hervorrufen. So entstehen sinnenfreudige Schwingungen, die bis in die Geschlechtsteile zu spüren sind. Höchste Lust ist garantiert, wenn Sie diese Technik mit einer Stimulation der Genitalien kombinieren.
- Rollen Sie mit den Bonger-Kugeln sanft über die Geschlechtsteile Ihres Partners – mit etwas Massageöl ist das noch beglückender. Nach dem Spiel sollten Sie die Bongers von allen Ölrückständen reinigen.

So, meine Lieben, damit kommen wir direkt zu Schlagspielen. Ich spüre genau, wie begierig ihr darauf seid, und habe einen besonderen Leckerbissen für euch vorbereitet. Wie viel könnt ihr vertragen? Probiert es einfach mal aus...

Unwiderstehliche Schlagspiele

Klatsch! Das pelzige Paddel landete direkt auf meinem Hinterteil. Ian verpasste mir noch einen weiteren sanften Schlag. Dann jedoch legte er das Paddel beiseite und wechselte zum Flogger. Mein Körper wollte mehr von dem Paddel, vor dem ich mich eigentlich so gefürchtet hatte. Erstaunlicherweise fühlt sich Sexspielzeug oft ganz anders an, als man erwartet hat. Doch plötzlich spürte ich die Riemen des Floggers, wie zarte Finger auf der Haut. Ich konnte nicht einordnen, um welchen Flogger es sich handelte, wollte es aus Forschungsgründen aber unbedingt wissen. Also bat ich um die Erlaubnis, eine Frage zu stellen.

»Darf ich etwas fragen?«, erkundigte ich mich.

»Ja«, erwiderte Ian.

»Welcher Flogger ist das?«

»Der große.« *Wirklich?* Das konnte ich kaum glauben. Die Berührung war so weich und leicht, dass ich fest mit einem Mini-Flogger oder der Drehpeitsche gerechnet hatte. Merkwürdig – die Geräte, die ich für unerträglich gehalten hatte, waren das reinste Vergnügen.

Viele Menschen assoziieren Schlagspiele unweigerlich mit Schmerzen. Dabei müssen Schläge keineswegs schmerzhaft sein. Schlagspiele können in eine tiefe Trance, zu Verzückung und bis in den Subspace führen. Vielleicht liebt Ihr Körper Schläge. Diese können an eine intensive Massage erinnern oder wie Insektenstiche auf der Haut brennen. Zudem hat das Schlagspiel stets eine psychologische Komponente, kann stärken oder erniedrigen, viele unerwartete aphrodisische Gefühle hervorrufen und sogar eine emotionale Katharsis bewirken. Es gibt verschiedenste Arten von Spielen, entscheiden Sie selbst, wie Sie Schläge in Ihre psychologischen oder Liebes-Sessions einbauen wollen.

Schläge rufen im Wesentlichen zwei Empfindungen hervor: Sie können dumpf oder stechend sein. Ein dumpfer Aufprall erinnert an eine Tiefenmassage. Manche reagieren darauf euphorisch, andere empfinden ihn als ungeheuer intensiv. Ein stechendes Gefühl dagegen ist, wie der Name schon sagt, eben stechend. Auch hier gibt es verschiedene Abstufungen; zudem ändert sich die Wahrnehmung, je tiefer jemand in den Subspace vordringt, da sich dann die körpereigenen Endorphine verändern. Zu Beginn einer Session sind dumpfe Schläge oft angenehmer, da die Haut erst warm werden muss, im weiteren Verlauf können Sie durch stechende Schläge in geistige und körperliche Verzückung geraten. Jeder hat seine persönlichen Vorlieben. Am besten experimentieren Sie ein wenig und probieren selbst aus, welche Art von Schlägen Sie gerne verabreichen oder bekommen.

Meine Lieben, eure Gebieterin wird euch gleich all die unglaublichen Gerätschaften, die verschiedenen köstlichen Gefühle, die sich damit hervorrufen lassen, und viele Ideen für genussvolle Spiele vorstellen – erst jedoch müsst ihr ein paar wichtige Sicherheitsregeln lernen!

Ein Überblick der Sicherheitsvorschriften

1. **Nur auf große Muskeln schlagen.** Generell sollten Sie sich bei Schlagspielen hauptsächlich auf Körperbereiche beschränken, die durch große Muskeln oder Fettgewebe geschützt sind, beispielsweise Gesäß oder Schenkel.
2. **Tabuzonen.** Halten Sie Abstand zu Risikobereichen, die nicht getroffen werden dürfen: Kopf, Gesicht (es sei denn, Sie haben Ohrfeigen ausdrücklich zugestimmt), Kehle, Rippen, Nierenbereich, Wirbelsäule, Gelenke, Kniekehlen, Schienbeine und alle anderen Bereiche, zu denen keine Zustimmung gegeben wurde. Schlagen Sie nicht zu fest auf die Brust, insbesondere bei Frauen, die Brustimplantate tragen.
3. **Kennen Sie die Grenzen.** Gibt es Körperregionen, an denen Ihr Partner nicht geschlagen werden möchte? Ist er damit einverstanden, dass blaue Flecken entstehen? Darf die Haut verletzt werden? Dazu ein Tipp: Lassen Sie Ihren Partner entscheiden, mit welchem

Schlagwerkzeug er spielen möchte, und klären Sie im Vorfeld, wie und mit welcher Intensität Sie zuschlagen sollen (es sei denn, Sie spielen im Rahmen einer Dom-Sub-Situation, in der vorab vereinbart wurde, dass Sie das Sagen haben).

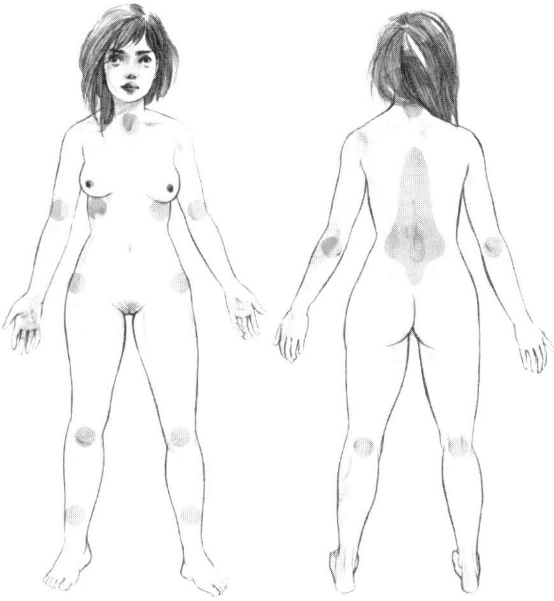

= Tabuzonen

TIPPS FÜR DEN AKTIVEN PART, TOP, DOM, GEBIETER, HERRSCHER

Wärmen Sie Ihren Partner erst auf: Schlagen oder peitschen Sie niemals einfach drauflos, ohne die Haut zunächst aufzuwärmen. Beim Aufwärmen verändert sich die Biochemie im Körper so, dass mehr Blut Richtung Hautoberfläche fließt. Nicht nur beim Sex, sondern auch bei Schlagspielen brauchen sowohl der aktive als auch der passive Part zunächst ein wenig psychologisches oder körperliches Vorspiel. Fangen Sie immer ganz sanft an und lassen Sie die Schläge nach und nach intensiver werden. Bedenken Sie, dass es angenehmen Schmerz gibt (zum Beispiel Schläge auf das Hinterteil), aber auch sehr unangenehme Schmerzen (Schläge auf ein Gelenk).

Achten Sie auf Ihren eigenen Körper: Achten Sie darauf, wie Sie die Schläge ausführen. Schlagen Sie aus der Hüfte, aus dem Arm oder aus dem Handgelenk? Führen Sie die Bewegung vollständig aus oder stoppen Sie kurz vor dem Aufprall ab, weil Sie fürchten, Ihrem Partner wehzutun? All diese Faktoren wirken sich darauf aus, wie der passive Part die Schläge empfindet.

Schlagen Sie nie im Zorn: Und damit meine ich wirklich *nie*! Es gab schon Situationen, in denen ich unglaublich wütend auf Ian war und ihn am liebsten für seinen Ungehorsam geschlagen hätte (zum Beispiel weil er nicht wie befohlen meine Wäsche gemacht hatte, sodass ich keine sauberen Handtücher und Laken mehr für meine Arbeit hatte; zur Strafe musste er 20 Tage später in den Polar Bear Club). Wenn ich sehr aufgebracht war, musste ich mich immer beherrschen und ein paar Tage verstreichen lassen, um mir eine angemessene Maßnahme zu überlegen.

Beherrschen Sie Ihr Werkzeug: Probieren Sie Ihre Gerätschaften in Ruhe aus, bevor Sie sie in einer Session einsetzen. Üben Sie erst an leblosen Gegenständen, ehe Sie einen Menschen schlagen. Jedes Gerät ist anders und ruft unterschiedliche Empfindungen hervor, also bearbeiten Sie damit nicht sofort Ihren Partner, sondern testen Sie erst gründlich an einer Wand, an einem Teddy oder einem Kissen.

Machen Sie keinen Rückzieher: Hören Sie nicht auf – es sei denn, Sie hören das Safeword oder sind sich sicher, dass Ihr Partner eine Pause braucht. Da beim Schlagen bestimmte biochemische Abläufe stattfinden, wirkt ein plötzlicher Abbruch wie ein Coitus interruptus. Wissen Sie noch, was ich über die Reise in den Subspace erklärt habe? Diesen Prozess dürfen Sie nicht unterbrechen!

Zählen Sie rückwärts: Kündigen Sie dem passiven Part an, wie viele köstliche Schläge er zu erwarten hat. Lassen Sie ihn dann rückwärtszählen (zehn, neun, acht...), während Sie die Hiebe verabreichen. So weiß er, dass Lust, Schmerz und/oder Strafe zeitlich begrenzt sind, und kann die unerwarteten aphrodisischen Gefühle richtig dosieren! Er weiß dann, dass die Transformation nicht mehr lange auf sich warten lässt!

Spuren oder keine Spuren

Manche Subs mögen es, die Spuren ihres Doms an ihrem Körper zu sehen (und zu spüren). Anderen ist es lieber, wenn keine sichtbaren Zeichen zurückbleiben. Vor einer Schlag-Session sollten Sie das unbedingt klären. Da manche Menschen sehr schnell blaue Flecken oder Striemen bekommen, könnten Sie vorab testen, wie empfindlich Ihr Partner ist. Dazu kratzt der Dom sanft mit den Fingernägeln über den Rücken des Partners. Zeigen sich rote Striemen, so wird Ihr Partner auch schnell blaue Flecken bekommen. Machen Sie diesen Test am besten zu Beginn einer Session, damit die Striemen verschwunden sind, wenn Ihr Sub danach noch etwas vorhat.

TIPPS FÜR DEN PASSIVEN PART, BOTTOM, SUB, SKLAVEN, UNTERGEBENEN

Haben Sie keine Scheu, das Safeword zu verwenden: Es ist nichts dabei, das Safeword auszusprechen, und Sie sind dann *nicht* zu zimperlich. Lassen Sie Ihren Partner wissen, was sich gut anfühlt und was nicht – entweder durch Worte oder durch nonverbale Zeichen. So könnten Sie beispielsweise genießerisch stöhnen, wenn Ihnen etwas gefällt, und zurückweichen, wenn nicht.

Kennen Sie Ihr Limit/Ihre Grenzen: Bevor Sie mit einem Schlagspiel beginnen, sollten Sie sich über Ihre persönlichen Grenzen im Klaren sein. Ich habe als Sub anfangs Fehler gemacht, weil ich meine Grenzen nicht genau kannte. Außerdem war ich der Ansicht, ein guter Sub dürfe keine Grenzen haben. Das ist vollkommen falsch! Legen Sie zu Anfang zahlreiche Grenzen fest und lockern Sie diese nach und nach, wenn Sie sich sicherer fühlen.

Genießen Sie Empfindungen, die Ihnen gefallen, und zeigen Sie Reaktionen: Wenn Sie bereits wissen, dass Sie dumpfe Aufschlage mögen, lassen Sie Ihren Partner das wissen und wählen Sie die entsprechenden Schlagwerkzeuge aus. Wenn Sie noch keine Erfahrung haben, sollten Sie ein wenig herumexperimentieren (zum Beispiel im Rahmen Ihrer »Sexfortbildung«, mehr dazu in Kapitel 9: *Heiße Szenen, heißer Sex, heißes Spielzeug*). Geben Sie Ihrem Dom oder Top unbedingt Feedback, damit er weiß, was Sie mögen und was nicht. Eine Reaktion zu zeigen lässt Sie die Schläge besser wahrnehmen und zeigt Ihrem Partner, was Ihnen angenehm ist.

Rechnen Sie mit blauen Flecken/Schmerzen: Sie können vor einer Session pflanzliche oder homöopathische Arnikaprodukte einnehmen, um blauen Flecken vorzubeugen. Am besten tragen Sie direkt nach einer Session Arnikasalbe, -gel oder –spray auf die betroffenen Stellen auf. Auf Schmerzmittel sollten Sie verzichten, denn diese machen das Blut dünner. Wenn Sie doch ein Schmerzmittel brauchen, warten Sie nach einer Session zwei bis vier Stunden.

Nach dieser Einleitung können wir uns nun mit der breiten Palette an Schlaggeräten befassen. Ich wette, Sie brennen schon vor Ungeduld! Nun, jetzt geht es los…

Geräte für Schlagspiele

Sehnen Sie sich nach einem weichen, pelzigen Gefühl oder eher nach gemeinen Stichen? Wollen Sie ganz unterschiedliche Empfindungen verabreichen oder verspüren? Sollen auf Ihrer Haut Spuren zurückbleiben, oder wollen Sie das unbedingt vermeiden? Wie hart oder weich darf es sein?

»Meist besteht das Problem nicht darin, dass ein Paar nicht zusammenpasst, sondern dass die falschen Hilfsmittel verwendet werden«, so Jaeleen Bennis. »Wer gern fest zuschlägt, obwohl der Partner keine festen Schläge mag, sollte sich ein Gerät aussuchen, mit dem feste Schläge nicht schmerzhaft sind, zum Beispiel einen flauschigen Kunstpelz-Flogger – oder so etwas hier!« Sie zeigte mir einen Schneebesen, dessen Drähte mit weichem Silikon umhüllt waren, und schlug sich damit auf die Arme. »Die gibt es in Haushaltswarenläden und sind ideal für Schlagspiele!« Sie fuhr fort: »Wer nur leicht zuschlägt, wie du, Jaiya, aber einen Partner hat, der es fest und intensiv mag, muss ein schweres Werkzeug wählen, beispielsweise einen Stock oder ein hartes, dünnes Paddel. Die sind schon ohne großen Kraftaufwand sehr fies!« Jaeleen war toll, sie half mir wirklich weiter. Der Tipp war so simpel: Einfach ein anderes Gerät nehmen!

Die Auswahl an Schlaggeräten ist schier überwältigend. Anfangs fällt die Auswahl sicher schwer, denn es braucht schon etwas Erfahrung, damit man weiß, was man will. Doch auch für schmale Geldbeutel bieten sich zahlreiche Möglichkeiten (selbst im Haushalt finden Sie etliche geeignete Schlagwerkzeuge; lassen Sie Ihrer Fantasie freien Lauf, aber achten Sie trotzdem auf Sicherheit). Überlegen Sie sich Folgendes:

Was will ich verabreichen oder bekommen?

- Dumpfe oder brennende Schläge oder beides?
- Weiche, mittlere oder stechende Empfindungen oder alle drei Varianten?
- Leichte, mittlere oder starke Empfindungen?
- Spuren, Hämatome, Schwellungen, Hautverletzungen?

Anhand Ihrer Antworten können Sie das geeignete Werkzeug auswählen.

Seid ihr so weit, meine Lieben? Klatsch! Nun zu den Schlagwerkzeugen...

HÄNDE

Ausgelöste Empfindungen

Schon in meinem ersten Buch *Fass mich an!* habe ich erläutert, wie viel Spaß man mit den Händen haben kann. Diese beiden Zehnfinger-Götter bieten unendlich viele Möglichkeiten! Sie können klopfen, hauen, greifen oder klatschen. Ein Schlag mit der Handfläche und geschlossenen Fingern kann dumpfe oder stechende Schmerzen hervorrufen. Auch andere Sinneseindrücke sind möglich: Ihre Nägel können kratzen, die Finger kneifen, die Hände drücken, streicheln und liebkosen. Hände können einem devoten Partner das Gefühl von Liebe und Geborgenheit vermitteln oder aber Angst, Schrecken oder Erniedrigung hervorrufen. Der dominante Part kann sich stark und mächtig fühlen, wenn er seine Hände einsetzt, und selbst auch körperliche Empfindungen verspüren, zum Beispiel, wenn die Handflächen brennen. Hände bieten unsagbar viele spannende Alternativen – und vor allem kosten sie keinen Cent!

Sicherheit

- Schläge mit den Händen können recht brutal sein, daher sollten Sie die Tabuzonen auf jeden Fall verschonen.
- Vorsicht mit den Fingernägeln: Heftiges Kratzen kann zu blutigen Striemen führen.

Praxistipps

- Holen Sie nicht zu weit aus, sonst haben Sie Ihre Hände nicht richtig unter Kontrolle.
- Besonders intensiv wird eine Situation, wenn Sie Ihrem Sub fest in die Augen sehen, während Sie zuschlagen.

Kalis Ohrfeigen für einen unartigen Sub

Art von Sinnesspiel: Schlagspiel

Dauer: einige Sekundenbruchteile bis hin zu einigen Minuten

VORTEILE:

- Klassische sofortige Disziplinierung.
- Unglaublich intim, macht den devoten Part verletzlich.
- Kann aufgestaute Gefühle freisetzen oder unerwartete aphrodisische Emotionen hervorrufen (Schock, Furcht oder Demütigung beim devoten Part bzw. Macht, Überlegenheit, Erregung oder Schuldgefühle beim dominanten).

Sicherheitsstufe: 3

SICHERHEITSREGELN:

- Setzen Sie Ohrfeigen nur als psychologisches Mittel und nicht als Demonstration Ihrer Körperkraft ein.
- Vergewissern Sie sich, dass der passive Part keine Missbrauchserfahrung gemacht hat, die das Gesicht betraf.
- Tragen Sie keinen Schmuck und schneiden Sie sich die Nägel, um Schnittverletzungen zu vermeiden.
- Schlagen Sie nicht auf die Schläfe, in den Augenbereich, auf Ohren oder Kiefer.
- Schlagen Sie nicht mit der ganzen Hand, nur mit den Fingern.

Vorgehensweise:

Schritt 1: Ihr Sub kniet sich auf den Boden, während Sie sitzen. Halten Sie das Gesicht Ihres Partners mit Ihrer schwächeren Hand, damit Sie die gewünschte Stelle genau treffen – das mindert die Gefahr einer Verletzung. Versprechen Sie dem Sub eine Belohnung, falls er den Kopf stillhält. Wenn Sie schon etwas Übung haben, können Sie die Ohrfeigen eventuell auch ohne Festhalten verabreichen.

Schritt 2: Klopfen Sie mit den Fingern leicht auf den weichen Bereich der Wange Ihres Subs, das zeigt Ihnen, wo der Schlag auftreffen sollte, und steigert die Spannung des Subs (wenn der Schlag überraschend erfolgen soll oder Sie besonders dominant auftreten wollen, können Sie diesen Schritt auslassen). Holen Sie nicht weit aus, sondern schlagen Sie nur aus dem Handgelenk auf die Wange des Subs – entweder nur einmal oder mehrere Male.

Schritt 3: Wenn Sie möchten, können Sie Ihrem Sub zwischendurch zur Abwechslung sanft und liebevoll über die Wange streichen. Bei einer längeren Session können Sie nun zur anderen Wange wechseln.

Schärfere Varianten:

- Mit Handschuhen können Sie die Art der Empfindung variieren. Satin: sinnlicher, gut zum Aufwärmen. Leder: intensiver, schützt die Hand des Doms. Spitze: ungewöhnliche Oberflächenstruktur, rau. Gummi: stechend.
- Kombinieren Sie die Ohrfeigen mit etwas »Dirty Talk« und verwenden Sie dabei die Triggerworte Ihres Partners.

- Verpassen Sie Ihrem Partner beim Liebesakt ein paar Ohrfeigen (am besten klopfen Sie ihm zunächst leicht auf die Wange, quasi als Vorwarnung). Das kann bewirken, dass Schläge mit Lust und nicht mit Schmerz assoziiert werden.

Jaiyas Tagebuch: Dominant/Tag 12

Habe heute auf KinkAcademy.com das Ohrfeigen gelernt. Die Videos von Princess Kali sind sehr anschaulich – endlich ist mir klar geworden, was ich bislang falsch gemacht habe. Weil ich immer mit der Handfläche zuschlug und Ian den Kopf wegdrehte, habe ich stets sein Ohr oder seinen Kiefer getroffen. Tja, hätte wohl vorher etwas üben sollen! Ich bin in diesen Dingen so furchtbar unerfahren. Nie hätte ich gedacht, dass ich mal jemanden zum Spaß ohrfeigen würde! Heute Abend stand ein neues Spiel an, ich war mit meiner neuen Ohrfeig-Technik und dem passenden sexy Vokabular bestens gerüstet! Diesmal musste Ian den Kopf stillhalten. Für den Fall, dass er sich bewegte, drohte ich weitere Strafen an. WOW! Als ich dann noch obszöne Worte mit ein paar Ohrfeigen kombinierte, wurde er überraschenderweise ganz heiß. Unglaublich heiß sogar. Dabei hatte er immer behauptet, dass er nicht auf Demütigung steht! Ich war so zufrieden mit ihm, dass er eine schöne Belohnung bekam: Er durfte meinen Körper sexuell verwöhnen …

Lustvolle Liebeshiebe

Art von Sinnesspiel: Schlagspiel, sinnlich/sexuell

Dauer: 5 bis 10 Minuten oder länger

VORTEILE:

- Ruft wunderbare Gefühle auf dem Hinterteil Ihres Partners hervor.
- Diese Schläge sind recht sanft und sollen eher anmachen als ernsthaft strafen. Sie können jedoch auch als leichte Strafe eingesetzt werden oder um klarzumachen, wer das Sagen hat.

Sicherheitsstufe: 2

SICHERHEITSREGELN:

- Schlagen Sie auf den großen Gesäßmuskel Ihres Partners. Verschonen Sie das Steißbein, denn es ist äußerst schmerzempfindlich und verletzungsanfällig.
- Tragen Sie keine Ringe und keinen Schmuck an Händen oder Handgelenken.
- Liebeshiebe können bestimmte Kindheitserinnerungen hervorrufen und unglaublich demütigend sein, daher sollten Sie vorab sicherstellen, dass sie nicht als negativer Trigger wirken.

Vorgehensweise:

Schritt 1: Legen Sie Ihren Partner so über Ihr Knie, wie es Ihnen am bequemsten ist. Wärmen Sie den Po erst mit ein paar Kniffen und Massagebewegungen auf. Sagen Sie Ihrem Sub, wie gerne Sie mit seinem Po spielen und wie viel Spaß Ihnen das Verhauen machen wird.

Schritt 2: Beginnen Sie mit langsamen kleinen Klapsen. Nach fünf leichten Hieben auf jede Pobacke massieren Sie Ihren Partner wieder und loben ihn ausführlich. Nun werden die Schläge etwas kräftiger. Variieren Sie Tempo und Intensität, sorgen Sie für Spannung. Nach zehn bis 20 Schlägen sollten Sie wieder massieren und loben.

Schritt 3: Kündigen Sie Ihrem Partner an, wie viele Schläge ihm noch bevorstehen. Er muss laut mitzählen, während Sie ihm besonders intensive Hiebe verabreichen – 25 ist eine gute Zahl. Der Po sollte dann rosa oder gar rot sein. Achten Sie darauf, wie Ihr Sub auf jeden Schlag reagiert. Reden Sie ihm gut zu und sagen Sie, wie erregend Sie die Session finden.

Schritt 4: Massieren Sie Ihrem Partner gründlich den Po und streicheln Sie ihm sanft den Rücken. Sagen Sie ihm, wie zufrieden Sie mit ihm sind. Wenn die Schläge als Strafe gedacht waren, sollten Sie noch einmal darauf hinweisen, was Sie so verärgert hat und wieso die Strafe nötig war.

Der Sextherapeut Dr. Hernando Chaves gab mir den Tipp, für die Liebeshiebe Lustkugeln zu verwenden, die bei manchen Menschen zum Orgasmus führen können. Am selben Abend habe ich mir zu Hause Folgendes überlegt:

Wackelnde Powärmer

Art von Sinnesspiel: Schlagspiel, sinnlich/sexuell

Dauer: 15 bis 30 Minuten

VORTEILE:

- Endlich Verwendung für die Lustkugeln, die in irgendeiner Schublade liegen, weil sie Ihnen nicht zum Orgasmus verhelfen.
- Wunderbare Aufwärmübung vor stärkeren Liebeshieben.
- Kann bei Männern und Frauen zum Orgasmus führen.

Sicherheitsstufe: 2

SICHERHEITSREGELN:

- Ein Lustobjekt, das Sie Ihrem Partner in den Anus einführen, muss nach unten hin breiter werden oder einen Griff haben, den Sie beim Schlagen festhalten.
- Beachten Sie die weiteren Sicherheitstipps unter »Lustvolle Liebeshiebe« (Seite 297).

Vorgehensweise:

Schritt 1: Der passive Part führt sich die Lustkugeln oder ein vibrierendes Analspielzeug ein. Wenn es in die jeweilige Szene passt, können Sie das Einführen übernehmen. Danach begibt sich Ihr Partner in den Vierfüßlerstand oder wird übers Knie gelegt.

Schritt 2: Erkunden Sie die drei Quadranten des Pos (siehe Schaubild unten) mit raschen, leichten Klapsen. Lassen Sie dabei die Finger geschlossen und die Hand entspannt. Erzeugen Sie ein Vibrieren, das sich über das gesamte Hinterteil Ihres Subs ausbreitet. Wärmen Sie den Po gründlich auf.

Schritt 3: Versuchen Sie nun, die Kugeln in Ihrem Sexsklaven zum Tanzen zu bringen. Schlagen Sie dazu rasch und ein wenig kräftiger direkt auf den unteren Poquadranten. Variieren Sie Tempo und Intensität, bis Sie wissen, was ihn wirklich in Fahrt bringt.

Schärfere Varianten:

- Stimulieren Sie mit der freien Hand die Genitalien Ihres braven Sklaven, während Sie die Powärmer verabreichen – siehe »Orgasmische Liebeshiebe« weiter unten.
- Ziehen Sie leicht an der Schnur der Lustkugeln, sodass ein Widerstand an der Vaginal- oder Analmuskulatur entsteht.

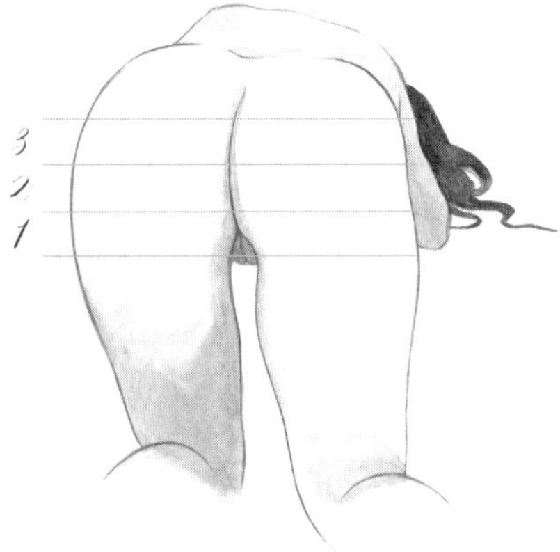

Orgasmische Liebeshiebe

Art von Sinnesspiel: Schlagspiel, sinnlich/sexuell

Dauer: 5 bis 15 Minuten oder länger

VORTEILE:

- Diese Technik ist ideal für längere Sitzungen, bei denen Ihr Partner zum Orgasmus kommen soll. Sie eignet sich weniger als Strafe, sondern eher als Belohnung – besonders dann, wenn Ihr Partner auf der Kink-Checkliste angegeben hat, dass er auf Schläge steht.
- Kann in Kombination mit entsprechenden psychologischen Mitteln auch als Strafe dienen.
- Ruft ein stechendes Gefühl hervor, das durch die Genitalien Ihres Partners strahlt.

Sicherheitsstufe: 2

SICHERHEITSREGELN:

Siehe »Lustvolle Liebeshiebe« (Seite 297).

Vorgehensweise:

Schritt 1: Überlegen Sie sich eine Position für Ihren Liebessklaven (übers Knie gelegt, auf Händen und Füßen, mit dem Rücken zu Ihnen usw.). Stellen Sie sicher, dass Sie es bequem haben, denn das Spiel wird eine Weile dauern.

Schritt 2: Verabreichen Sie Ihrem Liebessklaven eine leichte Pomassage. Reiben Sie mit der flachen Hand über den Bereich, den Sie später schlagen werden. Kneten Sie die Pobacken kräftig durch. Beginnen Sie die Liebeshiebe sanft mit der hohlen Hand und steigern Sie die Intensität allmählich.

Schritt 3: Ermitteln Sie die sinnenfreudigste Stelle. Bei den meisten Frauen befindet sich diese in der Mitte der unteren Pohälfte (stärkere Empfindung durch die Klitoris), bei Männern liegt sie zumeist etwas höher, näher am Anus, sodass die Vibration die Prostata stimuliert. Testen Sie unterschiedliche Regionen und achten Sie darauf, was genussvolle Reaktionen hervorruft. Haben Sie die richtige Stelle gefunden, können Sie Ihren Partner mit leichten bis mittelstarken Hieben anregen und/oder mit dem nächsten Schritt zum Orgasmus bringen!

Schritt 4: Kombinieren Sie die Liebeshiebe mit einer Stimulation der Brustwarzen und/oder Genitalien. Sie wissen ja bereits, dass jeder Körperteil darauf trainiert werden kann, einen Orgasmus auszulösen. Wenn Sie also während der Liebeshiebe eine Körperregion Ihres Partners stimulieren, die bereits auf Lust programmiert ist, sorgen Sie dafür, dass Schläge künftig als äußerst lustvoll empfunden werden. Meine Damen, wenn ihr euren Partner übers Knie gelegt habt, könnt ihr seinen Penis mit etwas Massageöl oder Gleitmittel massieren und ihn dann zwischen den Schenkeln reiben. Diese freche Technik wird er lieben! Meine Herren, ihr solltet eure Liebste so platzieren, dass ihr beim Schlagen an ihre Geschlechtsorgane kommt. Während die eine Hand zuschlägt, kann die andere stimulieren.

Schritt 5: Gönnen Sie Ihrem Partner zum Abschluss eine wunderbare Pomassage und loben Sie ihn tüchtig.

Schärfere Varianten:

- Kombinieren Sie die orgastischen Liebeshiebe mit einem Analspielzeug, zum Beispiel einem Prostata-Massagegerät oder einem Analstöpsel.
- Lassen Sie die Liebeshiebe eskalieren! Massieren Sie Wasser, Aloe oder Öl in die Pobacken Ihres Partners. Die Feuchtigkeit erhöht die Intensität, die Schläge werden besonders stechend. Steigern Sie die Intensität, indem Sie das Handgelenk erst im letzten Augenblick bewegen. (Gerade schießt mir durch den Kopf: *Ich erkläre tatsächlich fremden Leuten, wie man sich richtig schlägt! Wir Menschen sind schon wirklich sehr sonderbare Kreaturen!*) Verabreichen Sie zehn bis 30 solcher Hiebe. Lassen Sie Ihren Partner unbedingt rückwärts mitzählen, damit er weiß, dass ein Ende in Sicht ist – das wird ihn beruhigen oder aber traurig stimmen.

FÜSSE

Ausgelöste Empfindungen

Ob Sie es glauben oder nicht, nicht nur die Hände, sondern auch die Füße können verschiedenste Empfindungen auslösen. Und alle Fußfetischisten finden Füße natürlich supersexy! Sie können über den Rücken Ihres Partners laufen, mit den Zehen zwicken, mit dem großen Zeh über die Lippen fahren und sogar mit den Füßen ohrfeigen. Genau wie die Hände sind auch die Füße völlig kostenlos (es sei denn, Sie gönnen sich eine Luxus-Pediküre).

Sicherheit

- Wenn Sie die Füße einsetzen, müssen Sie sich unbedingt gut unter Kontrolle haben. Verlieren Sie nicht das Gleichgewicht, wenn Sie Ihrem Partner über den Rücken laufen (am besten lassen Sie sich die richtige Technik in einem Thai-Massage-Kurs zeigen).
- Fuß-Ohrfeigen sollten Sie nur mit Zehen oder Fußoberseite verabreichen und dabei Augen und Ohren Ihres Partners verschonen.

PADDEL

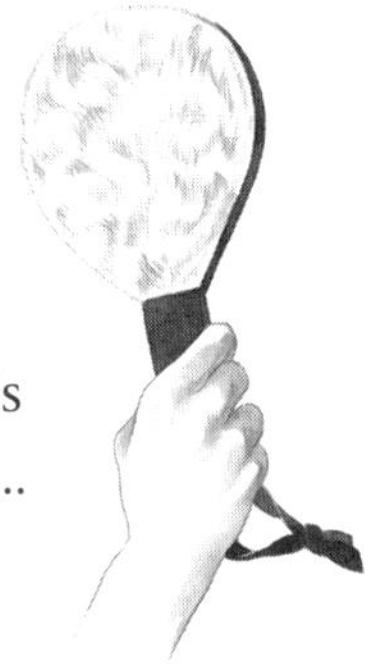

Sind Sie ein passionierter Paddelfan? Möchten Sie, dass Ihre Gebieterin Ihnen diesen Leckerbissen gewährt? Haben Sie sich das auch verdient? Nun, weil Sie so fleißig bis hierher gelesen haben, will ich großzügig sein …

Ausgelöste Empfindungen

Paddel rufen verschiedene faszinierende Empfindungen hervor. Ob sie bis zum Orgasmus führen, hängt von Material, Oberfläche, Flexibilität und Schlagtechnik ab. Ein Stein- oder Holzpaddel wirkt beispielsweise deutlich intensiver als ein Lederpaddel mit Fellüberzug. Je elastischer ein Paddel, desto schwächer der Schmerz – es sein denn, Sie lassen im letzten Augenblick ganz gemein das Handgelenk schnappen (wie weiter unten beschrieben). Je kleiner die Paddeloberfläche, desto stärker wird die pikante Qual. Hat das Paddel Löcher, ist es eklig schmerzhaft und hinterlässt Spuren auf der Haut. Wenn Sie also nur schön kräftig auf den Körper Ihres Partners klatschen wollen, sollten Sie ein großes, elastisches Paddel mit Fellüberzug wählen. Wollen Sie jedoch stechende Schmerzen und genussvolle Qualen (oder Strafen) verabreichen, empfiehlt sich ein kleineres, hartes Paddel, mit dem Sie aus dem Handgelenk schlagen!

Sicherheitstipps für Paddelspiele

- Paddel können Verletzungen hervorrufen. Schlagen Sie mit Paddeln nur auf Muskeln und Fettgewebe und verschonen Sie alle Gefahrenzonen.
- Manche Paddel rufen Hämatome hervor, wenn sie mit Wucht geschlagen werden. Wenn Sie blaue Flecke vermeiden wollen, sollten Sie Ihren Partner vor der Paddel-Session unbedingt darauf hinweisen!

Praxistipps

Von Max kenne ich fünf Paddeltechniken, die verschiedene köstliche Empfindungen hervorrufen!

1. **Aus der Hüfte.** Drehen Sie sich in der Hüfte, während der Arm lang ausgestreckt bleibt. So klatscht der Schlag heftiger auf den Po Ihres Liebessklaven.
2. **Aus der Schulter.** Lassen Sie den Arm aus der Schulter schwingen, der Unterarm bleibt starr. So wird der Schlag etwas stechender.
3. **Mit Handgelenksbewegung.** Lassen Sie den Arm wieder aus der Schulter schwingen, bewegen Sie diesmal jedoch den Unterarm mit und lassen Sie im letzten Augenblick das Handgelenk schnappen. Diese Technik ist besonders gemein und ruft ein intensives Stechen hervor. Höchstwahrscheinlich kommt es dabei zu blauen Flecken. (Ich glaube, diese Technik hat Max bei mir angewendet!)
4. **Handposition.** Je dichter Ihre Hand an der Paddelfläche liegt, desto lauter wird das Klatschen und desto geringer der Schmerz. Halten Sie den Griff am äußeren Ende, so ist der Schlag weniger laut, aber dafür schmerzhafter!
5. **Halten Sie Ihren Partner fest.** Sie können dem Spiel besondere Würze verleihen, wenn Sie Ihren Partner übers Knie legen und ihn kurz vor einem sehr intensiven Hieb mit dem freien Arm an der Taille festhalten.

Paddelwahl

Art von Sinnesspiel: Schlagspiel

Dauer: 10 Minuten oder länger, je nach erwünschter Wirkung

VORTEILE:

- Ruft freudige Erwartung oder Angst hervor.
- Sub kann die Empfindung/Strafe selbst auswählen.

Sicherheitsstufe: 3

SICHERHEITSREGELN:

- Siehe »Sicherheitstipps für Paddelspiele« (Seite 305).

Vorgehensweise:

Schritt 1: Reihen Sie alle zur Auswahl stehenden Paddel auf (Sie können auch Haushaltsgegenstände, Holzlöffel, Pfannenwender usw. verwenden). Ihr Sub soll sich für zwei entscheiden, mit denen dann gespielt wird.

Schritt 2: Anschließend können Sie Ihren Sub etwas provozieren (»Ich weiß nicht, ob du wirklich bereit dazu bist…«, oder, wenn das Paddel eine Strafe sein soll: »Du warst so ungezogen, dass ich es kaum erwarten kann, dich damit zu bearbeiten…«). Oder Sie lassen sich die Auswahl erklären (»Wieso meinst du, dass dieses Paddel für dich geeignet ist?«). Bringen Sie Ihren Partner in eine Position, in der Sie das Hinterteil gut treffen können, und ordnen Sie an, dass er den Po hervorstrecken soll (»Streck deinen süßen Arsch raus, damit ich ihn ordentlich auf das vorbereiten kann, was ihm gleich blüht!«).

Schritt 3: Verabreichen Sie zum Aufwärmen eine schöne Massage, Liebeshiebe, Kniffe und Streicheleinheiten. Reiben Sie das Paddel über den Po Ihres Partners, bevor Sie zuschlagen.

Schritt 4: Kündigen Sie dem Sub an, wie viele Paddelschläge er bekommen wird. Er soll jeden Schlag mitzählen und sich danach dafür bedanken. Fangen Sie mit Schlägen aus der Hüfte an und gehen Sie dann allmählich zum gemeinen Handgelenksschlag über.

Schritt 5: Massieren Sie Ihren Partner und loben Sie ihn, weil er so tapfer war. Sagen Sie ihm, wie viel Vergnügen Ihnen die Maßnahme bereitet hat. Falls Sie Ihren Sklaven ungern bestrafen, können Sie auch betonen, wie enttäuscht Sie sind, dass die Strafe nötig war.

Schärfere Varianten:

- Kontrollieren Sie zwischen den Schlägen immer wieder die Genitalien Ihres Subs. Kommentieren Sie, ob er feucht oder hart ist oder wie gerne Sie mit Ihrem Eigentum spielen!
- Bauen Sie ein Archetypen-Spiel ein! Ungezogene Schuljungen können Sie mit einem Lineal züchtigen, eine ungehorsame Dienstsklavin mit Holzlöffeln oder Pfannenwendern bestrafen. Tischtennisschläger eignen sich für sportliche SEPs, ein kleines Holzruder für die Matrosenhure.

Schlagwerkzeuge im Haushalt

Reicht Ihr Budget nicht für ein größeres Sortiment an Schlagwerkzeugen? Macht nichts, auch bei sich zu Hause finden Sie verschiedenste Sinnesobjekte für abwechslungsreiche Schlagspiele. Die folgenden Gegenstände sind nur Beispiele, der Fantasie sind hier wirklich keine Grenzen gesetzt!

Haarbürsten aus Holz – kratzig, stechend, dumpf klatschend, weich

Lineal – sehr stechender Schmerz, hinterlässt Striemen

Holzlöffel – stechender oder dumpfer Schmerz, glatt

Silikonpinsel – leichtes, stechendes Gefühl

Fliegenklatsche – stechender Schmerz, demütigend

Kleiner Zweig (Walnussholz ist super) – kratzig, stechender Rohrstock

Nasses Handtuch – extrem stechender Schmerz (wie eine Peitsche)

GERTEN

Ausgelöste Empfindungen

Gerten sind ein Symbol der Dominanz. Ja, sie können auch leicht stechende Schmerzen hervorrufen, aber die Wirkung ist in erster Linie psychologisch (fast alle Doms, die ich kenne, habe ihre persönliche Variante des Rituals »Folge der Gerte« – siehe Seite 311). Es gibt die verschiedensten Gerten, und wie bei den Paddeln gilt, dass die kleineren und festeren unangenehmer sind.

Sicherheit

- Mit einer Gerte, wie sie Christian Grey in *Fifty Shades of Grey* verwendet, sollten Sie Ihrem Partner nicht auf die Genitalien schlagen – es sei denn, Sie sind sehr geübt und wissen genau, was Sie tun. Mit einer extrakleinen Gerte könnten Sie direkt die Klitoris treffen, also seien Sie bitte äußerst vorsichtig.

Praxistipps

Als dominanter Part können Sie mit Gerten …

- Ihre Macht symbolisieren,
- Archetyp-/SEP-Spiele spielen,
- Ihren Partner durch das Zimmer dirigieren,
- sinnenfreudige Schläge verabreichen.

Folge der Gerte

Art von Sinnesspiel: Schlagspiel (psychologisch)

Dauer: 5 bis 10 Minuten oder so lange Sie möchten

VORTEILE:

- Macht Spaß, besonders, wenn der Sub ein Tier mimt.
- Psychologische Kontrolle über Ihren Sub.
- Steuert, wo der Sub hingehen oder hinsehen soll.

Sicherheitsstufe: 2

SICHERHEITSREGELN:

- Beachten Sie eventuelle körperliche Einschränkungen Ihres Subs (zum Beispiel Knieprobleme, Schulterbeschwerden).

Vorgehensweise:

Schritt 1: Suchen Sie sich eine Gerte aus, die gut zu Ihrer dominanten SEP passt. Halten Sie Ihrem Sub diese Gerte unter das Kinn, sodass er Ihnen ins Gesicht schaut, während Sie die Spielregeln erläutern. Erklären Sie, dass der Sub der Gerte stets folgen muss. Befindet sich die Gerte an Ihrem Körper, muss er ihr mit dem Blick folgen und darf nirgendwo sonst hinschauen. Liegt die Gerte auf dem Bett oder dem Boden, muss der Sub der Gerte hinterherlaufen.

Schritt 2: Fahren Sie mit der Gerte über Ihren Körper. Schaut Ihr Sub nach vorne oder in eine andere Richtung, schlagen Sie ihm sofort auf die Schenkelinnenseite oder den Po oder auch leicht auf die Genitalien. Erinnern Sie ihn daran, dass er sich auf die Gerte konzentrieren soll.

Schritt 3: Streichen Sie mit der Gerte nun an der Bettkante entlang, sodass der Sub hinterherläuft (wie eine Katze, die einem Lichtstrahl hinterherjagt). Sie können das ganze Zimmer in das Spiel einbeziehen und den Sub auf Möbel klettern, auf den Boden springen und wieder hinaufklettern lassen. Oder Sie beordern ihn wieder zu sich, damit er mit den Augen dem Spielzeug folgt, mit dem Sie sich genüsslich über die Haut streichen.

Schritt 4: Beenden Sie das Spiel mit einer Belohnung, wenn Sie zufrieden sind und der Sub der Gerte brav gefolgt ist!

Schärfere Varianten:

- Schlagen Sie hin und wieder leicht mit der Gerte auf die Brustwarzen des Subs oder streichen Sie ihm über die Genitalien.

FLOGGER

Ausgelöste Empfindungen

Ein Flogger ist ein Schlaggerät mit vielen Riemen und einem Griff, das je nach Verwendung ein dumpfes oder stechendes Gefühl auslöst (beispielsweise sticht es, wenn man damit wie mit einem Handtuch zuschlägt). Wie sich ein Schlag mit dem Flogger anfühlt, hängt von vielen verschiedenen Faktoren ab. Aus welchem Material bestehen die Riemen? Es gibt Flogger aus synthetischen veganen Materialien, Rinds-, Hirsch- oder Elchleder, Recyclinggummi, Dichtungsschnüren, Perlen, Kunstpelz, Ketten. Sie können davon ausgehen, dass sich Kink-Fans schon aus jedem erdenklichen Material Flogger gebastelt haben! Meiner Erfahrung nach klatschen Hirsch- und Elchleder besonders dumpf, während synthetische Materialien eher stechend wirken (zum Beispiel recycelte Dichtungsgummis – das Material, mit dem man Fliegengittertüren abdichtet). Je mehr Riemen ein Flogger hat, desto dumpfer der Aufprall, je länger die Riemen, desto lauter das Klatschen. Wenn Sie gerne mit dem Flogger arbeiten, sollten Sie ausprobieren, mit welchem Flogger-Griff Sie am besten zurechtkommen. Manche haben Fingerschlaufen, andere wiederum Griffe mit Kugeln an den Enden oder gerade Griffe, und für richtige Flogging-Profis gibt es sogar Flogger mit entsprechend beschwerten Griffen. Obwohl ich sonst eigentlich dazu rate, das Budget nicht zu sehr zu strapazieren, sollten Sie sich einen hochwertigen Flogger gönnen, wenn Sie möglichst viele verschiedene Empfindungen auslösen möchten. Entscheiden Sie sich für das Modell, mit dem Sie und Ihr Partner möglichst viel Spaß haben.

Sicherheitstipps für Floggerspiele

- Bitte üben Sie gründlich an leblosen Gegenständen, bevor Sie mit einem echten Menschen spielen. Ich beispielsweise habe an einer Wand trainiert, wie man richtig zielt.
- Verschonen Sie alle Taburegionen.
- Bei Floggern besteht die Gefahr, dass sie sich um den Körper wickeln. Das sollten Sie vermeiden, es sei denn, Sie sind außergewöhnlich erfahren und wissen ganz genau, um welche Stelle sich der Flogger wickeln wird. Dazu müssen Sie das Gerät perfekt beherrschen. Dieses Umwickeln brennt auf der Haut und kann an empfindlichen Körperstellen zu Verletzungen führen.

Praxistipps

- Einen Flogger »wirft« man (dabei bleibt er jedoch stets in Ihrer Hand). Es gibt verschiedene Methoden, zum Beispiel achtförmige Bewegungen, eine Wurftechnik, die an Baseball erinnert (dabei behalten Sie den Griff natürlich in der Hand, während die Riemen an der anvisierten Stelle landen), oder aus dem Handgelenk so, wie man mit einem Handtuch schlägt.
- Richten Sie den Blick auf die Stelle, an der die Floggerriemen landen sollen, und führen Sie die Bewegungen möglichst fließend aus, damit die Riemen zusammenbleiben.
- Achten Sie genau auf das Geräusch des Floggers, wenn

Sie an einer Wand oder einem Kissen üben. Ist der Rhythmus regelmäßig, treffen Sie Ihr Ziel richtig. Als Ian an mir übte, klatschte Master Eragon dazu im Takt – auch ein Metronom ist zum Üben gut geeignet.

- Sie können den Flogger nicht nur seitlich, sondern auch von oben nach unten bewegen.

Sexflogger

Art von Sinnesspiel: Schlagspiel, sinnlich/sexuell, Trance

Dauer: 15 bis 20 Minuten oder länger

VORTEILE:

- Wunderbar sinnliches Gefühl, das zum Orgasmus führen kann.
- Auch für Anfänger leicht zu erlernen.

Sicherheitsstufe: 2

SICHERHEITSREGELN:

- Siehe »Sicherheitstipps für Floggerspiele« (Seite 314).

Vorgehensweise:

Schritt 1: Ihr Partner liegt auf dem Rücken auf einem Bett, einer Matte oder einem Massagetisch. Er sollte nackt sein, kann aber Unterwäsche tragen, wenn Sie ihn nur leicht stimulieren wollen oder er sehr empfindlich ist.

Schritt 2: Setzen Sie den Flogger zunächst als Sinnesobjekt ein und fahren Sie mit den Riemen sanft über die Haut des passiven Parts. Lassen Sie die Riemen ab und an auch über die Genitalien gleiten. Streichen Sie sowohl nach oben (von Schenkelinnenseite/Genitalien Richtung Brust) als auch nach unten (von der Brust zu den Schenkelinnenseiten).

Schritt 3: Schwingen Sie den Flogger so, dass die Riemen sanft auf die Genitalien Ihres Subs treffen. Verpassen Sie ihm einige Schläge und streicheln Sie dann wieder. Anschließend schlagen Sie etwas kräftiger zu, auf den Bauch und mittig auf die Brust. Fahren Sie sanft über die Brustwarzen.

Schritt 4: Spielen Sie weiter und kombinieren Sie dabei erotische Berührungen und genussvolle Schläge. Gegen Ende sollten Sie Ihrem Sub ein paar nette Streicheleinheiten gönnen. Zum Abschluss der Sitzung können Sie Ihren braven Sklaven mit Oralsex oder Geschlechtsverkehr belohnen.

Fliegende Flogger-Massage

Art von Sinnesspiel: Schlagspiel, sinnlich/sexuell, Trance

Dauer: 20 bis 30 Minuten oder länger

VORTEILE:

- Wunderbare Tiefenmassage des Rückens.
- Kann einen tranceartigen Zustand der Glückseligkeit und höchste Erregung auslösen.

Sicherheitsstufe: 3

SICHERHEITSREGELN:

- Siehe »Sicherheitstipps für Floggerspiele« auf Seite 314.

Vorgehensweise:

Schritt 1: Ihr Partner steht an der Wand und muss den Po einziehen, sodass Sie sich auf den oberen Rückenbereich konzentrieren können. Fahren Sie zum Auftakt mit den Fingernägeln über den Rücken und liebkosen Sie ihn dann liebevoll.

Schritt 2: Schwingen Sie einen Flogger leicht hin und her, sodass die Faserspitzen Ihrem Partner angenehm über die Haut streichen. Gehen Sie dann zwei oder drei Schritte zurück und werfen Sie den Flogger in einer achtförmigen Bewegung (wie eine »liegende Acht«, das Symbol für Unendlichkeit). Berühren Sie Ihren Sub dabei nicht; er soll nur die Luftbewegung spüren, damit die Spannung steigt. Rücken Sie Stück für Stück näher, bis die Floggerspitzen die Haut berühren, dann noch näher ... und noch näher ... Dabei zielen Sie genau zwischen Schulterblätter und Wirbelsäule, sodass Trapez- und Rautenmuskel gut massiert werden. Wenn Sie den idealen Abstand zu Ihrem Sub erreicht haben, stellen Sie die Füße fest auf den Boden und schwingen den Flogger aus dem Arm. Bewegen Sie sich nicht in der Taille, denn dann ist möglicherweise der nötige Sicherheitsabstand nicht mehr gewährleistet.

Schritt 3: Unterbrechen Sie das Flogging. Schmiegen Sie sich von hinten an Ihren Sub und streicheln Sie ihm sanft die Wirbelsäule.

Vielleicht möchten Sie ihm etwas Unanständiges oder Erregendes ins Ohr flüstern.

Schritt 4: Treten Sie wieder zurück und wärmen Sie Ihren Partner mit achtförmigen Floggerbewegungen weiter auf. Wenn die Haut sich rötet, können Sie zu stärkeren Schlägen übergehen.

Schritt 5: Peilen Sie die Stelle an, auf der die Floggerriemen landen sollen, und schwingen Sie den Flogger über Kopf wie einen Schlagball. So wird der Aufprall dumpfer und ähnelt einer Tiefengewebsmassage. Sie können die achtförmige und die Überkopf-Bewegung im Wechsel ausführen. Wenn Sie Ihren Sub in Trance versetzen wollen, muss der Schlagrhythmus sehr gleichmäßig sein.

Schritt 6: Schlagen Sie weiter. Oder lassen Sie den Sub den Po herausstrecken, wenn Sie alle Schritte auch am Hinterteil wiederholen wollen. Lust auf eine fortgeschrittene Variante? Wenn Sie die achtförmige Bewegung richtig beherrschen, können Sie in jeder Hand einen Flogger halten und sich an der sogenannten Florentinischen Flagellation versuchen.

Führen Sie dazu mit beiden Händen achtförmige Bewegungen aus; dabei ist die rechte Hand oben und bewegt sich erst nach links, die linke ist unten und bewegt sich erst nach rechts. Und wenn Sie etwas *sehr* Gewagtes ausprobieren möchten, vollführen Sie die Unendlich-Bewegung in drei Schritten: Dabei führen Sie die rechte Hand über die linke hinweg, unter der linken her und wieder nach rechts zurück, die linke Hand über die rechte, unter der rechten her und wieder nach links zurück.

Florentinische Unendlich-Flagellation in drei Schritten

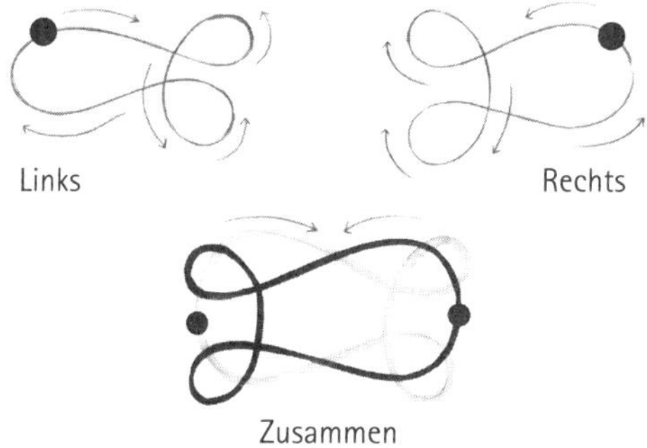

Schärfere Varianten:

- Lassen Sie den Flogger ab und an leicht nach oben zwischen die Beine Ihres Partners schwingen, sodass die Riemen sinnlich über die Genitalien streichen.
- Falls Ihr Partner den Po nicht weit genug herausstreckt, können Sie ihm zwischen die Beine greifen und das Schambein zu sich ziehen. Wenn Sie die Hand dann wieder lösen, streichen Sie leicht und verlockend über die Genitalien. Dann schlagen Sie weiter.

ROHRSTÖCKE

Ausgelöste Empfindungen

Autsch! Schläge mit dem Rohrstock sind, kurz gesagt, schmerzhaft stechend. Wie intensiv der Schmerz ist, richtet sich nach dem Material des Rohrstocks. Je dünner und elastischer der Stock, desto schlimmer sticht es. Es gibt Rattan- oder Bambusstöcke, Stöcke aus Acryl, Rohleder, Plastik und sogar Edelstahl, die dumpf klatschen und sich kühl anfühlen. Dicke und Elastizität und damit die Wirkung eines Stocks sind von Material zu Material unterschiedlich. Je elastischer und flexibler der Stock, desto stärker der Schmerz und desto deutlicher die Striemen, die zurückbleiben. »Je stärker federnd, desto schmerzhafter!«, erläutert Princess Kali in der Kink Academy.

Sicherheitstipps für Rohrstockspiele

- Stockschläge sind sehr gemein. Sie hinterlassen rote Striemen, die unterschiedlich schnell verblassen.
- Unter Umständen kann die Haut aufplatzen. Seien Sie mit Rohrstöcken sehr vorsichtig und (ich weiß, ich wiederhole mich) verschonen Sie besonders empfindliche Körperregionen.

Praxistipps

- Einen Rohrstock verwendet man am besten auf dem Gesäß (nicht auf dem Steißbein!) und auf den Oberschenkeln.
- Wie beim Paddel lässt sich die Intensität variieren, indem Sie aus der Hüfte, aus der Schulter oder aus dem Handgelenk schlagen.

PEITSCHEN

Ausgelöste Empfindungen

Ich liebe es, wie Peitschen knallen! Das Geräusch macht mich ungeheuer an. Einmal habe ich in einem Peitschenkurs miterlebt, wie die Peitsche sich ihrem Opfer immer weiter näherte. Die Frau zitterte vor Aufregung, und es war deutlich zu erkennen, dass sie durch das bloße Geräusch zum Orgasmus kam. Das Peitschenknallen hat eine starke psychologische Wirkung und ruft Angst und gespannte Erwartung hervor. Peitschenhiebe sind unglaublich stechend und sehr intensiv, wenn sie auf die Haut treffen.

Sicherheitstipps für Peitschenspiele

Ein Reiter verwendet die Peitsche nur, um sein Pferd zu dirigieren und seine Aufmerksamkeit zu erregen; richtige Schläge werden damit nicht verabreicht, um das Tier nicht zu verletzen. Wir Menschen mit unserem angeborenen Spieltrieb und unserer Neugier sind jedoch auf die interessante Idee gekommen, uns gegenseitig Peitschenschläge zu verpassen. Ich möchte jedem dringend dazu raten, die richtige Peitschenbenutzung in einem Kurs oder Privatunterricht zu lernen. Da mir jedoch klar ist, dass viele das Peitschen einfach zu Hause ausprobieren werden, möchte ich Ihnen einige Sicherheitsratschläge mit auf den Weg geben. Machen Sie sich klar, dass sich das Peitschenende mit einer Geschwindigkeit von bis zu 1200 Stundenkilometern bewegen kann. Peitschenhiebe rufen starke Striemen hervor, und wenn sie entsprechend kräftig ausgeführt werden, platzt sogar die Haut auf. Striemen können schon bei der leisesten Berührung entstehen. In der Praxis sollten Sie unbedingt Folgendes beachten:

- Benutzen Sie eine Peitsche *erst dann* an einem echten Menschen, wenn Sie zuvor gründlich geübt haben – und üben Sie nur an leblosen Gegenständen wie Kissen. Wenn Sie die Peitsche in Farbe tauchen, erkennen Sie genau, wo sie aufgeschlagen ist. Erst wenn Sie regelmäßig das anvisierte Ziel treffen, können Sie sich daran wagen, mit einem echten Menschen zu spielen. Ich habe auch schon gehört, man müsse erst einen Luftballon treffen, ohne dass er platzt, bevor man die Peitsche bei Sexspielen einsetzt. Sie müssen nicht nur gut zielen können, sondern auch die richtige Technik beherrschen.
- Tragen Sie bei Ihren ersten Versuchen einen breitkrempigen Hut (wie Indiana Jones) und eine Schutzbrille.
- Fragen Sie Ihren Partner nach jedem Peitschenhieb, ob Sie ihn getroffen haben. Wenn er bejaht, soll er Ihnen die genaue Stelle zeigen. So stellen Sie sicher, dass Sie das gewünschte Ziel treffen und keine Gefahr besteht.
- Legen Sie Ihrem Partner einen Flogger oder ein zusam-

mengerolltes Handtuch in den Nacken, um diesen vor versehentlichen Treffern zu schützen.

Praxistipps

- Wärmen Sie Ihren Partner zunächst durch Flogging oder Spanking auf. So wird die Haut besser durchblutet und weniger anfällig für blaue Flecken und Striemen.
- Mit einer Peitsche können Sie die verschiedensten Schläge ausführen; da ich das Peitschengeräusch sehr erregend finde, war mir besonders wichtig, welche Geräusche sich damit erzeugen lassen.
- Sie sollten genau wissen, mit welchem Schlagwerkzeug Sie arbeiten. Es gibt die verschiedensten Peitschenarten: Schlangenpeitschen (ohne Griff), Bullenpeitschen (fester Griff) und Reitpeitschen (ob Sie es glauben oder nicht, diese Mischung aus Gerte und Peitsche ist eines meiner liebsten Sinnesobjekte). Oft rechnet man auch Drachenzungen (mehr dazu später) zu den Peitschen, weil sie ganz ähnlich gehandhabt werden.

Ein paar Tipps zum Peitschen

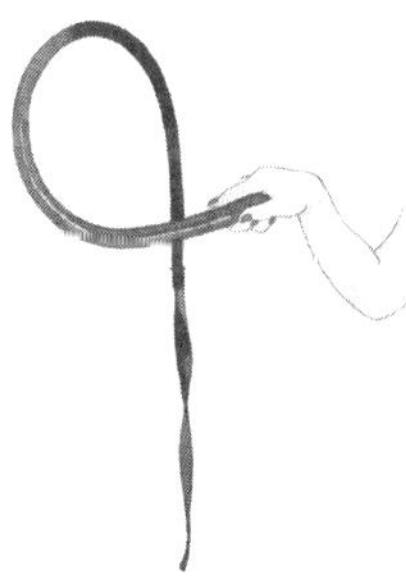

- Damit Sie die Peitsche richtig halten, müssen Sie zuerst einmal herausfinden, wo oben ist. Ziehen Sie dazu das Peitschenende Richtung Griff; wenn die Schlinge, die sich dabei bildet, in Form bleibt, haben

Sie die Oberseite gefunden. Legen Sie den Zeigefinger so auf den Griff, dass er auf Ihr Ziel zeigt, und schließen Sie Finger und Daumen um den Griff.

- Fixieren Sie stets die Stelle, die Sie treffen wollen, also entweder Ihr Übungsziel oder einen sicheren Ort am Körper Ihres Partners.
- Sie können die Peitsche so werfen, wie man eine Angel auswirft, sie wie einen Propeller über dem Kopf kreisen lassen oder eine seitliche Bewegung ausführen (mit der Technik, mit der man ein Handtuch fletschen lässt).
- Achten Sie darauf, dass Sie bei Ihrem Peitschenhieb keinen Schritt nach vorn machen und sich nicht vorbeugen. Bleiben Sie aufrecht stehen.

Schlag zu! Schlag ordentlich zu!
Peitschenübungen

Art von Sinnesspiel: Schlagspiel (Übung, psychologisch)

Dauer: 5 bis 10 Minuten oder länger

VORTEILE:

- Ideale Übung, bevor Sie einen Menschen peitschen.
- Sorgt dafür, dass Ihr Partner den Peitschenknall künftig mit höchster Lust assoziiert.
- Kann Ihren Partner bis zum Orgasmus bringen.
- Eignet sich für Spiele mit Orgasmus auf Befehl.

Sicherheitsstufe: 3

SICHERHEITSREGELN:

- Siehe »Sicherheitstipps für Peitschenspiele« auf Seite 321.
- Achten Sie darauf, dass Ihr Sub weit genug entfernt ist und nicht versehentlich mit der Peitsche getroffen werden kann.

Das brauchen Sie:

- Eine hochwertige Peitsche oder eine Drachenzunge (siehe weiter unten), farbiges Klebeband, einen Vibrator oder ein Sexspielzeug Ihrer Wahl (optional eine Spreizstange für die Beine)

Vorgehensweise:

Schritt 1: Ihr Partner liegt mit möglichst weit gespreizten Beinen auf dem Boden. Geben Sie ihm sein liebstes Sexspielzeug und ordnen Sie an, dass er sich damit vergnügen soll. Drohen Sie eine Strafe für den Fall an, dass er die Beine schließt. Alternativ können die Beine durch eine Spreizstange auseinandergehalten werden.

Schritt 2: Kleben Sie etwa 60 Zentimeter von Ihrem Partner entfernt farbiges Klebeband auf den Boden, einige Streifen ziemlich mittig, andere weiter seitlich. Kleben Sie einen weiteren Streifen etwa zehn Zentimeter näher an Ihren Partner, dann noch einen Streifen noch einmal zehn Zentimeter näher. Die Streifen dürfen sich aber nicht so dicht an Ihrem Sub befinden, dass Sie ihn mit der Peitsche treffen könnten.

Schritt 3: Treten Sie zurück und testen Sie die Entfernung, indem Sie die Peitsche leicht auf die Markierung werfen, die am weitesten von Ihrem Partner entfernt ist. Wenn Sie sich sicher sind, dass Sie Ihren Partner nicht versehentlich treffen können, legen Sie los!

Schritt 4: Geben Sie Ihrem Sklaven die Anweisung, sich selbst zu befriedigen, während Sie an Ihren Peitschenkünsten arbeiten. Das ist gemein, ich weiß, aber schon allein das Knallen und die Aussicht, dass die Peitsche die Haut berühren könnte, lösen oft ungeheuer lustvolle Orgasmen aus. Arbeiten Sie sich langsam zu den Markierungen vor, die Ihrem Partner am nächsten liegen. Wenn er zurückschreckt oder die Beine schließt, drohen Sie mit Strafe – und loben Sie, wenn Ihnen die Selbstbefriedigung gefällt.

Schritt 5: Wenn Sie genug geübt haben, drücken Sie Ihren Partner an sich und loben ihn. Sie können ihm auch mit dem Peitschenende sanft über die Haut streichen.

Schärfere Varianten:

- Während Ihr Partner sich selbst befriedigt und Sie mit der Peitsche üben, könnten Sie ihm sagen, dass er zum Höhepunkt kommen darf und dazu 15 Peitschenhiebe Zeit hat. Zählen Sie rückwärts von 15 bis 1. Kommt Ihr Partner innerhalb dieser 15 Hiebe nicht zum Orgasmus, muss er aufhören und bis später warten.
- Sie können in Schritt 5 den Kopf Ihres Partners zwischen Ihre Beine ziehen und ihm befehlen, Sie oral zu verwöhnen.

DRACHENZUNGE

Ausgelöste Empfindungen

Eine Drachenzunge ähnelt einer Peitsche und ist besonders leicht zu handhaben und recht vielseitig, da sie verschiedene Empfindungen hervorrufen kann. Sie besteht aus zusammengerolltem Leder und hat normalerweise einen Griff. Es gibt längere und kürzere Varianten. Länge und Material der Peitsche sowie Ihre Technik bestimmen, wie sich der Aufprall auf der Haut anfühlt! Längere Riemen wirken dumpfer und ähneln einem Paddel, Wildleder ruft einen eher stechenden Schmerz hervor, während Glattleder weicher und dumpfer ist.

Sicherheit

Drachenzungen wirken wie Peitschen; sie können Striemen hinterlassen und Platzwunden hervorrufen. Siehe »Sicherheitstipps für Peitschenspiele« auf Seite 321.

Praxistipps

- Nagelneue Peitschen und Drachenzungen müssen erst ein paarmal benutzt werden – am besten, indem Sie damit üben.
- Beginnen Sie zunächst mit größerem Abstand und arbeiten Sie sich Stück für Stück vor (das liebe ich sehr, weil die Spannung dabei steigt – Ihr Partner hört, wie

sich die Peitsche nähert, und spürt schon die Bewegung in der Luft).

- Stellen Sie einen Fuß vor, sodass die Zehen auf Ihr angepeiltes Ziel zeigen. Ihre Füße sollten etwa schulterbreit auseinander stehen, der Oberkörper vom Ziel weggedreht sein.
- Halten Sie den Griff der Drachenzunge wie einen Tennisschläger und führen Sie einen Rückhandschlag aus, bei dem Sie mit dem Daumen zielen. Wenn Sie mit der anderen Hand das Schwanzende fassen, haben Sie mehr Kontrolle über die Peitsche.
- Vollführen Sie eine halbe Drehung und stoppen Sie ab, wenn Ihr Daumen auf Ihr Ziel zeigt. Lassen Sie das Handgelenk schnappen, wenn der Hieb richtig gemein werden soll.
- Behalten Sie die Kontrolle. Atmen Sie ruhig, damit Sie locker bleiben. Holen Sie tief Luft und vollführen Sie dann den Hieb.
- Sie können ruhig in die Knie oder sogar etwas in die Hocke gehen, um Ihr Ziel besser zu erreichen.

Mmmmmmm. Also das war durch-schlagend!

Haben Sie etwas Neues gelernt? Brummt Ihnen schon der Schädel? Können Sie es kaum erwarten, endlich selbst loszulegen? Sie haben noch immer nicht genug, stimmt's? Dann schließen Sie die Augen. Holen Sie tief Luft. Malen Sie sich all diese Empfindungen, all diese Schläge aus. Nur dass Sie dabei nun gefesselt sind oder Ihren Partner gefesselt haben – hilflos der ungezügelten Ekstase ausgeliefert. Ja, Sie haben sich bislang wacker geschlagen, und jetzt gönne ich Ihnen eine Lektion über alles, was fesselt. Sie sind fast am Ziel. Blättern Sie um!

Handschellen, Fesseln und Glückseligkeit

Ich war hilflos ans Bett gebunden. Ian hatte wirklich alle Fesselmöglichkeiten ausgeschöpft. Er hatte mir Handschellen um Knöchel und Handgelenke gelegt, mich mit Seilen umwickelt und eingeschnürt und zu guter Letzt Klebeband benutzt, sodass ich mich überhaupt nicht mehr rühren konnte. Es gab kein Entkommen. Erstaunlicherweise war ich trotzdem so entspannt, dass ich zwischen Träumen und Wachen schwebte. Doch plötzlich riss mich das Surren eines Vibrators aus meiner seligen Ruhe. Da meine Beine fest zusammengebunden waren, legte Ian mir das Gerät auf den Venushügel. Das war wirklich gemein – es vibrierte knapp oberhalb meiner Klitoris, gerade stark genug, dass die Erregung schwer zu ertragen war. Vergeblich versuchte ich, mich zu winden, um das summende Folterinstrument näher an die richtige Stelle zu bugsieren und mich von dieser schrecklich-wunderbaren Qual zu erlösen. Keine Chance. Mein Dom war heute wirklich fies. Jetzt bearbeitete er mich mit den Fingern, die Wirkung war die gleiche: Da meine Beine so fest zusammengeschnürt waren, konnte er nicht zu meiner Ritze vordringen. Plötzlich wurde es still. Ich schwebte wieder von dannen, fühlte mich geborgen, sicher und gut aufgehoben. Jetzt, da die Klitoris-Folter aufgehört hatte, war ich absolut entspannt. Die stille Bewegungslosigkeit war äußerst erregend. Ich fragte mich, was als Nächstes auf mich warten würde ...

Fesselungen führen unsere Macht- und Sinnessitzungen noch einen Schritt weiter und bringen das Element der körperlichen Hilflosigkeit mit ins Spiel. Ein gefesselter Sub kann versuchen, sich von den Fesseln zu befreien. Manchmal mag das gelingen. Manchmal werden Sie dafür sorgen, dass kein Entkommen möglich ist. Genau wie bei Sinnesspielen gibt es in der Welt der Fesselungen vieles zu bedenken. Fangen wir mit der Ausbildung an ...

Was ist ein Fesselspiel?

Eine Fesselung ist eine Kunstform, ein Tanz der Leidenschaft und Sinnlichkeit. Sie ist ein sanfter Einstieg in die Welt des Bondage, zwar spielerisch, aber dennoch spannend. Fesseln bedeuten immer eine Einschränkung – sie beschränken die Freiheit des Subs, beispielsweise die Bewegungs- oder Redefreiheit. Gleichzeitig kann das Festbinden Körper und Geist befreien und dabei hocherotisch wirken. Sie können Ihren Partner mit verschiedensten Hilfsmitteln fesseln, von Seilen über Handschellen bis hin zu Plastikfolie!

VORAB EIN PAAR SEXY SICHERHEITSTIPPS

Sicherheit ist sexy. Wenn Sie dafür sorgen, dass Ihr Partner sich sicher und gut aufgehoben fühlt, kann er sich richtig entfalten. Wenn Sie (mindestens) die nötigen Sicherheitsvorkehrungen getroffen haben, können Sie sich ungehemmt austoben und Ihren Partner auf eine unbeschwerte Reise entführen.

Fesseltabus

Manche Körperstellen müssen Sie von Seilen, Knoten oder festen Schnürungen verschonen. Da jeder Mensch anders gebaut ist, sollten Sie den Körper Ihres Partners erst genau kennenlernen. Erkunden Sie die betreffenden Regionen auf höchst erotische Weise, indem Sie Ihren Partner fest an sich drücken und sagen: »Ich will meinen Besitz gründlich erforschen und muss wissen, was gute und was schlechte Schmerzen sind.« Tasten Sie alle Stellen ab, die in der Abbildung »Fesseltabus« auf Seite 335 dargestellt sind. Üben Sie Querfriktion aus (dazu reiben Sie mit dem Daumen oder den Fingern fest über die betreffende Region) und fragen Sie Ihren Partner, ob dabei ein unangenehmer Schmerz entsteht (durchdringende, stechende Schmerzen oder Taubheit), vermeiden Sie diesen Bereich entsprechend. Wenn Sie selbst gefesselt werden, achten Sie darauf, ob sich Kribbeln, Taubheitsgefühle, seltsames Stechen oder andere Empfindungen einstellen, die Ihnen irgendwie nicht richtig vorkommen. Geben Sie Ihrem Partner dann Bescheid, damit er die Seile oder anderen Fesselvorrichtungen sofort abnimmt.

Radialnerv

Drei Stellen: 1) Kerbe zwischen Hand und Armknochen, 2) Rinne zwischen den beiden Muskeln an der Außenseite des Oberarms, 3) unter der Achselhöhle.

Ulnarnerv

Drei Fingerbreit oberhalb der Ellenbogenspitze an der Arminnenseite.

Mediannerv

Wer an einem Karpaltunnelsyndrom leidet, ist oft in der Handgelenksmitte besonders empfindlich.

Plexus brachialis

Nervengeflecht unter der Achsel.

Femoralnerv und -arterie

Im Lendenbereich.

Kniekehle

Empfindlicher Bereich hinter dem Knie, in dem Nerven und Blutgefäße leicht geschädigt werden können.

Hals

Legen Sie Ihrem Partner niemals ein Seil oder andere Fesselvorrichtungen um den Hals. Das ist zu gefährlich.

Gelenke

Fesseln Sie niemals direkt an Gelenken.

Unterer Lungenabschnitt

Legen Sie keine Fesseln im Bereich der Lunge an, wenn Ihr Partner unter Atembeschwerden wie Asthma leidet.

Lassen Sie eine gefesselte Person nie unbeaufsichtigt

Behalten Sie Ihr gefesseltes Opfer stets im Auge. Wenn Ian während einer Session gefesselt war, habe ich ihn höchstens mal allein gelassen, um mir die Hände zu waschen oder rasch auf die Toilette zu gehen. Zu Unglücksfällen kommt es meist dann, wenn jemand allein ist. Deshalb noch einmal: Lassen Sie Ihren Partner niemals unbeaufsichtigt.

Fesseltabus

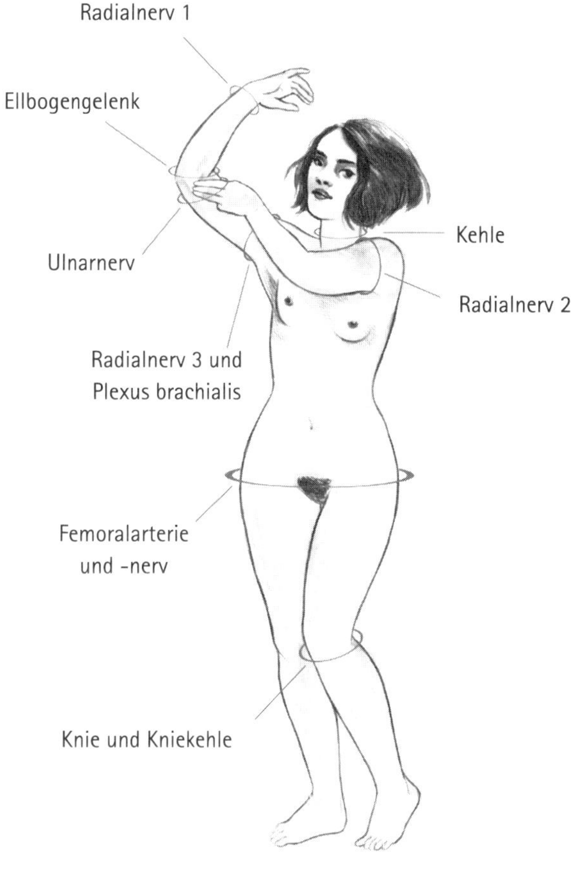

Halten Sie immer ein Sicherheitsset griffbereit

In Kapitel 3: *Einvernehmen: Toller Treibstoff für sensationellen Sex – aber immer auf Nummer sicher!* habe ich erläutert, was in ein Sicherheitsset gehört. Blättern Sie nun gehorsam noch einmal an diese Stelle zurück. Bei jedem Fesselspiel, egal welcher Art, sollten Sie all diese Gegenstände stets parat und griffbereit haben. Bewahren Sie Ihr Sicherheitsset immer am gleichen Ort auf, damit Sie es selbst im Dunkeln auf Anhieb finden.

Bereiten Sie sich extragründlich vor

Damit Sie wirklich für alle Eventualitäten gerüstet sind, könnten Sie Ihr Notfallset um Folgendes ergänzen:

- Bolzenschneider oder Zweitschlüssel, wenn Sie Metallgegenstände einsetzen.
- Kokosöl, damit Sie Handgelenke oder Knöchel Ihres Partners im Notfall einölen können, um Handschellen abzustreifen.
- Wichtige Informationen/medizinische Vorgeschichte/Medikamente: Leidet Ihr Partner an Bluthochdruck? Nervenschäden? Atembeschwerden? Ist das der Fall, so brauchen Sie gegebenenfalls Notfallmedikamente und müssen die Fesselung auf den jeweiligen Gesundheitszustand abstimmen.
- Ihre Augen und Ohren: Beobachtung ist das A und O!

Befühlen und betrachten Sie Hände und Füße Ihres Partners und stellen Sie sicher, dass diese nicht kalt, blau oder gar lila angelaufen sind. Fragen Sie nach, ob sich die gefesselten Körperteile taub anfühlen oder kribbeln.

Kein Alkohol und keine Drogen bei Fesselspielen!

Unfälle während einer Fesselszene sind oft auf den Konsum von Alkohol und/oder Drogen zurückzuführen. Die Fesseln tragen keine Schuld; wenn der Rausch das Urteilsvermögen beeinträchtigt, merkt man oft nicht, dass etwas schiefläuft. Fehlende Aufmerksamkeit führt zu Verletzungen. Also *Finger weg*!

Benutzen Sie nur, was Sie gut kennen

Starten Sie ein Spiel erst dann, wenn Sie Ihre Ausrüstung beherrschen. Stellen Sie sicher, dass Ihre Gerätschaften einwandfrei funktionieren und keine scharfen Kanten aufweisen, die Ihren Partner verletzen könnten.

Nicht zu eng

Schmerzhaft enge Fesselungen führen zu unangenehmem Kribbeln, Taubheit und Schwäche und tun einfach weh. Achten Sie darauf, dass zwischen Seilen oder anderen Fesselvorrichtungen und der Haut immer ein Fingerbreit Platz bleibt. Im Lauf des Spiels können sich die Fesseln fester zusammenziehen, also überprüfen Sie die Schnürung hin und wieder. Je breiter eine Fessel, desto sicherer, da sich der Druck dann besser verteilt. Ändert sich die Hautfarbe merklich, sind die Fesseln möglicherweise zu eng. Verzichten Sie auf Brustfesseln, wenn Sie oder Ihr Partner eine Korsage tragen, da die Atmung sonst zu stark eingeschränkt wird.

FÜNF ARTEN DER FESSELUNG

Psychologisch

Diese Art von Fessel existiert nur im Kopf des Subs. Sie müssen Ihrem Partner nur befehlen, nicht zu sprechen, sich nicht zu bewegen, Ihnen nicht in die Augen zu schauen – und schon ist er gefesselt, selbst wenn ihm klar ist, dass er ohne Weiteres gegen die Regeln verstoßen könnte. Bei besonders aufmüpfigen, widerspenstigen Subs reicht diese Methode häufig nicht aus; sie müssen mit intensiveren Maßnahmen in ihre Schranken verwiesen werden.

VORTEILE

- Keinerlei Ausrüstung erforderlich.
- Schnell und einfach.
- Relativ sicher.

Probieren Sie Folgendes aus: Befehlen Sie Ihrem Partner, vollkommen still dazuliegen. Legen Sie ihm die Arme an die Seiten (oder über den Kopf, sodass die Handgelenke übereinanderliegen). Drohen Sie ihm eine harte Strafe für den Fall an, dass er die Arme bewegt. Nun geben Sie die Anweisung, die Beine weit zu spreizen. Werden die Beine geschlossen, gibt es gewaltig Ärger. So liegt Ihr Partner dann mit ausgestreckten Gliedern da und kann nach Lust und Laune bearbeitet werden.

Prekäre Lage

In der sogenannten prekären Lage schaffen Sie ein Szenario, in dem eine Bewegung entweder unangenehme Folgen an einer anderen Körperstelle mit sich bringt oder dazu führt, dass der passive Part einen Gegenstand fallen lässt, ein Spiel verliert oder eine Strafe erhält.

VORTEILE

- Nicht sehr aufwändig.
- Ideal für psychologische Spiele.
- Kann aufgestaute Gefühle freisetzen (Katharsis).

Probieren Sie Folgendes aus: Lassen Sie Ihren Partner die Arme mit den Handflächen nach unten ausstrecken. Stellen Sie einen Gegenstand, den er gut tragen kann, auf die Handrücken (beispielsweise eine Kaffeetasse oder einen Teller – beachten Sie jedoch, dass der Gegenstand herunterfallen und zerbrechen könnte). Geben Sie die Anweisung, dass Tasse oder Teller auf keinen Fall herabfallen darf. Dann fangen Sie an, Ihren Partner sexuell zu stimulieren. Sie können ihn oral verwöhnen oder die Brustwarzen liebkosen. Die prekäre Lage besteht darin, dass die Arme nicht bewegt werden können, ohne dass der Gegenstand herabfällt.

Jaiyas Tagebuch: Devot/Tag 22

... schon klemmten die Klammern an meinen Schamlippen, richtig heftig – wie Nippelklemmen –, und an diesen Klammern befestigte Ian Schnüre, deren anderes Ende er um meine großen Zehen wickelte. Wenn ich die Zehen bewegte, würde das also schmerzhaft an den Klammern ziehen – AUTSCH! Ich steckte wirklich in der Klemme.

Mobil

Mit einer mobilen Fesselung kann Ihr Partner sich zwar im Zimmer fortbewegen, ist dabei aber eingeschränkt. Denkbar wäre zum Beispiel, dass er zwar noch laufen kann, aber die Hände gefesselt hat. Oder er trägt zwar Fußschellen, kann aber noch herumschlurfen und Ihnen zu Diensten sein.

VORTEILE

- Etwas Bewegungsfreiheit ist toll, wenn Ihr Sub Aufgaben erledigen, tanzen oder herumlaufen soll.
- Diese Art der Fesselung fördert die Kreativität – der passive Part muss sich überlegen, wie er sich fortbewegen und seine Aufgaben ausführen kann. Dadurch werden die üblichen Verhaltensmuster aufgehoben und neue Wege zur Lust eröffnet.
- Sie können die Besitzerrolle auskosten und den passiven Part an der Leine herumführen.
- Wehrt sich der passive Part gegen die Fesseln, können unerwartete aphrodisische Emotionen wie rasende Wut entstehen, die wiederum zur Katharsis oder besonders leidenschaftlichem Sex führen.

Probieren Sie Folgendes aus: Legen Sie Ihrem Partner eine lockere Handfessel an (zum Beispiel mit dem Texanischen Fesselknoten oder anderen Handfesselvarianten, die ich später in diesem Kapitel vorstellen werde). Die Bewegungsfreiheit der Beine des Subs behindern Sie mit seiner Unterwäsche, die Sie ihm bis zu den Waden herunterziehen. Dazu geben Sie die Anweisung, dass die Unterwäsche nicht herunterrutschen darf, also gespannt gehalten werden muss. Damit er nicht stolpert, muss sich der Sub auf alle viere (oder nur auf die Knie) begeben. Nun stellen

Sie ihm eine Aufgabe, zum Beispiel soll er das Zimmer aufräumen. Oder Sie könnten ihn auffordern, Ihnen ein Glas Wasser zu holen (in diesem Fall müssen die Handgelenke genug Bewegungsfreiheit haben – und benutzen Sie bruchfeste Gläser!). Bleiben Sie ganz in der Nähe, falls Ihr Sub umkippt, aber tun Sie dabei so, als würden Sie die Tätigkeit beaufsichtigen.

Restriktiv

Diese Fesselart schränkt Bewegungen ein. Im Gegensatz zu mobilen Fesseln kann sich Ihr Partner bei einer restriktiven Fesselung kaum bewegen, sondern bleibt fixiert. Dabei ist er zumeist festgebunden – an ein anderes Körperteil, einen Stuhl, ein Bett oder einen Massagetisch.

VORTEILE

- Wehrt sich der passive Part gegen diese Fesselung, können sich Erregung und andere Gefühle einstellen, die zu heißem Sex oder zur Katharsis führen.
- Diese Methode eignet sich für Personen, denen es schwerfällt, sich selbst körperliche Grenzen zu setzen – sie können sich dann besser auf sich selbst besinnen.
- Beim passiven Part kann das Gefühl des Loslassens entstehen. Er muss sich den Fesseln hingeben. Das bedeutet eine Erlaubnis, durch die wiederum ein unverhofftes Gefühl der Geborgenheit entsteht.

Probieren Sie Folgendes aus: Ich kann nur wärmstens empfehlen, dass Sie sich einen Massagetisch zulegen. Sie werden ihn bei den verschiedensten sexuellen Spielchen zu schätzen wissen, von erotischen Massagen bis hin zu ungewöhnlichen Kink-Praktiken. Jaeleen Bennis und Eve Minax, die Autorinnen von *Bondassage: Kinky Erotic Massage Tips for Lovers*, haben mir gezeigt, wie man seinen Sub am besten auf einem Massagetisch fesselt. Wenn Sie keinen Massagetisch haben, können Sie auch die Bettpfosten nehmen. Ihr Partner legt sich mit dem Gesicht nach unten auf den Massagetisch, dann binden Sie ihm Hände und Knöchel mit einem zwei Meter langen Seil an den Tisch. Das geht ganz schnell: Suchen Sie erst die Seilmitte, dann legen Sie sich das Seil über die Handrücken und beschreiben mit den Handgelenken Kreise (indem Sie sie erst nach außen, dann zur Mitte bewegen). So entstehen zwei Schlaufen. Schieben Sie Ihrem Partner diese Schlaufen über die Hände und ziehen Sie den Knoten fest. Nun binden Sie die Seilenden an das Tischbein. Wiederholen Sie den Vorgang mit den Fußgelenken. Jetzt ist Ihr Partner gefesselt und kann sich nicht mehr vom Massagetisch erheben – Zeit für ungetrübten Spaß!

Ganzkörperfessel

Diese Variante ist ideal für alle, die für sich oder ihren Partner eine Fesselung wünschen, die keinerlei Bewegung zulässt. Der gesamte Körper wird so eng zusammengeschnürt, dass jede Bewegung unmöglich ist, zudem wird die Atemfähigkeit eingeschränkt oder auch das Sprechen unmöglich. Für manche Menschen geht das an die Grenze des Erträglichen, Sie können die Situation aber dennoch spielerisch und heiter gestalten. Eine solche Fesselung ist nicht ganz unbedenklich, da sie die Atmung beeinträchtigen kann. Wer an Asthma oder anderen Atembeschwerden leidet, sollte auf Ganzkörperfesselungen verzichten. Als wir uns noch nicht besonders lange kannten, hatten Ian und ich einen sehr lustvollen Abend, an dem ich ihn unterhalb der Gürtellinie fest in Plastikfolie einwickelte!

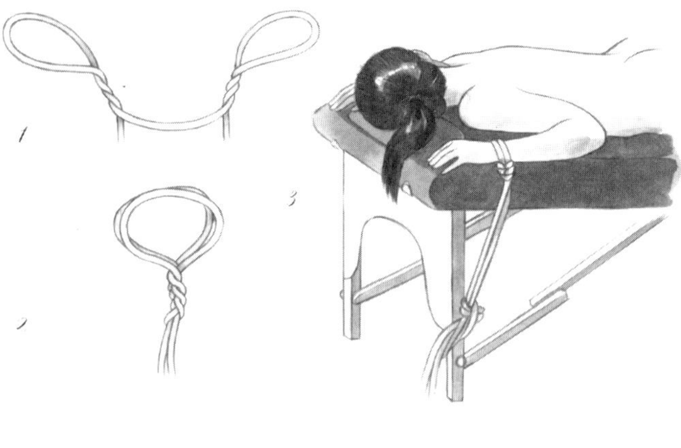

VORTEILE

- Der passive Part kann sich vollkommen fallen lassen.
- Diese Variante kann höchst entspannend wirken, da das Nervensystem herunterfährt.
- Wenn Sie nur das Geschlechtsteil frei lassen, können Sie Ihren Partner als Lustobjekt behandeln.

Probieren Sie Folgendes aus: Wickeln Sie Ihren Partner von der Taille bis zu den Oberschenkeln in Plastikfolie, sodass ein kleiner Folienrock entsteht. Reißen Sie ein Loch hinein, damit Sie an die Genitalien kommen. Jetzt können Sie sich nach Herzenslust austoben! Achten Sie unbedingt darauf, ob sich die Körpertemperatur Ihres Subs verändert, denn unter der Plastikfolie wird er schwitzen und könnte überhitzen (die Sicherheitsregeln für Wickelfesseln finden Sie weiter hinten in diesem Kapitel).

Ians Tagebuch: Devot/Tag 28
Trip nach New York, Dominatrix-Session

Sie schlingt verschiedene Gürtel um den Stuhl und meinen Oberkörper. Das fängt ja gut an.
Sie zieht sie fest. »Gleich wird es noch ein bisschen enger.« Beim Luftholen drücken die Riemen, an denen sie sich zu schaffen macht, bereits an meine Rippen.
Sie zurrt sie noch fester. Ich genieße die Enge.
Ich will vollkommen reglos sein …

Sie arbeitet schnell, und meine Wünsche werden wahr. Weitere Riemen fixieren meine Schenkel.
Dann holt sie den absoluten Gipfel meiner erotischen Fantasie aus dem Schrank: Superhohe High Heels – quasi ein Korsett für die Füße. Ein Modell, bei dem der Fuß in eine extreme Krümmung gezwungen wird und in dem das Laufen fast unmöglich ist.
Sie zwängt meine Füße nacheinander hinein und bindet sie dann an die Stuhlbeine. Meine Hände wandern in Fäustlinge, die um die Armlehnen geschlungen, festgezurrt und verschlossen werden. Den Reißverschluss, der unangenehm gedrückt hat, rückt sie zurecht, sodass ich nur noch das köstliche Unbehagen ihrer kunstvollen Fesselung spüre.

Aufregende Hilfsmittel und Techniken für faszinierende Fesselungen

Sie sehnen sich nach Fesseln, damit Sie sich frei fühlen können? Dann sind Sie bereit für die fantastische Reise in die phänomenale Welt der Fesselspiele. Sicherheit ... abgehakt! Fesselregeln ... abgehakt. Jetzt brauchen Sie nur noch einen Partner, mit dem Sie sich einig sind, etwas Know-how und ein paar Hilfsmittel, dann können die Fesselspiele beginnen!

BEWEGUNGSEINSCHRÄNKUNG MIT HÄNDEN UND KÖRPER

Sicherheit

- Achten Sie darauf, dass Sie nicht auf die Tabuzonen drücken.
- Kürzen oder feilen Sie Ihre Fingernägel, um Kratz- oder Schnittwunden zu vermeiden.

Vorteile

- Kostenlose, schnelle Methode, um die Bewegung einzuschränken.
- Direkter Hautkontakt.

Erotisches Ringen

Art der Bewegungseinschränkung: restriktiv

VORTEILE:

- Kann auf den passiven Part anregend oder entspannend wirken.
- Siehe Vorteile unter »Bewegungseinschränkung mit Händen und Körper« (oben).

Sicherheitsstufe: 3

Sicherheitsregeln:

- Bewegen Sie sich nicht zu schnell, setzen Sie gezielt auf Langsamkeit und Ruhe.
- Achten Sie auf Ihren Körper und üben Sie nur dort Druck aus, wo es gefahrlos möglich ist.
- Drücken Sie nicht zu fest, aber doch so fest, dass die Bewegungsfreiheit spürbar eingeschränkt wird.
- Erkundigen Sie sich, ob Ihr Partner früher einmal einen Missbrauch erlebt hat. In diesem Fall sollten Sie Trigger-Regionen meiden, da alte Traumata geweckt werden können, wenn sich der Sub gegen Sie wehrt.

Knochenpunkte

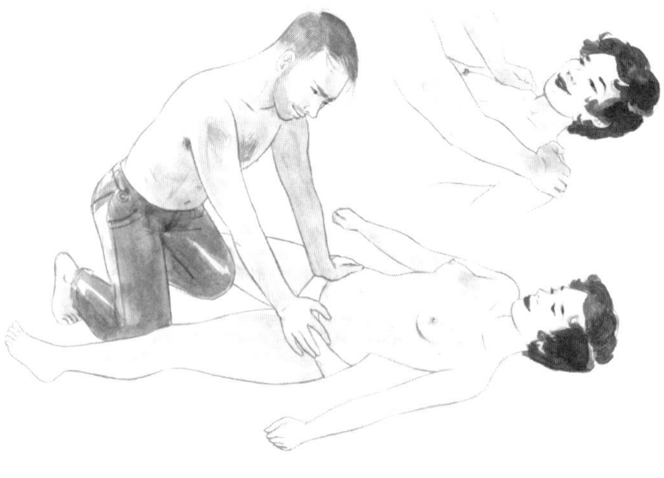

Vorgehensweise:

Schritt 1: Ihr Partner liegt zunächst auf dem Rücken. Legen Sie ihm eine Hand auf die Brust, die Hüften, Schultern oder das Kreuzbein (siehe Abbildung »Knochenpunkte« auf Seite 348). Holen Sie ein paarmal gemeinsam tief Luft. Das vermittelt dem passiven Part ein Gefühl der Sicherheit. Der ruhige Druck auf den Knochen schafft Vertrauen und Entspannung.

Schritt 2: Legen Sie Ihrem Partner die Handballen vorne auf die Schultern und drücken Sie diese langsam und sanft nach unten. Fordern Sie Ihren Partner auf, sich gegen diesen Druck zu wehren, er soll versuchen, den Brustkorb vom Bett zu heben. Nach einer Weile geben Sie dann die Anweisung, dass er sich wieder fügen soll. Sie können auch eine Hand auf die Schulter und eine Hand mittig auf die Brust legen.

Schritt 3: Setzen Sie sich auf die Beine Ihres Partners. Legen Sie die Hände vorne auf seine Hüftknochen. Meist passen die Hände perfekt auf diese Knochenpunkte. Auch jetzt soll sich Ihr Partner erst eine Weile wehren und sich dann wieder geschlagen geben.

Schritt 4: Setzen Sie sich auf das Bett, sodass die Beine Ihres Partners über Ihren liegen. Drücken Sie eine Hand auf sein Kreuzbein (den dreieckigen Knochen am unteren Ende der Wirbelsäule) und eine Hand auf sein Schambein. Holen Sie ein paarmal tief Luft, bevor Sie ihn wieder auffordern, sich erst zu wehren und dann nachzugeben.

Schritt 5: Spielen Sie mit verschiedenen Grifftechniken: Hüftknochen und Schulter, Brustmitte und Schambein usw. Lassen Sie Ihrer Kreativität freien Lauf und toben Sie sich beim Ringen richtig aus.

Sie können mit den Beinen andere Körperteile umklammern – aber bleiben Sie dabei aufmerksam und vorsichtig.

Schärfere Varianten:

- Halten Sie Ihren Partner an Kreuz- und Schambein fest, während Sie mit der Zunge seinen Intimbereich erkunden.
- Klettern Sie beim Geschlechtsverkehr auf Ihren Partner und drücken Sie Brustmitte oder Schultern nach unten, während Sie auf ihm reiten.

SEILE, KNOTEN UND BÄNDER

Sicherheit

- Versuchen Sie nicht, den Fessel-Superhelden zu spielen – kontrollieren Sie Ihr Werk genau. Könnten Sie ein Seil anders binden, damit es wirkungsvoller ist, oder ist eine Fesselung unerträglich eng oder unbequem? Da sich Knoten mit der Zeit fester ziehen können, müssen Sie immer wieder überprüfen, dass unter den Seilen nach wie vor ein Fingerbreit Platz ist.
- Arbeiten Sie mit der Doppeldruck-Technik: Ihr Sub soll Ihnen zweimal die Hand drücken, um zu bestätigen, dass bei ihm alles in Ordnung ist.
- Achten Sie auf Körpersprache, Atmung und Mimik Ihres Subs, diese Signale sind sogar noch wichtiger als das Safeword. Wenn die Körpertemperatur steigt oder sich

die Haut feucht anfühlt, müssen Sie die Seile sofort lösen!

- Bei Fesselspielen kommt es meist dann zu Unfällen, wenn jemand stürzt oder das Bewusstsein verliert. Vergewissern Sie sich, dass Ihr Partner vor einer Session etwas gegessen hat. Ich fessele Ian am liebsten im Liegen und achte darauf, dass keine losen Seilenden herumliegen, die Stolperfallen bilden könnten.
- Wenn Sie abrupt an einem Seil ziehen oder beim Fesseln heftig daran zerren, können Verbrennungen entstehen. Deshalb sollten Sie vermeiden, dass die Seile direkt über die Haut reiben.

VORTEILE

- Gut gemachte Seilfesselungen garantieren Leidenschaft, Gefühle und Intimität. Das Seil vermittelt Emotionen. Sie können es langsam und sinnlich anlegen, rasch und systematisch oder grob und rabiat. Sie selbst bestimmen die Atmosphäre.
- Gute gemachte Seilfesseln sind etwas Wunderschönes. Wenn Sie Symmetrie, Knoten und das genüsslich-langsame Einschnüren Ihres Partners lieben, dürften Seile genau das Richtige für Sie sein.
- Zudem sind Seile auch ein Erlebnis für die Sinne – man kann sie spüren, hören und riechen.

Seilarten

Naturseile bestehen aus Baumwolle, Hanf oder Seide. Baumwolle fühlt sich sanft und sinnlich an; wählen Sie unbedingt Seile aus reiner Baumwolle. Hanf kann kratzen, wird aber nach einigen Wäschen weicher. Synthetische Seile bestehen aus Nylon, Polyester oder Polypropylen. Nylonseile sind sehr beliebt und überall erhältlich. Polyester und Polypropylen haben den Vorteil, dass diese Materialien wasserfest sind und auch nach zahlreichen Wäschen noch in Form bleiben.

Längen und Stärken

- Besorgen Sie sich Seile (oder andere Schnüre) in verschiedenen Längen – zwei, drei und sieben Meter lang und etwa elf Millimeter stark.
- Dickere Seile sind für Anfänger sicherer, da sie Nerven und Blutbahnen nicht so leicht abschnüren, allerdings werden die Knoten dann recht dick.
- Für Genitalfesselungen brauchen Sie weniger starke Seile.

Teuflischer Texanischer Fesselknoten

Art der Bewegungseinschränkung: mobil, restriktiv

VORTEILE:

- Schnell angelegte Handfessel, die Ihren Partner auf der Stelle zum Liebessklaven macht.
- Im Notfall leicht zu lösen.
- Bildet eine Leine, mit der Sie Ihren Sklaven herumführen oder an ein Möbelstück oder die Tür binden können.

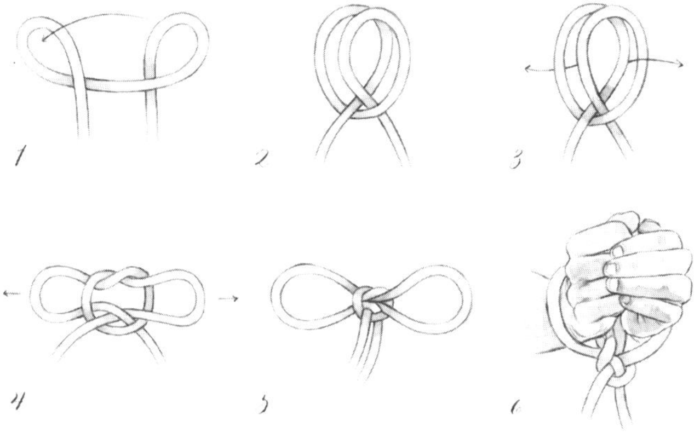

Sicherheitsstufe: 3

Sicherheitsregeln:

- Halten Sie die Leine möglichst kurz, damit sie nicht zur Stolperfalle wird.

Das brauchen Sie:

- Zwei bis drei Meter Seil (falls Sie Ihren Partner irgendwo festbinden wollen) oder eine Herrenkrawatte (wenn nur die Hände gefesselt werden sollen).

Vorgehensweise:

Schritt 1: Ermitteln Sie die Seilmitte und nehmen Sie das Seil in beide Hände. Drehen Sie das Seilstück in Ihrer Linken zu sich hin, das Stück in Ihrer Rechten von Ihnen weg, sodass zwei Schlingen entstehen. Schieben Sie die rechte Schlinge über die linke, ohne sie zu verdrehen, damit sich ein Kreis bildet.

Schritt 2: Führen Sie die linke Seite der oberen Schlinge nach unten und die rechte Seite der unteren nach oben und ziehen Sie sie fest. Nun sollten Sie zwei Schlingen mit einem Knoten in der Mitte in den Händen halten.

Schritt 3: Ihr Partner steckt nun in jede Schlinge eine Hand. Ziehen Sie an beiden Seiten des Knotens, sodass die Handgelenke gefesselt werden, und binden Sie beide Seilstücke zu einem Überhandknoten, der jedes Entkommen unmöglich macht.

Schritt 4: Jetzt können Sie Ihren Partner an das Bettgestell, an den Massagetisch oder einen Stuhl binden. Oder Sie nutzen das überschüssige Seilstück als Leine, an der Sie Ihren Sklaven herumführen.

Schärfere Varianten:

- Setzen Sie sich nach Schritt 2 hinter Ihren Partner und drücken Sie seinen Oberkörper an Ihre Brust. Küssen und streicheln Sie ihm den Nacken. Lassen Sie das Seil den Hals entlang und die Arme hinunter bis zu den Handgelenken gleiten und führen Sie dann Schritt 3 aus.
- Mit dieser Methode können Sie auch die Fußgelenke oder aber ein Fuß- und ein Handgelenk zusammenbinden. Wenn Sie beide Hand- und Fußgelenke gefesselt haben, können Sie Ihren Partner an das Kopfende des Bettes binden. So werden die Beine angehoben und gespreizt – die perfekte Position, um mit dem Intimbereich zu spielen.

Perfektes Brustharness

Art der Bewegungseinschränkung: restriktiv, mobil

VORTEILE:

- Schnürt den Oberkörper ein. Ideal in Verbindung mit der »Phänomenalen Frosch-Fesselung«, siehe Seite 360)

Wo soll ich dich festbinden?

Das Bett ist natürlich naheliegend, aber es gibt noch viele andere Möglichkeiten, Ihren Partner festzubinden:

- Klemmen Sie die Leine oder das Seilende in der Tür ein – auch die Türklinke oder die Griffe von Küchen- oder Badezimmerschränken sind gut geeignet.
- Binden Sie das Seil an die Beine eines schweren Stuhls, eines Tischs usw.
- Drehen Sie Ösen in den Fußboden oder in Holzmöbel: ideal, um einen ungehorsamen Sklaven anzubinden.
- Im eigenen Garten oder beim Camping können Sie zum Festbinden einen Zelthering oder einen kräftigen Baumstumpf verwenden – das verspricht jede Menge Spaß an der frischen Luft!
- Im Internet finden Sie verschiedene Spezialmöbel für Fesselspiele, die ungeahnte Möglichkeiten eröffnen, zum Beispiel die Modelle aus der »Black Label Line« von Liberator.
- Kaufen Sie sich spezielle Fesselmöbel (ich habe das Glück, dass Ian als Designer arbeitet und mir ein ganz besonderes Bett konstruiert hat; auf den ersten Blick sieht es vollkommen normal aus, lässt sich aber mit ein paar Handgriffen in eine extravagante Spielwiese verwandeln).

Sicherheitsstufe: 3,5

SICHERHEITSREGELN:

- Diese Fesselung muss unbedingt korrekt ausgeführt werden (führen Sie das Seil von unten nach oben, sodass die Fesseln auf den Armen bleiben), damit das Seil nicht auf die Ellenbogen rutscht.

Das brauchen Sie:

- Fünf bis sieben Meter Seil

Vorgehensweise:

Schritt 1: Ihr Partner steht aufrecht, die Arme seitlich am Körper. Sie stehen hinter ihm und streichen ihm sinnlich über den Rücken oder kratzen mit den Fingernägeln verführerisch die Wirbelsäule entlang, während Sie an seinem Nacken knabbern. Schlingen Sie ihm einen Arm um den Brustkorb (unterhalb der Brüste) und ziehen Sie ihn fest an sich, während Sie ihm seitlich am Hals knabbern, ihn küssen und/oder streicheln. Die Arme Ihres Partners müssen dabei seitlich herabhängen, die Ellenbogen nach hinten weisen.

Perfektes Brustharness

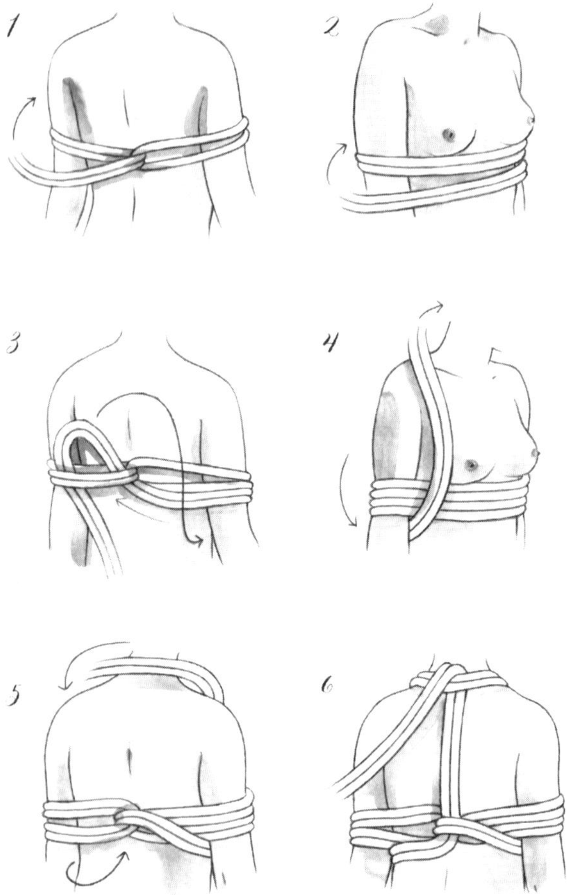

Schlingen Sie das Seil unter der Achselhöhle hindurch,
durch die Schlaufe am Rücken und die Wirbelsäule hinauf.

Schritt 2: Legen Sie das Seil in der Mitte zusammen. Halten Sie die Seilmitte in der linken Hand, die Seilenden in der rechten, und schlingen Sie das Seil von vorn über Brustkorb und Arme (unterhalb der Brüste und oberhalb der Ellenbogen) nach hinten. Führen Sie die Seilenden durch die Schlaufe, die an der Seilmitte am Rücken entstanden ist, und ziehen Sie die Enden fest in die andere Richtung. Sie können das Seil festwickeln, indem Sie um Ihren Sub herumgehen, ihn drehen oder ihm befehlen, dass er sich drehen soll.

Schritt 3: Führen Sie das Seil durch die rechte Schlinge nach oben und dann zur linken Körperhälfte Ihres Partners. Ziehen Sie das Seil zwischen Arm und Körper unter der Fesselung hindurch, von vorn über Schulter und Nacken über die rechte Schulter und dann unter dem Arm und der Fesselung hindurch in den Rücken. Dort ziehen Sie das Seil durch die linke Schlinge zur rechten Körperhälfte.

Schritt 4: Stellen Sie sich wieder hinter Ihren Partner, küssen Sie seinen Nacken, ziehen Sie ihn an sich und atmen Sie ein paarmal ruhig ein und aus, während er gespannt auf Ihre nächste Aktion wartet.

Schritt 5: Führen Sie das Seil in den Rücken Ihres Partners, zurren Sie es fest und ziehen Sie es unter der Schlaufe hindurch ganz bis in den Nacken. Das letzte Seilstück führen Sie hinter das Brustharness, ziehen es jedoch nicht ganz fest, sondern bilden eine Schlaufe, durch die das Seilende geschlungen wird. Wenn die Fesselung besonders hübsch aussehen soll, können Sie das restliche Seil aufwickeln.

Optionaler Schritt 6: Fesseln Sie Ihrem Partner die Arme mit dem Teuflischen Texanischen Fesselknoten hinter dem Rücken oder, bei Beschwerden mit der Speichenarterie, vor dem Bauch.

Schärfere Varianten:

- Wenn Sie diese Fesselung mit dem Teuflischen Texanischen Fesselknoten und der Phänomenalen Frosch-Fesselung (unten) kombinieren, kann sich Ihr Partner nicht mehr rühren und erfährt ein besonders intensives Fesselerlebnis.
- Ziehen Sie Ihrem Partner sein Lieblings-SEP-Outfit (siehe Kapitel 4: *Die Entfaltung der Starken Erotischen Persönlichkeit*) an und lassen Sie ihn auf und ab stolzieren. Legen Sie sexy Musik auf, lassen Sie ihn auf dem Bett Platz nehmen (damit er nicht auf den harten Boden stürzt) und fordern Sie ihn zu einem heißen Striptease auf, während die Arme in der Brustfessel stecken. Stellen Sie für eine gelungene Darbietung eine unwiderstehliche Belohnung in Aussicht!

Phänomenale Frosch-Fesselung

Art der Bewegungseinschränkung: restriktiv

VORTEILE:

- Unkomplizierte Fesselung, die die Beine Ihres Partners fixiert und den Intimbereich frei lässt
- Ideal in Verbindung mit einem Brustharness

Sicherheitsstufe: 3

SICHERHEITSREGELN:

- Siehe Sicherheitsregeln für Seile (Seite 332/350).

Das brauchen Sie:

- Zwei Seile, jeweils fünf Meter lang.

Vorgehensweise:

Schritt 1: Ihr Partner soll sich auf den Rücken legen und die Fersen an den Po ziehen. Setzen Sie sich ihm zu Füßen oder links neben ihn, das Gesicht ihm zugewandt. Streichen Sie Ihrem Partner mit dem Seil sanft über die Beine.

Schritt 2: Legen Sie das Seil in der Mitte zusammen und führen Sie es in der Nähe der Genitalien über den linken Oberschenkelansatz Ihres Partners. Die Seilmitte sollte in Ihrer rechten Hand außen am linken Bein Ihres Partners liegen. Ziehen Sie leicht am Seil, damit Ihr Sub eine Vorahnung bekommt. Dann schlingen Sie die Fessel in Höhe des Knöchels um das gebeugte Bein. So entsteht eine Schlinge in der Seilmitte, durch die Sie das andere Seilende ziehen. Achten Sie darauf, dass die Schlinge außen am Bein und quer zur Kniebeuge liegt. Ziehen Sie das Seil nun in die Gegenrichtung und schlingen Sie es erneut um das Bein. Vergewissern Sie sich, dass die Fessel für Ihren Partner erträglich ist. Bitte beachten: Das Seil darf sich nicht stauen, sondern muss flach und breit verlaufen.

Schritt 3: Führen Sie das Seil durch die Schlinge in Knöchelnähe, über das Seil hinweg und unter dem Knie hindurch. Dann schlingen Sie es über das innere Seil, führen es darunter her und wieder nach außen. Wiederholen Sie diese Bewegung mehrere Male. Schieben Sie einen Finger unter das Außenseil, ziehen Sie das restliche Seil als Schlaufe hervor und verknoten Sie es.

Schritt 4: Mit dem restlichen Seil können Sie Ihren Partner an ein Möbelstück binden oder ihm die Handgelenke fesseln, oder Sie wickeln es dekorativ um die Fessel. Wiederholen Sie Schritt 1 bis 4 am rechten Bein.

Schärfere Varianten:

- Berühren Sie das Seil mit einem Vibrator, sodass die gesamte Fessel vibriert. Stimulieren Sie die Genitalien des Gefesselten mit der Vibration, indem Sie abwechselnd das Seil und die intimen Stellen berühren.
- Die Fesselung bekommt einen besonderen Kick, wenn Sie Ihrem Partner zusätzlich das »Perfekte Brustharness« anlegen. Dann soll er bis an die Bettkante rutschen. Nun können Sie die Genitalien perfekt mit dem Mund oder anderen Sinnesobjekten stimulieren.
- Nutzen Sie die Gelegenheit für ein Intim-Styling. Bewaffnen Sie sich mit Rasierschaum und Rasierer und stylen Sie die Schambehaarung Ihres Partners nach Lust und Laune (aber klären Sie erst ab, ob er damit einverstanden ist!).
- Ordnen Sie an, dass sich Ihr Liebessklave auf den Bauch dreht. Gelingt das nicht ohne Ihre Hilfe, tadeln Sie ihn für seine Unfähigkeit und seien Sie so gnädig, ihm zu helfen. Richten Sie die Seile, falls sie im Eifer des Gefechts verrutscht sind. Jetzt ist das Hinterteil für Liebeshiebe, Flogging oder unvergessliche Analspiele frei zugänglich.

Phänomenale Frosch-Fesselung

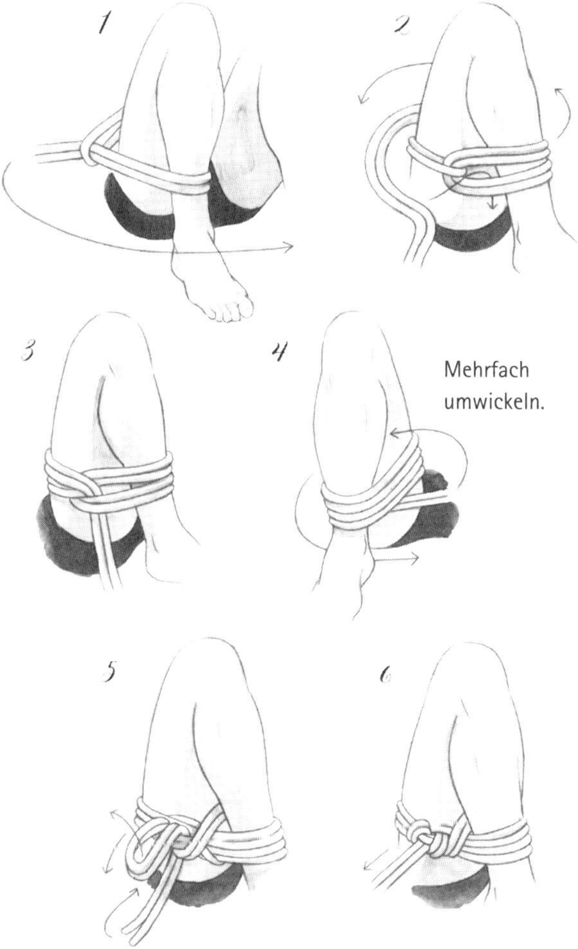

HANDSCHELLEN

Sicherheit

- Stellen Sie sicher, dass keine Schürf- oder Schnittverletzungen durch scharfe Kanten oder spitze Stellen entstehen können.
- Sorgen Sie dafür, dass sich die Handschellen im Notfall rasch entfernen lassen. Zweitschlüssel oder Bolzenschneider bereitlegen!

Vorteile

- Schnell, leicht anzuwenden und äußerst effektiv!
- In verschiedenen Varianten (mit Fellbesatz, aus Metall, Leder usw.), Größen (für Handgelenke, Fußgelenke, Oberschenkel usw.) und Farben (schwarz, rot, weiß, pink usw.) erhältlich.
- Handschellen mit Ringen können mit Seilen, Karabinern oder Doppelkarabinern kombiniert werden.

Mein heißer Handschellen-Hog

Art der Bewegungseinschränkung: restriktiv

VORTEILE:

- Äußerst schnelle und einfache Fesselmethode.
- Genitalien und Hintertürchen sind frei zugänglich und können stimuliert und bearbeitet werden.
- Besonders demütigend und degradierend für den Bottom.

Sicherheitsstufe: 3

SICHERHEITSREGELN:

- Stellen Sie sicher, dass Ihr Partner körperlich in der Lage ist, diese Position einzunehmen.

Das brauchen Sie:

- Handschellen, Fußschellen, Hogtie-Kreuz mit Karabinerhaken und einen einigermaßen gelenkigen Partner (Hogtie-Sets können Sie im Internet bestellen – auch in hübschen Farben!).

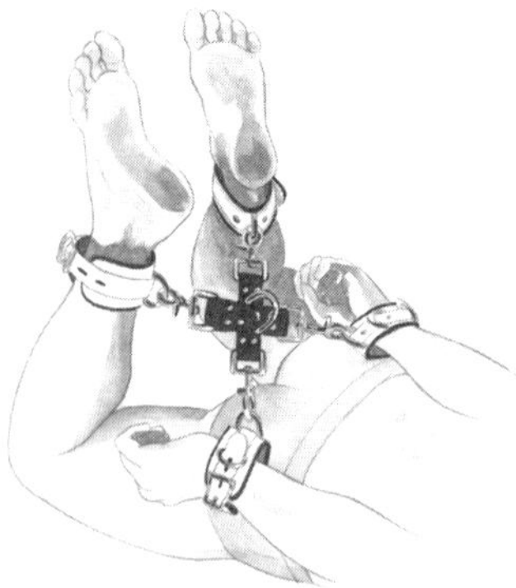

Vorgehensweise:

Schritt 1: Ihr Bottom liegt auf dem Bauch. Wenn Sie sehr gnädig sind, können Sie ihm ein Kissen unter den Kopf schieben. Legen Sie das Hogtie-Kreuz im Lendenbereich auf den Rücken. Halten Sie ein Handgelenk des Bottoms in einer Hand, legen Sie ihm die Handschelle ganz bewusst um das Gelenk und drücken Sie sie zu, damit die Hand nicht wieder herausrutscht. Mit dem anderen Handgelenk machen Sie das Gleiche. Besonders sinnlich wird der Vorgang, wenn Sie Ihrem Partner dabei die Wirbelsäule entlang und über die Handfläche streichen oder die Handgelenke küssen. Zelebrieren Sie die Fesselung und lassen Sie die Handschellen nicht einfach um die Handgelenke schnappen. Wenn Sie resoluter, dominanter oder besonders unbarmherzig auftreten wollen, können Sie die Handschellen abrupt und heftig zudrücken, während Sie Ihrem Sub fest in die Augen blicken.

Schritt 2: Nun fesseln Sie auch die Fußgelenke. Gehen Sie dabei genauso sinnlich oder aber resolut vor wie bei den Handgelenken.

Schritt 3: Beugen Sie nun die Arme des Subs am Ellenbogen, damit Sie die Karabiner befestigen können. Die Beine beugen Sie in den Knien, sodass die Knöchel nach oben zum Hogtie-Kreuz kommen. Je nachdem, wie beweglich Ihr Partner ist, müssen Sie die Fessel eventuell ein wenig verschieben.

Schritt 4: Wenn alle vier Fesseln befestigt sind, ist Ihnen Ihr Bottom hilflos ausgeliefert! Legen Sie los!

Schärfere Varianten:

- Nachdem Sie die erste Handschelle angelegt haben, können Sie Ihr Eigentum gründlich mit den Händen inspizieren. Sie könnten ihm beispielsweise die Genitalien drücken oder streicheln und Ihre Zufriedenheit äußern. Wiederholen Sie dies, nachdem Sie die anderen Fesseln angelegt und diese heiße, unkomplizierte Hogtie-Position vollendet haben!
- Diese Position eignet sich perfekt für Analspiele! Stimulieren und bearbeiten Sie die begierige Hintertür mit einer Analmassage oder Anilingus, oder bringen Sie ein Analwerkzeug mit ins Spiel, wenn Ihr Partner dazu bereit ist!

WICKELFESSELN: KLEBEBAND/SPORTBANDAGEN/PLASTIKFOLIE

Sicherheit

- Stellen Sie sicher, dass Ihr Partner nicht überhitzt (unter Plastikfolie kann der Körper die Temperatur oft nicht regulieren).
- Achten Sie darauf, dass die Blutzufuhr nicht unterbrochen und die Atmung nicht zu sehr eingeschränkt wird. (Denken Sie daran: Keine Brustfesseln für Personen, die an Atembeschwerden leiden!)
- Manche Menschen geraten in Panik, wenn sie am ganzen Körper eingeschnürt sind. Sollte Ihr Partner Panik bekommen, so sorgen Sie dafür, dass er ruhig weiteratmet, und befreien Sie ihn vorsichtig von seiner Fessel.

Vorteile

- Schnell und leicht anzuwenden.
- Kostengünstige Methode, um den Partner restriktiv (festes Umschlingen der Handgelenke) oder am ganzen Körper zu fesseln (indem Sie ihn wie eine Mumie einwickeln, siehe unten).

Meine kleine Mumie

Art der Bewegungseinschränkung: Ganzkörperfesselung

VORTEILE:

- Komplettfesselung, die jede Bewegung ausschließt.
- Plastikfolie kostet nicht viel.
- Riesenspaß und superheiß!

Sicherheitsstufe: 3

Sicherheitsregeln:

- Bei meiner Methode wird nicht oberhalb des Halses eingewickelt.

Das brauchen Sie:

- Klebeband/Bondage-Tape, Plastikfolie oder selbstklebende Sportbandagen
- Kleiderschere
- Laken

Vorgehensweise:

Schritt 1: Der Bottom liegt rücklings auf dem Bett. Wickeln Sie ihn von den Knöcheln aus langsam und genussvoll ein und arbeiten Sie sich hoch. Dann wickeln Sie die Hüften, Geschlechtsteile sowie Bauch und die seitlich liegenden Arme ein ... bis zum Schlüsselbein.

Schritt 2: Wenn Sie Sportbandagen verwenden, könnten Sie ein Loch für die Genitalien frei lassen. In Plastikfolie sollten Sie mit den Fingern ein Loch für die Genitalien reißen können. In Klebeband müssen Sie das Loch hineinschneiden. Verwenden Sie dazu *auf keinen Fall* eine normale Schere, sondern ausschließlich eine Verbandschere mit abgerundeten Spitzen! Und bitte gehen Sie äußerst vorsichtig zu Werke! So mancher Bottom kommt übrigens schon aus Angst vor der Schere an den Genitalien zum Orgasmus.

Schritt 3: Jetzt liegen die Genitalien frei, und Ihr Bottom ist Ihnen hilflos ausgeliefert! Der perfekte Zeitpunkt für eine Genitalmassage, orale Stimulation oder andere verruchte Spielchen.

Schritt 4: Nachdem Sie sich richtig ausgetobt haben, befreien Sie Ihren Bottom mit der Kleiderschere aus dem Wickelgefängnis. Lassen Sie sich dabei Zeit und lösen Sie die Fesseln in aller Ruhe. Je nach Dauer des Fesselspiels und Körpertemperatur des Bottoms müssen Sie ihn anschließend eventuell in eine Decke wickeln und in die Arme schließen.

GENITALFESSELN

Sicherheit

- Diese Körperregion ist sehr empfindlich. Schnüren Sie hier nicht so fest, dass die Durchblutung gestört wird!
- Siehe Sicherheitsregeln für Seile auf Seite 332.

Vorteile

- Kann die Durchblutung im Genitalbereich unterstützen und so die Erektion und Sensibilität fördern.
- Wunderbare Möglichkeit, die Dominanz über den Partner deutlich zu machen.
- Äußerst sinnenfreudige Strafe.

Unterschiedliche Arten

- Seile
- Schmuck
- Klammern
- Penisringe
- Keuschheitsvorrichtungen

Hübsch verschnürtes Päckchen

Art der Bewegungseinschränkung: mobil, für die Genitalien restriktiv

VORTEILE:

- Hält das Blut im Penis und fördert so festere, größere Erektionen.
- Macht die Besitzverhältnisse klar: Sein bestes Stück gehört Ihnen, und Sie machen damit, was Sie wollen!

Sicherheitsstufe: 3

SICHERHEITSREGELN:

- Die Hoden sind oft sehr empfindlich, also gehen Sie damit bitte vorsichtig um.
- Schnüren Sie die Seile nicht so fest, dass die Blutgefäße Schaden nehmen.
- Befreien Sie Ihren Liebsten nach 10 bis 15 Minuten von seiner Fessel.

Das brauchen Sie:

- Ein drei Millimeter dickes, etwa 120 Zentimeter langes Seil (beziehungsweise zwei Meter lang, wenn das hübsche Päckchen eine Leine haben soll)

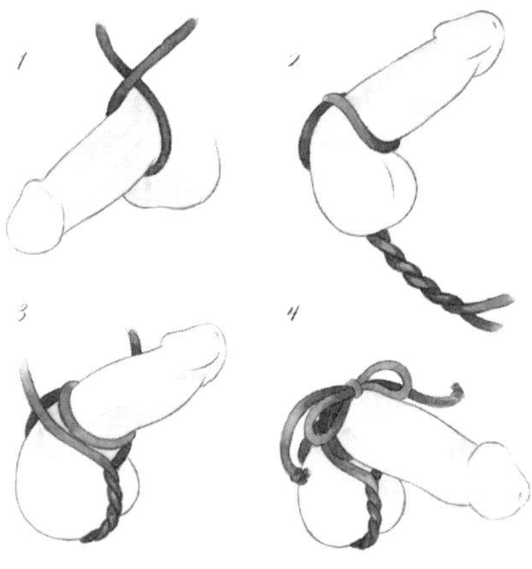

Vorgehensweise:

Schritt 1: Legen Sie die Seilmitte unten an die Peniswurzel. Schlingen Sie das Seil um den Penis, legen Sie es oben über Kreuz und führen Sie es unter die Hoden.

Schritt 2: Drehen Sie das Seil mehrere Male zusammen und führen Sie es zwischen den Hoden nach oben, sodass diese leicht auseinandergeschoben werden.

Schritt 3: Teilen Sie die Seilenden und schlingen Sie sie über die Penisoberseite. Binden Sie eine hübsche Schleife oder machen Sie sich eine Leine, wenn noch Seil übrig ist.

Schritt 4: Loben Sie, wie gut Ihnen sein hübsch verpacktes bestes Stück gefällt. Betonen Sie ausdrücklich, dass Ihr Sub Ihnen gehört – sein Geschlechtsteil und alles andere auch. Sie könnten auch leicht auf den Penis schlagen, um Ihren Partner daran zu erinnern, wer das Sagen hat!

Schärfere Varianten:

- Führen Sie Ihren Liebsten am Penis oder an der Leine durch das ganze Zimmer. Anschließend können Sie seinen Penis von oben bis unten mit Kokosöl einreiben. Stimulieren Sie die Penisspitze sanft mit den Fingerspitzen, schließen Sie dann die Faust um den Schaft und streichen Sie bis zur Wurzel hinunter. Stimulieren und streicheln Sie nach Lust und Laune weiter.
- Halten Sie den Penis an der Wurzel und schauen Sie Ihrem Partner fest in die Augen, während Sie ihn mit der Zunge stimulieren. Nehmen Sie den Penis ganz in den Mund und hören Sie

dann abrupt auf. Sie sollten betonen, dass es Ihnen ausschließlich um Ihr persönliches Vergnügen geht; Ihr Partner darf nicht zum Orgasmus kommen. Lecken und liebkosen Sie den Penis weiter und hören Sie immer dann auf, wenn Sie den Eindruck haben, dass er bald kommt. Erinnern Sie ihn wieder an die Regeln. Wenn Sie besonders gemein sein wollen, können Sie das Spiel auch einfach abbrechen und sich etwas anderem widmen; sind Sie großzügig gestimmt, können Sie Ihrem Partner einen Orgasmus erlauben – aber nur auf Ihr Kommando!

- Bei dieser Fesselung werden die Hoden leicht angehoben und hochgehalten, sodass Sie ideal mit dem R-Punkt (der Peniswurzel zwischen Hoden und Anus) spielen können. Lecken, saugen, massieren oder streicheln Sie diese Stelle; das wird für ihn ein sensationelles, höchst genüssliches Erlebnis sein. (Mehr zu fabelhafter Fellatio finden Sie in meinem dritten Buch *Blow Each Other Away.*)

Genitalfessel à la französische Zofe

Art der Bewegungseinschränkung: mobil, psychologisch

VORTEILE:

- Psychisch erregend.
- Kann unter der Kleidung getragen werden.
- Sorgt besonders bei Bewegungen für prickelnde Gefühle an Schamlippen und Klitoris.
- Sexy Auftakt einer Szene.

Sicherheitsstufe: 3

SICHERHEITSREGELN:

- Siehe Sicherheitsregeln für Seile und Genitalfesseln (Seiten 332 und 370).

Das brauchen Sie:

- Ein drei Millimeter dickes und drei Meter langes Seil oder drei Meter Schleifenband

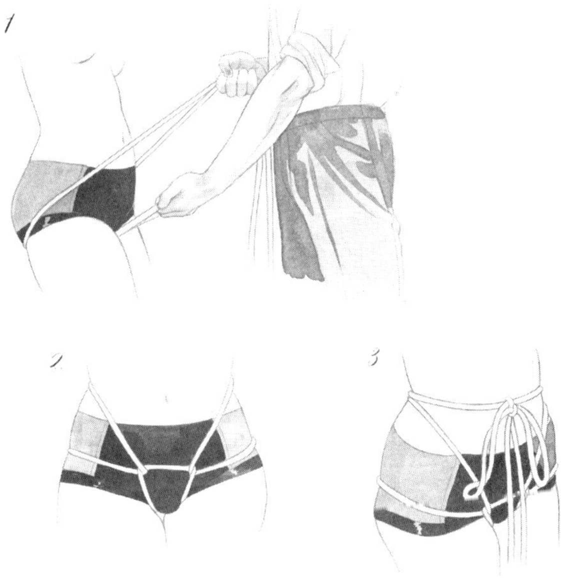

Vorgehensweise:

Schritt 1: Ihre wunderschöne (natürlich devote) Göttin steht Ihnen gegenüber. Legen Sie ihr die Seil- oder Bandmitte im Lendenbereich um den Rücken. Ziehen Sie Ihre Liebste an sich. Küssen Sie sie sanft und fragen Sie sie, ob sie auch brav sein wird.

Schritt 2: Halten Sie beide Seilenden in einer Hand. Greifen Sie mit der anderen Hand zwischen den Beinen hindurch nach der Seilmitte und ziehen Sie diese zwischen den Beinen hindurch nach vorne, sodass eine schöne Schlaufe entsteht.

Schritt 3: Führen Sie das Seil durch die Schlaufe. Schieben Sie das Seil so zurecht, dass es Ihrer Partnerin in Bauchnabelhöhe auf den Hüften liegt. Schlingen Sie ihr jeweils ein Seilende von links und rechts um die Taille und führen Sie sie vorne wieder zusammen. Binden Sie dort eine hübsche Schleife (wenn Ihre Liebste die Fessel unter der Kleidung tragen soll, verwenden Sie ein kürzeres Seil, das Sie dann verknoten).

Schärfere Varianten:

- Wenn Ihre Liebessklavin gerne putzt, können Sie Ihr zur Belohnung diese Fessel anlegen und ihr befehlen, für Sie aufzuräumen. Wenn sie Hausarbeit hasst, dient diese Fessel als Strafe: Sie soll an Sie denken, während sie die Wäsche macht, die Toiletten putzt und andere Hausarbeiten verrichtet.
- Legen Sie Ihrer Partnerin diese Fessel an, schenken Sie ihr ein locker sitzendes Kleid und gehen Sie mit ihr essen und anschließend ins Kino. Diese Fessel macht ihr wie ein Halsband

deutlich, dass sie Ihnen gehört. Und Sie wissen, dass sie Ihr Eigentum ist!

- Ziehen Sie an dem Seilstück, das den Genitalien am nächsten ist, um ihre intimsten Stellen leicht zu stimulieren!

MUNDFESSELN/KNEBEL

Sicherheit

- Bei solchen Fesseln darf sich nichts lockern oder lösen, da sonst Ersticken droht! Sie dürfen Ihrem Partner also keinesfalls Socken, Höschen oder Stoffstücke in den Mund stopfen und dann ein Klebeband darüberkleben (wie man es in Filmen manchmal sieht).
- Ein geknebelter Bottom kann kein Safeword äußern. Geben Sie ihm daher einen Ball in die Hand. Anstatt *Rot* zu rufen, soll er den Ball fallen lassen, um die Session sofort zu beenden. Auch Glocken oder Schlüssel sind gut geeignet, weil dann beim Fallenlassen ein Geräusch entsteht.
- Die Mundwinkel sind oft besonders empfindlich, also vergewissern Sie sich, dass die Fessel nicht schmerzt oder einschneidet.
- Nehmen Sie Rücksicht auf das Kiefergelenk, verspannte Kiefermuskulatur sowie die Größe der Zähne und den Öffnungswinkel des Mundes.
- Wenn der Sub eine Missbrauchserfahrung hinter sich

hat, sollten Sie ihn lieber nicht knebeln, da er sich vermutlich nur sicher fühlt, wenn er sprechen kann.

- Einem allergiegeplagten oder erkälteten Bottom sollten Sie keine Mundfessel anlegen – warten Sie lieber, bis er wieder frei durch die Nase atmen kann.
- Der Sub sollte den Kopf nicht neigen, wenn der Dom den Knebel anlegt; andernfalls könnte der Knebel so eng sitzen, dass er das Atmen erschwert.
- Falls Ihr Partner nach einer Fesselszene unter Leute muss, sollten Sie bedenken, dass die Knebelriemen manchmal Abdrücke im Gesicht hinterlassen.
- Lassen Sie eine geknebelte Person niemals unbeaufsichtigt!

Vorteile

- Gibt dem Geknebelten das Gefühl, zu bestimmten Dingen »gezwungen« zu werden, weil er nicht protestieren kann.
- Kann das Gefühl verstärken, als Objekt behandelt zu werden.
- Manchmal läuft Speichel aus dem Mund, was erniedrigend und sexy wirken kann.
- Wenn Ihr Partner seiner Lust meist lautstark Ausdruck verleiht, können Sie mit dem Knebel verhindern, dass Nachbarn, Kinder oder Mitbewohner die Freudenschreie hören.

Unterschiedliche Arten

Es gibt verschiedene Knebelarten – manche sind besonders fantasievoll, andere eher funktional. Hier ein paar Anregungen:

- Trensenknebel: Ein Trensenknebel ist ein langes Metall-, Gummi- oder Silikonstück, das quer über den Mund geführt wird und normalerweise an einem Kopfharness befestigt ist. Er lässt dem Mund etwas mehr Freiheit und ist ideal für fantasievolle Spiele.
- Ballknebel: Der Klassiker unter den Mundfesseln. Die Kugeln sind in verschiedenen Materialien erhältlich. Ich empfehle hochwertiges Silikon oder andere ungiftige Materialien, denn immerhin steckt der Knebel direkt im Mund. Zudem sollten Sie einen Riemengurt wählen, den Sie an die jeweilige Kopfgröße anpassen können.
- Dildo-Knebel: An einem Dildo-Knebel ist ein Phallus angebracht, der im Mund liegt, wenn die Fessel angelegt wird. Er darf nicht so groß sein, dass er die Atmung einschränkt oder den Würgreflex auslöst!
- Mundspreizer: Diese Fesseln halten den Mund geöffnet. Der Dom kann seine Finger durch das Loch schieben und so seine Dominanz demonstrieren. Allerdings belasten diese Vorrichtungen das Kiefergelenk, sodass Sie Ihrem Bottom häufiger eine Pause von seinem Mundspreizer gönnen sollten.

- Seil: Auch Seile eignen sich als Mundfessel. Achten Sie darauf, dass das Seil die Mundwinkel nicht zu stark dehnt und die empfindlichen Lippen nicht abschürft.

Nichts hören, nichts sehen, nichts sagen

Art der Bewegungseinschränkung: Komplettfesselung (nur Kopf)

VORTEILE:

- Schränkt die Sinneswahrnehmung ein (Sub kann nichts sehen, hören, schmecken, sagen usw.).
- Siehe allgemeine Vorteile der Mundfesseln auf Seite 378.

Sicherheitsstufe: 2

SICHERHEITSREGELN:

- Siehe Sicherheitsregeln für Mundfesseln auf Seite 377.

Das brauchen Sie:

- Augenbinde, Ohrstöpsel und Mundfessel

Vorgehensweise:

Schritt 1: Ihr Partner liegt auf dem Rücken, Sie verbinden ihm die Augen fest mit einer Augenbinde.

Schritt 2: Verpassen Sie ihm Ohrstöpsel, sodass er nichts mehr hören kann. Sie können auch schalldämmende Kopfhörer verwenden.

Schritt 3: Massieren Sie Ihren Partner mit den Fingerspitzen am Kiefer und hinter den Ohren. Dann soll er den Mund so weit öffnen, wie es problemlos möglich ist. Legen Sie ihm einen Knebel Ihrer Wahl in den Mund und befestigen Sie diesen am Kopf. Jetzt kann Ihr Partner nicht mehr sprechen, nichts mehr hören und nichts mehr sehen.

Schritt 4: Spielen Sie nach Lust und Laune mit Ihrem Partner.

Schärfere Varianten:

- Kombinieren Sie diese Fesselung mit anderen Fesseltechniken aus diesem Kapitel oder Sinnesspielen aus Kapitel 6: *Hingabe an die Sinne*.
- Wollen Sie besonders gemein sein? Dann führen Sie Ihrem Partner einen Analstöpsel (wie Pure Plug von Njoy), Lustkugeln oder beides ein und fesseln Sie ihn dann nach der Methode »Meine kleine Mumie« (in diesem Fall empfehle ich einen Mundknebel, der die Atmung nicht einschränkt). Denken Sie daran, dass Sie ein Loch lassen, durch das Sie die Genitalien stimulieren und bearbeiten können.

Orale Fixierung

Art der Bewegungseinschränkung: restriktiv, mobil

VORTEILE:

- Siehe Vorteile der Mundfesseln.

Sicherheitsstufe: 3

SICHERHEITSREGELN:

- Siehe Sicherheitsregeln für Mundfesseln auf Seite 377.

Das brauchen Sie:

- Ein zwei Meter langes, zehn Millimeter dickes Seil oder ein zwei Meter langes Seidenband. Sie können auch ein dickeres Seil verwenden, damit in der Seilmitte ein schönes Knäuel entsteht.

Vorgehensweise:

Schritt 1: Legen Sie das Seil in der Mitte zusammen, suchen Sie erneut die Mitte und binden Sie an dieser Stelle einen festen Knoten.

Schritt 2: Legen Sie Ihrem Partner den Knoten in den Mund und binden Sie das restliche Seil um seinen Kopf (als würden Sie am Hinterkopf die Schuhe zubinden).

Schritt 3: Ihr Partner soll nicken, wenn alles in Ordnung ist. Tut er das, streicheln Sie ihm mit dem Handrücken das Gesicht und mit den Fingerspitzen die Lippen, küssen Sie ihm Stirn und Wangen. Jetzt können Sie mit ihm spielen, wie es Ihr unzüchtiges Herz begehrt!

Schärfere Varianten:

- Legen Sie sich auf das Bett. Ihr Partner soll sich mit dem Gesicht nach oben auf Sie legen, den Kopf auf Ihrer Brust. Legen Sie ihm die Fessel in den Mund – dazu muss der Kopf leicht angehoben werden, damit Sie die Fessel am Hinterkopf festbinden können. Spielen Sie nach Lust und Laune mit seinen Brustwarzen.

Zusammenfassung

Sie wurden nun also gefesselt und geknebelt... zufrieden? Gut. Ich habe Ihnen Ihre intimste sexuelle Psychologie offenbart, Ihnen Tipps für machtvolle Dominanz und Unterwerfung gegeben, Ihnen die besten Methoden für sensationelle Sinnesstimulationen verraten und alles über Seile erklärt. Sie haben wirklich ganz erstaunliche Fortschritte gemacht! Jetzt müssen wir all das zu einem Ganzen zusammensetzen! Die nächste Belohnung? Nun lernen Sie, wie Sie sensationelle Szenen kreieren können, die Ihren sexuellen Vorlieben entsprechen.

Heiße Szenen, heißer Sex, heißes Spielzeug

Nun können Sie aus all dem, was Sie bislang gelernt haben, eine unvergleichlich heiße Session gestalten, die sowohl Dom als auch Sub zutiefst befriedigt! Doch was macht eine heiße Szene aus? Was sollten Sie vermeiden? Sie haben großes Glück, mein lieber Schüler, denn Ihre Gebieterin wird Ihnen die Antwort verraten! Da Sie so brav durchgehalten haben, offenbare ich Ihnen jetzt alles, was Sie für eine erfolgreiche Sex-Session brauchen.

Sexfortbildung oder Szene?

Nehmen Sie sich ausreichend Zeit, um eine Technik richtig zu erlernen, bevor Sie sie in eine Session einbauen. Sie sollten Lernzeit (Sexfortbildung) und Spielzeit (Szenen) deutlich trennen: Während der Fortbildung herrscht keinerlei Druck, es darf durchaus mal etwas schiefgehen, und es muss sich keineswegs der heißeste Sex aller Zeiten ergeben. Es kann sogar sein, dass es überhaupt nicht zum Sex kommt. Natürlich kann die Lernzeit lustvoll oder von einer Machtdynamik geprägt sein, aber die Atmosphäre ist ganz anders als bei einer Szene. Bei Ihrer Sexfortbildung dürfen sich die Seile ruhig mal verheddern, und Sie können Ihren Partner um reichlich Feedback bitten (er darf sich also frei äußern). Während der Fortbildung ist es nicht so schlimm, wenn ein Dom noch nicht alle Techniken beherrscht.

Probieren Sie zu Hause Folgendes aus:

Schlag-Fortbildung

Ziel: Heute werde ich lernen, wie man Schlagwerkzeuge effektiver einsetzt und wo die Schmerzgrenzen meines Partners liegen

Dauer: 30 bis 60 Minuten

Forschungs-Checkliste:

- Was sind gute, was schlechte Schmerzen? Fragen Sie Ihren Partner einfach: »Waren das gute oder schlechte Schmerzen?«
- Wann streckt sich Ihr Partner dem Schlag genussvoll entgegen, wann versucht er, ihm auszuweichen?
- Welches Schlaggerät oder welche Schlagtechnik hat Ihrem Partner die stärkste erotische Befriedigung verschafft?
- Mit welchem Gerät haben Sie am liebsten zugeschlagen?
- Welche Position hat Ihnen beiden am besten gefallen? Welche Position war am unangenehmsten?

- Schlagen Sie als aktiver Part lieber fest zu, oder sind Sie eher zögerlich?
- Bevorzugen Sie als passiver Part festere oder leichtere Schläge?

Experiment:

Schritt 1: Legen Sie die Schlagwerkzeuge bereit, mit denen Sie üben möchten. Gehen Sie noch einmal meine Richtlinien für Schlagspiele aus Kapitel 7: *Unwiderstehliche Schlagspiele* durch. Probieren Sie verschiedene Positionen aus; zum Beispiel könnte Ihr Partner auf allen vieren sein oder an der Wand stehen, sich über einen Massagetisch beugen usw.

Schritt 2: Spielen Sie in jeder Position mit verschiedenen Schlagwerkzeugen und finden Sie heraus, welche Positionen und Werkzeuge am besten zusammenpassen. Seien Sie nicht zu streng mit sich selbst, Sie werden höchstwahrscheinlich Fehler machen, schlecht zielen oder ungeschickt werfen. Das macht nichts, denn schließlich lernen Sie noch (allerdings haben Sie hoffentlich zuerst allein an einem leblosen Objekt geübt).

Schritt 3: Bitten Sie Ihren Partner, dass er sich zu den Schlägen äußert und Ihnen mit Worten und Körperreaktionen deutlich macht, was sich gut anfühlt und was nicht. Sie können Ihrem Partner auch Tipps und Hinweise dazu geben, wie er ein besserer passiver Part wird.

Schritt 4: Zum Abschluss Ihrer Übungsstunde sollten Sie sich beide beieinander bedanken. Das zeigt gegenseitige Wertschätzung, schafft Verbundenheit und sorgt dafür, dass mit dem Schlagspiel angenehme Erinnerungen assoziiert werden.

Nachbereitung: Gehen Sie in Ruhe Ihre Forschungs-Checkliste durch und besprechen Sie, was gut geklappt hat, was eher nicht, und woran das liegen könnte. Was würden Sie gerne noch einmal erleben (sowohl als aktiver als auch als passiver Part)? Berichten Sie Ihrem Partner, was Ihnen am besten gefallen hat. Doms, ihr solltet euren Subs unbedingt in Aussicht stellen, dass ihr die neuen Erkenntnisse in der nächsten Session anwenden werdet!

Fortbildungen und Szenen sind zwei unterschiedliche Dinge. Ist das klar? Gut. Sehr gut. Jetzt wollen wir uns anschauen, was eine erfolgreiche Szene ausmacht.

Erfolgreiche Sexszenen

Das ist der Augenblick, auf den Sie schon sehnsüchtig warten. Nun zeige ich Ihnen, wie aus all den vorgestellten Elementen eine superheiße, ausgesprochen erotische, extrem erfolgreiche Sexszene entsteht. Eines möchte ich ganz deutlich machen: Kink-Spiele müssen natürlich nicht unbedingt im Rahmen einer Session oder Szene stattfinden. Sie können auch einfach hier etwas Würze, da ein paar Paddelschläge oder dort eine Seilfesselung einbauen. Für Ian und mich hatten unsere gemeinsamen Kink-Szenen allerdings äußerst weitreichende (positive) Auswirkungen auf unser gesamtes Liebesleben (und unsere Libido). Szenen bilden einen festen Rahmen für die Kink-Spiele; sie können Spaß machen, sehr kreativ sein und ein durchschnittliches Sexleben in ein ganz und gar außergewöhnliches verwandeln.

DAS GERÜST FÜR IHRE SZENE

Ihre ganz persönliche, superheiße Sexszene sollte die folgenden Elemente umfassen:

Spannung erzeugen

Die bloße Andeutung, dass Sie sich mit Ihrem Partner irgendwann in naher Zukunft im wunderbaren Reich des Kinky Sex vergnügen werden, bildet bereits den Auftakt zu Ihrer Szene. Ein entsprechender Hinweis, eine E-Mail oder eine handgeschriebene Nachricht sorgt dafür, dass Ihr Sub der anstehenden Session den ganzen Tag über voller Vorfreude und/oder Furcht entgegensieht.

ANKÜNDIGUNG EINER SZENE	BEDEUTUNG
Angezündete Kerze	»Heute erwartet dich eine sanfte, sinnliche Szene.«
Seil auf dem Bett	»Heute erwartet dich ein Fesselspiel.«
SMS/E-Mail	Geben Sie in der SMS oder Mail konkrete Anweisungen. Oder wecken Sie eine bestimmte Erwartung. SMS/Mails bieten schier grenzenlose Möglichkeiten!
Halsband auf dem Kopfkissen	»Heute gehörst du mir!«
Blumengruß am Arbeitsplatz, mit einer schriftlichen Mitteilung	Könnte auf ein Sinnesspiel hinweisen oder in der Mitteilung konkrete Anweisungen enthalten.

Auftaktritual

Denken Sie daran, dass der Beginn einer Szene deutlich erkennbar sein muss. Sie können ein bestimmtes Ritual einführen, das sich bei jedem Spiel wiederholt, oder sich für jedes Mal etwas Neues überlegen. Hier einige Beispiele:

BEISPIELE FÜR AUFTAKTRITUALE	UMSETZUNG
Halsband anlegen	Sub kniet am Boden; blicken Sie dem Sub in die Augen, während Sie ihm das Halsband umlegen.
Genitalfessel	Bringen Sie Ihren Partner in die Position, in der Sie die Genitalfessel anlegen können. Wenn Sie damit fertig sind, hat die Szene begonnen.
Den Raum betreten	Szene beginnt in dem Augenblick, in dem jemand den Raum betritt.
Dom streicht Sub mit der Hand über die Wirbelsäule	Diese Berührung zeigt an, dass das Spiel beginnt. Kann mit einem Schlüsselwort kombiniert werden.
Atemübung	Halten Sie einander an den Händen, sehen Sie sich tief in die Augen und atmen Sie gemeinsam ein und aus.

Hauptteil der Session

Spielen Sie nach Lust und Laune! Zu einer guten Session gehören immer etwas Vorspiel, bei dem Sie die Regeln, Protokolle und alle Handlungen durchgehen könnten, zu denen Sie und Ihr Partner bereit sind oder die Sie sich wünschen (Kapitel 3: *Einvernehmen: Toller Treibstoff für sensationellen Sex – aber immer auf Nummer sicher!*); eine Vorankündigung dessen, was gleich folgen wird; leichte Berührungen, bestimmte Atemtechniken oder eine Massage. Im Hauptteil der Session können Sie Machtspiele spielen, Strafen und Belohnungen verabreichen, Ihren Partner fesseln oder ihm Liebeshiebe verabreichen – oder einfach zusammen vor dem Fernseher kuscheln. Alles ist möglich!

Eindeutiges Ende

Sie brauchen nicht nur einen eindeutigen Anfang, sondern auch ein ganz eindeutiges Ende. Lassen Sie Ihren Sub nicht darüber im Ungewissen, ob die Session tatsächlich vorbei ist. Ein eindeutiges Ende kann ganz einfach darin bestehen, dass Sie Ihren Partner niederknien lassen, ihn für seine tolle Leistung loben und das Halsband abnehmen. Auch das lässt sich wieder mit einem Schlüsselwort kombinieren. Als ich die dominante Rolle spielte, habe ich Ian zum Abschluss immer den Auftrag gegeben, unsere Spielwiese auf ganz bestimmte Weise aufzuräumen. Dann musste er vor mir niederknien, während ich ihm den Kopf streichelte und ihn für den wunderbaren Abend lobte. Anschließend küsste ich ihn innig und nahm ihm langsam das Halsband ab.

Auffangen und Rückmeldung

Manche Paare bauen das Auffangen des Partners in ihre Session ein – es bleibt Ihnen überlassen, wie Sie das handhaben möchten. Ich habe Ihnen im Lauf des Buches verschiedene Möglichkeiten aufgezeigt, wie Sie sich im Anschluss an eine Session um Ihren Partner kümmern können. Bitte denken Sie daran, dass dies nicht nur unmittelbar nach der Szene erfolgen sollte. Vergewissern Sie sich unbedingt nach ein paar Tagen, dass wirklich alles in Ordnung ist!

DIE FANTASTISCHEN VIER – PROBIEREN SIE DIE MAL AUS!

Wenn Ihnen dieses »Gerüst« als Hilfestellung nicht ausreicht, wartet noch mehr auf Sie! Ich habe vier Szenen ausgearbeitet, die Sie zu Hause mit Ihrem Partner ausprobieren können – natürlich nur, wenn er einverstanden ist. Bevor Sie loslegen, sollten Sie unbedingt eine Sexfortbildung absolviert haben! Und bei jeder dieser Szenen müssen Sie vorab klären, wo Ihre persönlichen Grenzen liegen, womit Sie einverstanden sind und welche Sicherheitsaspekte zu bedenken sind. Sie dürfen erst ans Werk gehen, wenn Sie Ihre Hausaufgaben gemacht haben!

SENSATIONELLE SINNES-SESSION

Perfekt für aktive und passive Partner, die sinnlich-erotisch veranlagt sind. Versuchen Sie am Atemrhythmus, an Stöhngeräuschen und Körperbewegungen zu erkennen, welche Empfindungen Ihren Partner richtig anmachen; und gönnen Sie ihm mehr, wenn er artig ist!

Erzeugen Sie Spannung (5 bis 10 Minuten und/oder den ganzen Tag über)

Kündigen Sie im Tagesverlauf durch einen Hinweis, ein Symbol oder eine Nachricht an, dass am Abend ein Sinnesspiel ansteht. Sie können die Vorankündigung aufwändig gestalten und Ihrem Sub beispielsweise einen Blumengruß an den Arbeitsplatz schicken oder aber schlicht in einer E-Mail ankündigen, dass Sie ihn am Abend in die sensationelle Welt der Sinneseindrücke entführen werden. Stellen Sie sicher, dass alle Anweisungen unmissverständlich formuliert sind. Lesen Sie noch einmal nach, mit welchen Handlungen Ihr Sub einverstanden ist, und schicken Sie ihm den ganzen Tag über immer wieder kleine Erinnerungen.

Auftaktritual (10 bis 15 Minuten)

Wenn Ihr Partner zur Tür hereinkommt, weisen ihm Rosenblätter den Weg ins Schlafzimmer, das Sie entsprechend vorbereitet haben: Kerzen brennen, ein warmer Duft liegt in der Luft, verschiedene Spielzeuge sind arrangiert. Machen Sie deutlich, dass die Session beginnt, sobald Sie Ihrem Partner die Augenbinde angelegt haben. Zuvor sollten Sie sich erkundigen, ob es irgendetwas zu beachten gibt. Sie können Ihren Partner auffordern, sich nackt auszuziehen, bevor Sie loslegen. Dann soll er niederknien, während Sie ihm langsam die Augen verbinden.

Hauptteil der Session (45 bis 90 Minuten)

Führen Sie Ihren Partner vorsichtig zum Bett oder Massagetisch. Streicheln Sie ihn zum Aufwärmen sanft am ganzen Körper. Sagen Sie ihm, wie sehr Ihnen sein Körper gefällt. Wenn Sie möchten, können Sie ihm auch Fesseln anlegen. Nun starten Sie mit der »Schwelgerischen Sinnesreise« (Seite 243) oder einer anderen Sinnes-Technik aus Kapitel 6: *Hingabe an die Sinne.* Die Empfindungen können dabei immer intensiver werden und in Schlagspielen, Liebeshieben, Paddelschlägen oder Ähnlichem gipfeln!

Eindeutiges Ende (5 bis 10 Minuten)

Nehmen Sie sich Zeit, um Ihren Partner gebührend zu loben und zu bewundern. Wenn Sie vor Abschluss der Session noch einen bestimmten Wunsch haben, können Sie diesen jetzt äußern. Da Sie den Anfang festgesetzt haben, entscheiden Sie auch über das Ende. Führen Sie Ihren Partner vom Bett vor sich auf die Knie, streicheln Sie ihn sanft und nehmen Sie ganz, ganz langsam die Augenbinde ab. Damit ist Ihre Session beendet.

Auffangen und Rückmeldung (5 bis 10 Minuten, bei Bedarf auch länger)

Vergewissern Sie sich sofort nach der Session, dass es Ihrem Partner gut geht. Vielleicht möchte er gerne mit Ihnen schlafen, wenn es noch nicht dazu gekommen ist, oder kuscheln oder einfach eindösen. Wenn Sie nicht zusammen wohnen, sollten Sie sicherstellen, dass Ihr Partner in einer Verfassung ist, in der er gefahrlos nach Hause fahren kann.

Jetzt erwartet Sie ein ganz besonderer Leckerbissen! Eine sinnenfreudige Story über eine sensationelle Sinnes-Session, die der Fantasie Ihrer Gebieterin entsprungen ist. Dieser Text soll Ihren neugierigen Geist erhellen und Ihre lustvollen Lenden inspirieren!

Julias sensationelle Sinnes-Session

SPANNUNG ERZEUGEN

Julia reckt sich und wölbt den Rücken, während sie Arme und Beine weit von sich streckt. Ihr schläfriger Blick fällt auf das cremeweiße Geschenk, das neben ihr auf dem Kopfkissen liegt. Die Blüte der Lilie ist weit geöffnet und verströmt ihren köstlichen Duft im ganzen Zimmer. Ohne den Kopf zu heben, hält Julia die Blume an die Nase, lässt den verführerischen Geruch auf sich wirken. Da erst entdeckt sie die Nachricht. Will er etwa heute Abend spielen? Sie streckt die Hand nach dem roten Umschlag aus und stellt fest, dass er sorgfältig mit ihrem Namen beschriftet ist. Mit zitternden Fingern öffnet sie den Brief und liest:

Meine liebste Sinnesschlampe,
du warst in den letzten Tagen sehr brav. Wirklich sehr brav. Dein Gebieter ist sehr zufrieden mit dir. Deshalb bekommst du heute Abend eine schöne Belohnung. Ich werde deine unersättliche Gier nach Sinneseindrücken stillen. Dabei gelten die üblichen Regeln und Protokolle. Ist das klar? Du kommst um zehn Uhr abends durch die Schlafzimmertür. Dann musst du baden und deinen Körper pflegen. Ich werde dir einige Öle zur Verfügung stellen, die du mir zuliebe auftragen wirst. Anschließend fällst du nackt vor mir auf die Knie. Anfang und Ende deines Dienstes wird heute nicht durch ein Halsband, sondern durch eine Augenbinde markiert. Ist das klar? Du kannst mich heute zwischen zwölf und ein Uhr per SMS oder Telefon erreichen, um Fragen zu klären oder etwas zu besprechen. Wenn ich nichts von dir höre, gehe ich davon aus, dass alles in Ordnung ist und du die heutige

Session kaum erwarten kannst. Sei schön brav, denn ich möchte dich nur ungern bestrafen.
Gebieter Paul

AUFTAKTRITUAL

Als Julia um zehn Uhr abends durch die Schlafzimmertür tritt, ist es, als würde sie ein Tor durchschreiten. Der ganze Tag, alle Sorgen, der Alltag – all das löst sich in Luft auf, während die Sinneseindrücke sie überfluten. Der Boden ist mit Rosenblättern bedeckt; ein wunderbarer Duft liegt in der warmen Luft. Julia ist sofort wie berauscht; auf diesen Augenblick hat sie den ganzen Tag über gewartet. Ihr Gebieter, ihr Partner, Paul, sitzt auf dem Bett. Er sieht kurz auf und bedeutet ihr mit einer Handbewegung, dass sie sich im Badezimmer in die Wanne sinken lassen soll. Julia taucht in das warme Wasser, sie ist von Kerzen umgeben, Blütenblätter treiben auf dem Wasser. Rasch pflegt und wäscht sie sich. Beim Abtrocknen fällt ihr ein, dass sie sich für ihren Gebieter einölen soll. Da entdeckt sie das Ölfläschchen am Waschbeckenrand.

Es enthält eine köstliche Mischung aus leichten Blütendüften und weißem Moschus. Ihr Gebieter ist einfach wunderbar; er weiß genau, was ihr gefällt. Sie reibt ihren nackten Körper mit Öl ein, während sie sich im Spiegel bewundert und sich ausmalt, wie sie ihm schon gleich nackt gegenüberstehen wird. Wird er mit ihr zufrieden sein? Sie öffnet die Badezimmertür und sieht, dass er noch immer auf dem Bett sitzt und liest. Sie muss ihn einfach anlächeln; schon bald wird sie sein attraktives Gesicht nicht mehr sehen können, daher saugt sie den Anblick gierig auf. Ihr Gebieter legt ein Kissen auf den Boden. Julia kniet sich hin, hebt den Kopf und wartet auf die Augenbinde. Ihr Gebieter hat sich etwas ganz Besonderes überlegt: Er verbindet ihr die Augen mit dem weichen pinkfarbenen Band, mit dem er ihr sonst die Hände fesselt. »Schließ die Augen«, befiehlt er. Sie genießt das Gefühl der Seide auf den Augenlidern, als er das Band darüberlegt und am Hinterkopf festbindet. Julia bemerkt, dass ihr Atem schneller geht. ***Wir haben angefangen,*** denkt sie im Stillen. Ihr wird etwas mulmig zumute. Wenn ihr die Augen verbunden werden, regt sich immer etwas Panik in der Magengrube. Gleichzeitig verspürt sie freudige Erwartung: Ihre Aufregung ist stärker als die Angst.

HAUPTTEIL DER SESSION

Julia spürt die feste Hand ihres Gebieters auf ihrer Schulter, als er sie zum Bett führt und ihr hilft, sich auf den Rücken zu legen. »Beweg dich nicht«, befiehlt er. Der Knoten an ihrem Hinterkopf drückt etwas unangenehm. Ihr Gebieter bemerkt das, schiebt ihn ein wenig zur Seite und gibt ihr ein bequemes Kissen. Dann nichts mehr. Im Zimmer ist es ganz ruhig und still. Dennoch ist sie von Sinneseindrücken umgeben. Die warme

Luft auf der Haut, die Laken unter ihr, der Duft der Rosenblätter, der Geschmack der Zahnpasta in ihrem Mund. Die Zeit vergeht. Wie lange liegt sie schon hier? Fünf Minuten, zehn Minuten, eine Stunde? Julia hat jedes Zeitgefühl verloren. Plötzlich spürt sie, wie etwas sinnlich ihr Bein hinaufkriecht, bis hoch zu ihrem Geschlecht. Sie windet sich vor Lust. Oh, darauf hat sie die ganze Zeit gewartet! Obwohl sie weiß, dass sie es nicht erraten soll, kreisen die Gedanken in ihrem Kopf. Was mag das nur sein? Dann ist es wieder weg. Nun spürt sie etwas Hartes, Kaltes unter ihrem Handgelenk; es bewegt sich langsam über ihren ganzen Körper. Wieder eine neue Empfindung – was ist das? Aha, vermutlich der Griff eines Floggers, der sanft über ihren Bauch wandert. Moment, jetzt wird ihr etwas an die Lippen gehalten, etwas, das ganz köstlich schmeckt. Ehe sie sichs versieht, ist sie tief in ein Meer der Empfindungen eingetaucht. Keine Gedanken mehr, nur noch Berührungen, Geschmack, Gerüche und Klänge. Schon bald ist sie ganz darin versunken, so überwältigt, so voller Ekstase, dass sie nicht mehr sagen könnte, wo die Empfindung beginnt und sie selbst endet.

EINDEUTIGES ENDE

Nun ist es wieder still und ruhig. Alle unmittelbaren Sinneswahrnehmungen sind vorüber. Julia spürt, dass ihr Gebieter ganz nah bei ihr ist, und würde sich am liebsten nach ihm ausstrecken.

Doch das wagt sie nicht. Sie weiß, dass das eine Strafe nach sich ziehen würde. Sie wartet ganz ruhig. Langsam kommt sie wieder zu sich, als er ihren Körper anhebt, ihre Beine über die Bettkante schwingt und ihre Füße auf den Boden stellt. Er stützt sie, weil sie etwas wackelig auf den Beinen ist, als sie aufstehen soll. Julia ist ein wenig traurig, dass die Session sich dem Ende zuneigt. Sie nimmt sich fest vor, ihrem Gebieter von Herzen zu danken. Er lässt sie vor sich auf die Knie gehen und küsst sie auf den Scheitel. »Du warst heute eine sehr brave Sinnesschlampe. Du hast deinem Gebieter viel Freude bereitet. Es hat ihm gefallen, mit seiner unersättlichen Sklavin zu spielen. Wenn du weiter so artig bist, bekommst du häufiger eine solche Belohnung. Hast du das verstanden?«, fragt er und hebt ihr Kinn. »Ja, Gebieter«, erwidert Julia. Zum ersten Mal, seit sie durch die Tür gekommen ist, ist ihre Stimme zu hören. Ihr Gebieter streicht ihr noch einige Male über den Kopf. »Ich liebe dich. Du siehst so schön aus, wenn du all diese Sinneseindrücke aufsaugst. Das gefällt mir sehr«, beteuert er, während er das Band von ihren Augen löst. »Halt die Augen geschlossen«, befiehlt er, und sie gehorcht. Er küsst ihre Lider und führt sie zum Bett.

AUFFANGEN

Julia spürt, wie sich eine Decke auf ihre nackte Haut senkt. Dafür ist sie sehr dankbar, denn ihr war ein wenig kühl geworden. Sie ist sehr schläfrig, aber möchte sich dennoch vergewissern, wie es ihrem Liebsten geht. Er hat sich mit dem heutigen Abend viel Mühe gegeben, und er soll wissen, dass sie das sehr zu schätzen weiß. »Ich räume jetzt etwas auf. Möchtest du vielleicht etwas Wasser oder etwas anderes?«, fragt er sanft. »Ein Glas Wasser wäre schön. Vielen Dank«, flüstert Julia, noch halb im Bann der Sinnes-Szene. Zum Glück dauert das Aufräumen nicht lange; höchstwahrscheinlich wird sie am nächsten Morgen noch viel zu tun haben. Doch das ist jetzt egal. Paul kriecht mit unter die Decke und schlingt die Arme um Julia. Sie atmet tief durch und kuschelt sich an ihn. »Das war wunderbar«, flüstert sie. »Ganz wunderbar, vielen, vielen Dank. Wie geht es dir?« Paul drückt sie an sich und küsst ihr Hals und Schultern. »Ich hatte viel Spaß mit dir!«, sagt er verführerisch, und sie spürt, wie seine Erregung wächst. Ihr Wunsch nach Schlaf ist ganz plötzlich verflogen, da sich etwas ganz anderes regt…

BETE MICH AN

Diese Session ist ideal für Doms, die gerne verehrt werden, sowie für dienstfertige Subs. Alle Personen mit empfindsamer oder Kink-Veranlagung kommen voll auf ihre Kosten, denn sie können zum Gebieter oder zur Gebieterin aufschauen wie zu einer Mensch gewordenen Gottheit!

Spannung erzeugen (5 bis 10 Minuten)

Kündigen Sie Ihrem Sub für den Abend eine Anbetungssitzung an. Wenn Sie eine kreative Ader haben, können Sie etwas kaufen, das Sie als Gott oder Göttin darstellt (ich finde Statuen von Gottheiten toll!). Geben Sie dem Sub in Ihrer Ankündigung den Auftrag, der dominanten Gottheit ein Geschenk mitzubringen!

Auftaktritual (10 bis 15 Minuten)

Lassen Sie sich von Ihrem Liebessklaven die Füße küssen und machen Sie deutlich, dass sein Dienst damit begonnen hat. Lassen Sie sich das Geschenk überreichen und verkünden Sie, ob Sie damit zufrieden oder unzufrieden sind. Mit Ölen, die Sie bereitgestellt haben, soll Ihr Sub Sie dann einölen: ein paar Tropfen hinter die Ohren, mittig auf die Brust, in die Kniekehlen und auf die Füße. Sie können die schwelgerische Session auch mit einer kompletten Fußpflege einleiten.

Hauptteil der Session (30 bis 60 Minuten)

Weisen Sie Ihren Sklaven an, wie er Sie entkleiden und wo er Ihre Kleidung hinlegen soll. Tadeln oder strafen Sie ihn, wenn er sich dabei ungeschickt anstellt. Läuft alles reibungslos, gibt es eine Belohnung. Strecken Sie sich aus und geben Sie Anweisungen, wie Ihr Körper geküsst werden soll – zum Beispiel Handgelenke, Füße oder Hals.

Sie können anordnen, dass Ihr Sklave Sie mit exotischen Früchten füttern, Ihnen Luft zufächeln, die Nägel lackieren oder die Füße massieren soll. Sie allein entscheiden, wie Sie verehrt werden wollen, Sie müssen nur die entsprechenden Anweisungen geben! Sie können sogar anordnen, dass Ihr Liebessklave Sie fesselt. Wenn Sie die dominante Rolle innehaben, können Sie sich trotzdem in einer Art und Weise verwöhnen lassen, die devot wirken mag. Geben Sie genau vor, wie Sie geliebt werden wollen. Möglich wäre zum Beispiel eine schöne Oral-Session oder eine Anbetung Ihrer Genitalien, oder aber eine harte, schnelle Nummer, die den Gott/die Göttin in andere Sphären entschwinden lässt. Wenn Sie gerne geschlagen werden, sollte die gemeinsame Session unbedingt ein paar Liebeshiebe enthalten.

Eindeutiges Ende (5 bis 10 Minuten)

Ordnen Sie an, dass Ihr williger Gespiele für Sie aufräumt. Loben Sie ihn für die wunderbare Verehrung. Jetzt könnten Sie eine Belohnung gewähren, wenn Sie das noch nicht getan haben. Erheben Sie sich über Ihren Sklaven und lassen Sie ihn die Anbetungsposition einnehmen (siehe Kapitel 5: *Macht, Unterwerfung und Ekstase*). Jetzt darf er Ihnen die Füße küssen; das markiert das Ende des heutigen Dienstes.

Auffangen und Rückmeldung (5 bis 10 Minuten oder länger)

Stellen Sie sicher, dass es Ihnen und Ihrem Partner gut geht. Jetzt ist der richtige Zeitpunkt, um Ihrem Partner zu versichern, dass Sie ihn lieben und schätzen.

EINE ÖFFENTLICHE AFFÄRE: ABENDESSEN UND KUSCHELZEIT

Diese Szene ist ideal, wenn Sie nach einem langen Tag erschöpft sind, einfach nur schmusen möchten oder keine Zeit für große Vorbereitungen haben. Eine Szene kann auch in einem ruhigen Abend zu Hause bestehen und muss keineswegs immer aufwändig inszeniert werden. Wichtig ist nur, dass Sie bewusst mit einer bestimmten Machtdynamik spielen.

Spannung erzeugen (2 bis 5 Minuten)

Bitten Sie Ihren Partner per SMS oder E-Mail, für den Abend einen Film auszuleihen. Sie können auch anordnen, dass er einen Tisch reserviert, das Abendessen vorbereitet oder von unterwegs mitbringt.

Auftaktritual (5 bis 10 Minuten)

Wenn Ihr Partner zur Tür hereinkommt, legen Sie ihm eine Genitalfessel oder ein Halsband an, damit deutlich wird, dass die Szene beginnt. Falls Sie auswärts essen gehen, könnten Sie Ihrem Sub einen ferngesteuerten Vibrator in die Unterwäsche stecken – die Fernbedienung bleibt natürlich in Ihrer Hand! Machen Sie eindeutig klar, welche Regeln an diesem Abend gelten. Darf Ihr Partner in der Öffentlichkeit mit Ihnen sprechen? Wie wollen Sie angeredet werden? Welche Kleidung schreiben Sie vor?

Hauptteil der Session (2 bis 4 Stunden)

Diese Session ist ganz einfach: Sie besteht aus einem Abendessen und einem gemütlichen Filmabend, der ganz nach Ihren Regeln verläuft. Wenn Ihr Gespiele Sie anschaut, obwohl Sie das ausdrücklich verboten haben, müssen Sie den Film unterbrechen und sofort eine Strafe verabreichen. Wenn Sie trotz Redeverbot beim Abendessen angesprochen werden, kündigen Sie für später eine Strafe an. Macht Ihr Partner alles richtig, gönnen Sie ihm nach Filmende eine schöne Belohnung.

Eindeutiges Ende (2 bis 5 Minuten)

Ganz einfach: Nehmen Sie Genitalfessel oder Halsband ab. Voilà! Das war es schon!

Auffangen und Rückmeldung (5 bis 10 Minuten oder länger)

Kümmern Sie sich um Ihren Partner, falls dies nötig ist.

NIMM MICH – VOLLER LEIDENSCHAFT!

Wie Sie mittlerweile wissen, muss es beim Kinky Sex nicht zwangsläufig zum Geschlechtsverkehr kommen. Bei dieser Session jedoch konzentrieren wir uns in erster Linie auf Sex. Perfekt für alle, die sexuell veranlagt sind!

Spannung erzeugen (5 bis 10 Minuten)

Kündigen Sie Ihrem Partner per SMS oder E-Mail an, wie Sie ihn am Abend vernaschen werden. Befehlen Sie ihm, seinen Körper so herzurichten, dass es Sie sexuell stimuliert und befriedigt. Ordnen Sie an, dass Ihr Partner feucht sein oder eine Erektion haben muss, wenn Sie hereinkommen.

Auftaktritual (10 bis 20 Minuten)

Die Szene beginnt, sobald Sie das Zimmer betreten. Drücken Sie Ihren Partner an die Wand. Greifen Sie ihm prüfend an die Genitalien, um sicherzustellen, dass er wirklich feucht oder hart ist. Sagen Sie, ob Sie zufrieden oder unzufrieden sind. Sind Sie nicht zufrieden, muss Ihr Partner weiter an sich arbeiten. Sie könnten in der Zwischenzeit Ihre E-Mails checken oder ein Buch lesen; blicken Sie dabei ab und zu auf, um zu kontrollieren, ob Ihr Partner Fortschritte macht. Er soll Ihnen Bescheid geben, wenn er so weit ist; überprüfen Sie dann erneut, ob er Ihren Erwartungen entspricht.

Hauptteil der Session (30 bis 60 Minuten)

Gönnen Sie Ihrem Partner etwas Vorspiel, aber nicht zu viel. Schließlich wollen Sie in dieser Session über ihn herfallen. Ihn einfach nehmen. Wilde Leidenschaft zeigen. Zeigen Sie Ihrem Partner, wie unwiderstehlich er für Sie ist. Sagen Sie ihm, dass Sie es kaum ertragen konnten, untätig dabeizusitzen, während er sich stimulierte. Etwas Sex für die Ohren kann der Szene zusätzliche Würze verleihen. Dann nehmen Sie Ihren Partner endlich. Halten Sie ihn an einem oder zwei der Knochenpunkte aus Kapitel 7: *Unwiderstehliche Schlagspiele* fest. Alternativ können Sie ihn wie in Kapitel 6: *Hingabe an die Sinne* beschrieben an den Haaren ziehen, um deutlich zu machen, wer das Sagen hat. Toben Sie sich nach Lust und Laune aus.

Eindeutiges Ende (2 bis 5 Minuten)

Hoffentlich haben beide in dieser Session unvergleichliche Orgasmen erlebt. Zum Abschluss sollten Sie Ihrem unwiderstehlichen Liebessklaven sagen, wie viel Spaß Sie hatten und wie zufrieden Sie mit ihm sind.

Auffangen und Rückmeldung (5 bis 10 Minuten oder länger)

Jetzt können Sie kuscheln, sich streicheln, küssen und die Nachwirkungen der superheißen Sex-Session genießen. Haben Sie oder Ihr Partner bestimmte Bedürfnisse? Dann gehen Sie darauf ein.

Mmmmh! Das war wirklich anregend! Und absolut stimulierend! In Stimmung gekommen? Gut, denn jetzt wartet noch etwas besonders Heißes auf Sie, bevor wir zum Ende kommen.

> **Jaiyas Tagebuch**: Devot/Tag 30
>
> *Ian hat seine neuen Flogging-Künste an mir ausprobiert. Sein Unterricht bei Master Dan Eragon hat sich sehr gelohnt, jedoch ein kleines Problem mit sich gebracht. Als ich die dominante Rolle spielte, hatte ich mir neue Flogger gegönnt, die ich richtig toll fand.*
>
> *Die Flogger, die ich bis dahin benutzt hatte, hatten den Namen eigentlich nicht verdient; sie sahen zwar ganz nett aus, aber intensive Empfindungen konnte man damit nicht hervorrufen. Ich sehnte mich nach einem kräftigen, dumpfen Klatschen! Also investierte ich fast 200 Dollar in ein ordentliches Flogger-Set, das mir sehr stabil vorkam.*
>
> *Doch im Vergleich zu Eragons selbst gemachten*

Floggern wirkte meine 200-Dollar-Anschaffung wie jämmerliches Spielzeug. »Was sind denn das für billige Dinger?«, rief Ian während der Session empört. »Ich ordne an, dass du vernünftige Flogger kaufst, die hier taugen nichts!« Ich durfte zu diesem Zeitpunkt gerade nicht sprechen, aber innerlich stimmte ich ihm zu. Ich wünschte mir einen unglaublich intensiven, schweren Aufprall, also musste ich in Flogger investieren, die das leisten konnten. Ian schleuderte die enttäuschenden Flogger mit angewiderter Miene zu Boden und suchte nach einem anderen Spielzeug …

HEISSES SPIELZEUG FÜR HEISSEN SEX

Es gibt so unendlich viele Spielzeuge und Hilfsmittel, die das Sexleben bereichern, dass ich Ihnen zur Orientierung eine kleine Must-Have-Liste zusammengestellt habe. Die Qualitätsunterschiede sind riesig, und es lohnt sich wirklich, etwas mehr zu investieren. Das Gefühl auf der Haut, die Sicherheit und die Wirkung – ein Unterschied wie Tag und Nacht. Ein Unikat, das ein örtlicher Handwerker fachmännisch mit viel Liebe hergestellt hat, ist in der Regel die beste Wahl, doch in den allermeisten Fällen müssen Sie dafür ziemlich tief in die Tasche greifen. Aber keine Sorge: Sie wissen ja bereits, dass Sie auch im Haushalt viele Dinge finden, die sich als Sexspielzeug eignen

(Löffel, Bänder, Zahnbürsten ...). Ich habe schon Spielzeuge aus Saugglockenstielen, Holzlatten und Ösenschrauben, recycelten Gummidichtungen, Handtüchern und Klebeband gesehen – der Fantasie sind keine Grenzen gesetzt! Bei selbst gemachtem Sexspielzeug besteht zwar die Gefahr, dass es nicht ganz die Wirkung hat, die Sie sich vorgestellt hatten, aber Sie können damit ohne hohe Kosten herumexperimentieren, bevor Sie sich für eine größere Investition entscheiden.

Wenn Sie sich Ihre Ausrüstung zusammenstellen, sollten Sie stets im Kopf behalten, welche Art von Empfindung Sie erzielen möchten, was Ihr Budget hergibt, ob das Produkt nach ethischen Grundsätzen hergestellt wurde (da für Sexspielzeug viele tierische Produkte verwendet werden, sollten Sie auf tierschutzgerechte Produktion achten) und ob es nicht eine preisgünstige Alternative gibt. Ich gehe zwar liebend gern in Erotik-Fachgeschäfte, doch dort zahlt man in der Regel überhöhte Preise für ganz alltägliche Dinge, die man auch anderswo bekommt. Seile, Klemmen, Ketten, Bambus für Rohrstöcke, Abdeckplanen zum Schutz vor Wachsflecken und vieles mehr gibt es beispielsweise in Wassersport- oder Haushaltswarengeschäften. Auch in Zoohandlungen, Sanitärfachmärkten und Textilgeschäften finden Sie viele tolle Accessoires.

Zehn heiße Sexspielzeuge, die Sie sich unbedingt zulegen sollten

1. **Etwas Flauschiges**

   Fluffinator Faux Fur Flogger von Firebird – handgefertigt, vegan, superweich und einfach unwiderstehlich. Dieses Modell gibt es mit und ohne Kupferkügelchen an den Riemenenden. Erstaunlicherweise ist der Aufprall auch ohne die Gewichte ziemlich kräftig!

   www.firebirdleather.com oder www.etsy.com (deutschsprachige Plattform)

2. **Etwas Vibrierendes**

   Vibrierende Massagestäbe sind einfach wunderbar! Der Magic Wand von Hitachi ist online oder in vielen Fachgeschäften erhältlich und bei Kink-Profis sehr beliebt.

3. **Massagetisch**

   Einen klappbaren Massagetisch können Sie jederzeit und überall für die verschiedensten Spiele aufstellen. Online gibt es Massagetische schon für unter 80 Euro. Eine der besten Investitionen für aufregende Sexerlebnisse! An den Rändern lassen sich Ösenschrauben aus dem Baumarkt eindrehen, um daran Fesseln befestigen zu können.

4. **Seile oder Bänder**

   Ohne Seile oder Bänder kommen Sie nicht aus, wenn Sie Fesselspiele ausprobieren möchten. Näheres dazu finden Sie in Kapitel 8: *Handschellen, Fesseln und Glückseligkeit*.

5. **Handschellen und Fußfesseln**

   Handy Cuffs von ASLAN Leather – das Design ist einfach genial. Diese Handschelle kann man ohne Weiteres in der Öffentlichkeit tragen, denn auf den ersten Blick wirkt sie wie ein schlichtes Armband. Und doch sind nur wenige Handgriffe nötig, um damit beide Hände zu fesseln. www.aslanleather.com

   Scandal Line Cuffs – die Scandal Line von California Exotic Novelties eignet sich perfekt für Anfänger! Hier gibt es Handschellen mit rotem Brokat, die ganz leicht zu benutzen sind. Die Modelle Over the Door, Hog Tie, Universal Cuffs und Control Cuffs sind ideal für den Einstieg. In verschiedenen Online-Shops erhältlich.

6. **Hochwertige Flogger**

   Wer einmal einen richtig hochwertigen Flogger in den Händen gehalten (oder genussvoll auf der Haut gespürt) hat, wird sich nicht mehr mit einer billigen Alternative zufriedengeben. Schwere Griffe, ausgesuchte Materialien und unvergleichliche Empfindungen – gute Flogger haben einiges zu bieten, doch leider ist der Preis entsprechend hoch. In verschiedenen Online-Shops erhältlich.

7. **Universalpeitsche**

   Sie brauchen eine vielseitige Peitsche, die Sie für Ratespiele, zur Genitalstimulation oder als Rohrstock einsetzen können. Der Fantasie sind keine Grenzen gesetzt!

   Flex Flicker Whip – während Ian die dominante Rolle spielte, hat er mit dieser Peitsche die tollsten Sachen gemacht, die ich mir nie erträumt hätte (zum Beispiel meine Klitoris zum Glühen ge-

bracht). Als ich diese Peitsche zum ersten Mal in den Händen hielt und hörte, wie es klingt, wenn man sie kurz schnacken lässt, war es sofort um mich geschehen. Sie gehörte zur Grundausstattung meiner dominanten SEP.
www.stockroom.com

8. **Lustkugeln**
   Smartballs von Fun Factory – im Innern dieser hübschen, sinnenfreudigen Beckenbodentrainer aus hochwertigem Silikon schwingen kleine Kugeln. Machen besonders viel Spaß, wenn man damit außer Haus geht!
   www.funfactory.com/de
9. **Halsband**
   Ein Halsband mit zahlreichen Metallringen ist unverzichtbar, wenn Sie Ihren Partner an die Leine legen wollen (ein großer Spaß bei den typischen Rollenspielen) oder Handgelenke oder andere Körperteile am Halsband befestigen möchten. In verschiedenen Online-Shops erhältlich.
10. **Analspielzeuge**
   Auf Analspiele bin ich in diesem Buch nicht besonders eingegangen, doch viele Menschen finden es sehr aufregend, sich mit dem Hintertürchen zu beschäftigen. Mir ist es ziemlich schwergefallen, mich auf einige wenige Spielzeuge zu beschränken, aber die folgenden gehören zu meinen Favoriten:
   Pure Plugs von njoy – diese Metallstöpsel sind auch bei längerem Tragen bequem, leicht einzuführen und sehr hygienisch. Es gibt sie in drei verschiedenen Größen. www.njoytoys.com

Ego e4 von Jopen – wenn der Ego e4 in Ihrem Partner surrt, wird der ganze Penis zum Vibrator! Das Gerät ist leicht aufzuladen, ist aus Silikon gefertigt und bewirkt eine starke Prostatastimulation!

Share XS von Fun Factory – das perfekte Spielzeug für alle, die zum ersten Mal ein Spiel nach dem Motto »Bück dich, mein Freund« ausprobieren möchten.

Alle drei sind in verschiedenen Online-Shops erhältlich.

Harness – wollen Sie Ihre Fantasie-Rollenspiele mit einem tollen Harness aufpeppen? Oder ein Abenteuer unter Frauen erleben? Dann käme der Pink Candy Minx von ASLAN Leather infrage oder die hübschen femininen Varianten Bella oder Sasha von Spare-Parts. www.myspare.com (deutsche Shops sind auf der Website zu finden).

Wir haben es fast geschafft

Ich atme tief durch, denn wir sind fast am Ende. Mir ist, als hätten wir gemeinsam eine aufregende Reise erlebt. Ich habe Schmetterlinge im Bauch. Ich hatte mit Ihnen so viel Spaß, dass ich gar nicht Abschied nehmen möchte, aber auch dieses Buch muss irgendwann ein Ende finden. Ich bin ganz gerührt, wenn ich mir vor Augen führe, wie weit Sie gekommen sind und was Sie alles gelernt haben. Sie waren ein ausgezeichneter Schüler. Jetzt heißt es Abschied nehmen … doch etwas darf nicht fehlen …

EIN EINDEUTIGES ENDE

Liebe Gebieterin Jaiya,
ich danke Dir, dass Du keine Mühen gescheut hast, um mich zu dominieren und gründlich auszubilden. Vielen Dank für Deine Sinnlichkeit und Deine erotische Raffinesse – Deine Kreativität und Deine Bereitschaft, Neues auszuprobieren. Danke, dass Du Dich voll und ganz auf die Rolle eingelassen und meine Fantasien als Teil Deiner Lust ausgelebt hast. Danke, dass Du mir innige Verbundenheit zeigst, wenn ich meinen ungewöhnlichen Neigungen nachgebe.
Vielen Dank für die heißen erotischen Szenen, die pikanten Nachrichten – und ganz großen Dank für die Erlebnisse in New York.
Eine bessere Dominatrix hätte ich mir nicht wünschen können.
Ich liebe Dich mehr denn je.
Dein Sklave
Ian

Irgendwann heißt es immer Abschied nehmen. Schüler verabschieden sich von ihren Lehrern, Lehrer von ihren Schülern. Nun ist es an der Zeit, dass sich unsere Wege trennen. Und ja, ich bin gerührt, weil unsere gemeinsame Zeit vorbei ist. Wir haben zusammen so viel erlebt. Ich habe Einblicke in mein Privatleben gewährt; ich habe Sie angeleitet, Sie ausgebildet, und habe das Gefühl, dass wir uns durch die Worte auf diesen Seiten sehr nahegekommen sind. Doch jetzt ist es so weit. Es ist Zeit, das Halsband abzulegen, Ihnen zu erlauben, sich allein auf den Weg zu machen, Sie Ihren eigenen Triumphen und Rückschlägen zu überlassen (wobei ich natürlich hoffe, dass die Triumphe deutlich überwiegen werden!).

Vor dem eindeutigen Ende unserer Session habe ich noch eine wichtige Botschaft für Sie.

Ich habe mir ein großes Ziel gesetzt. Durch sexuelle Aufklärung will ich Menschen in aller Welt dabei helfen, sexuelle Scham zu überwinden, damit sie ihre erotische Ekstase ungehemmt entfalten können. Ich bin davon überzeugt, dass Sie einen wichtigen Beitrag dazu leisten können. Jeder Einzelne sollte die Lust einfordern, die sein ureigenes Recht ist. Deshalb möchte ich Sie dringend bitten, dass Sie das, was Sie hier gelesen haben, auch umsetzen. Verbannen Sie dieses Buch nach dem Lesen nicht einfach in Ihr Bücherregal, ohne den köstlichen Genuss auszukosten, den die Techniken auf diesen Seiten bieten können. Absolvieren Sie jede Woche eine Übung aus diesem Buch! Beginnen Sie mit der Kink-Checkliste und arbeiten Sie sich immer weiter vor. Lassen Sie sich und Ihrem Partner Zeit zum Üben und bleiben Sie sich vor allen Dingen eng verbunden, indem Sie einander Ihre Zuneigung und Wertschätzung zeigen.

Tief durchatmen. Wir sind am Ende.

Ich verabschiede mich mit meiner letzten Szene als Dominatrix.

Jaiyas Tagebuch: Dominant/Tag 40

Unsere letzte Szene – wir gingen gemeinsam duschen. Obwohl wir im Grunde beide bereit waren, das Experiment zu beenden, waren wir auch etwas traurig darüber. Ian brachte sein Halsband. Nach 40 Tagen würde ich es ihm nun zum letzten Mal anlegen. Ich hatte etliche Fragen zu seinen Erlebnissen als mein Sub zusammengestellt, die er mir beantworten sollte. Während er seine Antworten notierte, verwöhnte ich ihn mit Berührungen und Oralsex – oh, und ich stimulierte seine Brustwarzen, denn die sind jetzt äußerst empfänglich für Lust. Als er fertig war, gab ich ihm Anweisungen, wie ich berührt werden wollte. Dann spielten wir eine Weile »Du darfst mich zehn Sekunden lang so anfassen, wie es dir gefällt«. Das war sehr heiß. Mit einigen eindeutigen Äußerungen ging ich auf seine speziellen Vorlieben ein.

Ich erlebte einen tollen Orgasmus und erlaubte ihm dann, ebenfalls zum Höhepunkt zu kommen – da er es nicht schaffte, machte ich daraus ein Orgasmus-auf-Befehl-Spiel. Schließlich hatte er Erfolg. Nach dem Saubermachen kam er zu mir, um sich das Halsband abnehmen zu lassen. Das war für mich ein sehr bewegender Augenblick. Als ich die Schnalle löste, traten mir Tränen in die Augen. Ich hielt inne. Ich wollte das Band nicht von seinem Hals nehmen. Ich legte die Stirn an seine und sagte: »Lass uns tief durchatmen.« Beim Ausatmen nahm ich das Halsband endgültig ab, während mir Tränen über die Wangen strömten. Er küsste meine Tränen und wischte sie ab. Obwohl ich gegen Ende so erschöpft gewesen war, stimmte es mich unendlich traurig, dass er nun nicht mehr mein Liebessklave sein würde. Wir krochen ins Bett, und ich war ganz weinerlich und aufgelöst. Er drückte mich an sich, während ich eine Mischung aus Freuden- und Trauertränen weinte. Ich verspürte unendliche Verbundenheit und überwältigende Liebe zu ihm. Ich las seinen Dankesbrief, und ein Meer aus Liebe und Dankbarkeit drohte mich zu überschwemmen. Als ich das Halsband abnahm, war offenbar ein emotionaler Damm gebrochen, der nun Flutwellen der Liebe und Dankbarkeit hervorströmen ließ. Ian hielt mich weiter in den Armen, während mir die Tränen aus den Augen quollen, und küsste mich mit liebevoller Leidenschaft. Es war wunderbar. Leise sprachen wir darüber, wie nah wir uns einander fühlten und dass die 40 Tage unser Liebesleben unglaublich angeregt hatten. Es war schon sehr spät, und wir brauchten beide Ruhe. Beim Einschlafen rannen mir noch immer wohltuende Tränen über das Gesicht. Eng an ihn geschmiegt und voller Erleichterung sank ich in erotische Träume.

Dank

Aus tiefster Seele, von ganzem Herzen und mit inniger Verbundenheit muss ich Ian danken, meinem Liebhaber, Freund und Partner. Ohne ihn wäre dieses Buchprojekt nicht das geworden, was es jetzt ist. Er hat mir, diesem Buch und Ihnen allen seine Zeit, seinen Körper, sein Herz und seine Kraft geschenkt. Er hat es gewagt, durch meine Worte aller Welt seine sexuellen Vorlieben zu offenbaren. Danke, mein Geliebter!

Mein Team. Ach du meine Güte! Meine Mitarbeiter haben wirklich Großes geleistet, denn sie mussten es sowohl während der devoten als auch während der dominanten Phase mit mir aushalten. Vielen Dank für Euer Verständnis und dafür, dass ich immer auf Euch zählen konnte, wenn ich genaue historische Fakten, ein ganz bestimmtes Interview oder einfach nur ein offenes Ohr brauchte. Ein ganz großer Dank gilt meiner Agentin Linda Lowenthal – Du hast immer an mich geglaubt und mich als erfahrene Autorin zum Thema Sexualaufklärung gesehen. Weiterhin danke ich Stephanie Knapp für ihre fachkundige Redaktion der vielen Hundert Seiten, ihr positives, hilfreiches Feedback und die Gestaltung des Buches, das Sie gerade in den Händen halten. Mein Dank gilt auch

Michele Schwartz, die unzählige Stunden bei der Recherche half, mich bei emotionalen Höhen und Tiefen während des 40/40-Experiments unterstützte, das Buch mit Fotos illustrierte, Websites erstellte und in den Monaten, in denen ich mich nur dem Schreiben widmete, Planung und Management übernahm. Was hätte ich nur ohne diese drei wunderbaren Frauen angefangen? Connie darf ich nicht vergessen, die mich im letzten Monat vom Tippen erlöst hat, als meine Handgelenke acht Stunden täglich am Laptop einfach nicht mehr mitmachten. Meine Hände danken Dir! Jon Hanauer, Deine Liebe und Unterstützung sind für mich ein Fels in der Brandung. Danke, dass ich Dir stundenlang laut aus diesem Buch vorlesen durfte und wertvolles Feedback von Dir bekam. Sequoia Emmanuelle, Daved Munoz, Julie Brooks und Jillian und Cassidy von Make Life a Ritual – *wow*! Meine SEP-Aufnahmen mit Euch waren der Wahnsinn!

Vielen Dank an die Profis: an Ivy Young für die liebevolle Unterstützung – Deine Hoffnung auf meinen Erfolg hat mich immer irgendwie beflügelt. Danke, dass Du mich ausgebildet hast. Kate Loree, Du warst mir eine große Stütze und hast in meiner Kunst etwas gesehen, das meine persönliche Psychologie grundlegend verändert hat. Pamela Madsen, wow, Du bist unglaublich! Du hast meine Einstellung zur Unterwerfung grundlegend verändert, und nach einer Stunde bei Dir war Ian ein völlig veränderter

Dom. Jaeleen Bennis, Ian und ich werden nie vergessen, was Du für uns getan hast. Danke, dass Du Bondassage entwickelt und uns Eve Minax vorgestellt hast. Eve, Dir ist es gelungen, mich als Dominatrix auf psychologischer Ebene zu erreichen. Du hast Ian und mir zugehört und dank Deiner Erfahrung verborgene Türen entdeckt, die uns zum Erfolg führten. Vielen Dank an Master Dan Eragon, der die besten Flogger der Welt herstellt und Ian gezeigt hat, wie man einen Flogger richtig wirft, wie er meinen Körper positionieren muss und wie er die Kontrolle übernimmt. Danke auch dafür, dass Du Dich uns gegenüber aufrichtig und verletzlich gezeigt hast; das war für uns eine sehr wertvolle Erfahrung. An Destin Gerek, den Erotischen Rockstar, der mir seine Geschichte anvertraute und mir großzügig dabei half, erotische Archetypen zu erforschen – und mit mir für verschiedene Fotos posierte, anhand derer die Anleitungen in diesem Buch erstellt wurden. An Princess Kali und alle Profis von der Kink Academy geht mein Dank für die vielen Lehrvideos; ich habe sie mir in unzähligen Stunden immer wieder angesehen! Esther Perel, vielen Dank an Dich wunderbaren Menschen für die Unterstützung meiner Arbeit und die unendliche Fülle an Forschungsmaterial, die Du mir aufgezeigt hast. In den ersten Monaten war ich bis über beide Ohren in die Bücher und Abhandlungen vertieft, die Du mir empfohlen hast. Dank auch an Sheila Kelley und Jenny Weaver, die mir halfen, mein schüchtern-zurückhaltendes Mysterium zu akzeptieren und damit zu spielen, sodass ich tief verborgene Ängste in meinem Körper heilen konnte. Die Erforschung meines erotischen Wesens im S Factor-Studio war eine wunderbare Erfahrung. Ich habe mit vielen Fachleuten gesprochen und gearbeitet, die nicht genannt werden möchten oder deren Namen für dieses Buch geändert wurden. Euch allen danke ich dafür, dass Ihr an mich geglaubt, mich unterstützt und mich fortgebildet habt. Jeder einzelne von Euch hat unendlich wertvolle Beiträge geliefert.

Vielen Dank auch an meine Klienten, die mir ihre Geschichten anvertraut haben. Danke, dass ich Tag für Tag von Euch lernen darf. Meinen Klienten ist es zu verdanken, dass ich eine gute Lehrerin, gute Partnerin und gute Autorin geworden bin. Danke, dass Ihr den Mut hattet, die Erforschung Eurer Sexualität in Angriff zu nehmen.

Und schließlich gilt mein Dank Ihnen, meinen Lesern, meinen Schülern. Ohne Ihre Unterstützung und Ihre Bereitschaft, etwas Neues zu erforschen, und ohne Ihr Vertrauen wäre diese Reise nicht möglich gewesen. Es liegt in Ihrer Hand, ob Sie mich dabei unterstützen möchten, die ganze Welt zu erreichen, Menschen zu helfen, ihr erotisches Potenzial freizusetzen und ein Leben voller Leidenschaft, Liebe, Verbundenheit und Lebendigkeit zu leben. Bitte tragen Sie diese Botschaft in die Welt.

Vielen Dank.

Weitere Informationen

Hier habe ich noch ein Bonbon für Sie (ich weiß, meine Großzügigkeit ist überwältigend)! Ich verrate Ihnen, wo Sie weitere Informationen finden und das Gelernte weiter vertiefen können:

PROFIS, DIE SIE KENNENLERNEN SOLLTEN

Jaiya – das bin ich! (www.missjaiya.com)
Von Kommunikation über sinnliche Massage bis hin zum Oralverkehr: Mir geht es darum, Ihnen zu zeigen, wie Sie Ihre sexuelle Ekstase freisetzen.

Ivy Young (www.missivyyoung.com)
Ivy ist lizenzierte Psychotherapeutin, zertifizierte Sextherapeutin, professionelle Dominatrix und eine sehr gefragte BDSM-Fachfrau mit einem Hochschulabschluss in Psychologie. Von ihr stammen die Online-Programme »Secrets of Submission« [*Geheimnisse der Unterwerfung*] und »50 Shades of Slavery« [*50 Facetten der Sklaverei*].

Jaeleen Bennis (www.bondassage.com)
Jaeleen hat Bondassage entwickelt, ein Programm, mit dem

Lizenznehmer rund um die Welt eine sinnliche, pikante Methode der Körperarbeit anbieten. Sie ist zertifizierte Masseurin mit einer Ausbildung in Shiatsu-, Tiefengewebs-, klassischer und Sportmassage und hat kulturübergreifende Heilmethoden von Reiki bis hin zu Schamanenreisen, Tantra und BDSM studiert.

Eve Minax (*www.eveminax.com*)
Eve bietet BDSM-Ausbildungen und -Beratungen an, lebt und arbeitet als Dominatrix, ist Darstellerin, Aktivistin und Autorin und zudem federführend für die Unterweisung der Mitarbeiter in Cléo Dubois' *Academy of SM Arts* zuständig.

Master Eragon (www.mastereragon.com)
Master Eragon ist ein professioneller Dom und Darsteller. Seine Spezialität ist es, seine Subs zu fesseln und ihnen Sinneserlebnisse zu verschaffen, durch die sie tief in der Glückseligkeit des Subspace versinken. Zudem macht er die besten Flogger der Welt!

Kate Loree (www.kateloree.com)
Kate ist anerkannte Ehe- und Familientherapeutin mit dem Schwerpunkt offene, polyamouröse, BDSM- oder Swinger-Beziehungen sowie Kunsttherapie und traumatisierte/missbrauchte Personen.

Pamela Madsen (www.beingshameless.com)
Pamela ist Sexualcoach, Autorin von *Shameless* und Mitbegründerin der Sinnesrefugien »Back to the Body« für Frauen.

Destin Gerek (www.eroticrockstar.com)
Destin ist ein Sexausbilder, gefragter Coach in Sachen Erotik und Transformation, Dozent, Blogger und Ausbilder in allen Bereichen der spirituellen Sexualität, des Tantras und der erotischen Befreiung. Seine Identität »Der Erotische Rockstar« war der Katalysator, der sein Leben und das Leben anderer grundlegend verändert hat.

Sheila Kelley (www.sfactor.com)
Sheila hat das *S Factor – Fluid Feminine Movement* begründet. Sie gibt Frauen die Kraft, durch Tanz, Atmung und Klang an ihre natürliche Schönheit zu glauben, sodass sie ihre erotische Persönlichkeit entfalten und ihre Sexualität ganzheitlich ausdrücken können.

ONLINE-FORTBILDUNG

Mistress Jaiya (www.mistressjaiya.com)
Das 40/40-Projekt hat mich dazu veranlasst, eine ganz neue Jaiya zu erschaffen! Deshalb habe ich auch eine ganz neue Website erstellt. Dort sind viele nützliche Quel-

len und Fortbildungsmöglichkeiten für Sie zusammengetragen!

Kink Academy (www.kinkacademy.com)
Kink Academy ist eine Online-Sammlung mit Hunderten von Videos von über 100 Ausbildern, von BDSM bis hin zu Beziehungsfragen. Diese unglaublich lehrreiche Bibliothek wurde von Princess Kali zusammengestellt, einer Lifestyle-Dominatrix und BDSM-Ausbilderin.

FetLife (www.fetlife.com)
FetLife ist ein soziales Netzwerk und eine Kink-Gemeinschaft mit über zwei Millionen Mitgliedern. Die nützlichen Informationen und Diskussionen auf dieser Seite sollten Sie sich nicht entgehen lassen.

Esinem (www.esinem.com)
Auf dieser Website finden Sie eine eingehende, sinnliche und wunderbar erotische Einführung in die japanische Bondage-Kunst sowie unzählige Informationen zur richtigen Fesseltechnik!

BÜCHER

Bader, Dr. Michael J.: *Arousal: The Secret Logic of Sexual Fantasies.* New York: Thomas Dunne Books, 2002

Bergner, Daniel: *Die versteckte Lust der Frauen. Ein Forschungsbericht.* Albrecht Knaus, 2014

Clifford-Smith, S.: *Kink: A Straight Girl's Investigation.* New South Wales: Allen & Unwin, 2010

Flagg: *The Forked Tongue: A Handbook for Treating People Badly.* Lexington: Foolish House, 2008

Hanauer, Jon, Jaiya und Julie Jeffries: *Fass mich an! Erotische Massagen von Kopf bis Fuß für sie und ihn.* Goldmann, 2011

Jaiya: *Sex Positions You Never Thought Possible.* Beverly: Quiver, 2012

Jaiya: *Blow Each Other Away: 100 Techniken, die sie und ihn verrückt machen.* Goldmann, 2014

James, E.L.: *Fifty Shades of Grey.* Goldmann, 2013

Kramer Bussel, Rachel: *Best Bondage Erotica 2013.* Berkeley: Cleis Press, 2012

Masters, Peter: *This Curious Human Phenomenon: An Exploration of Some Uncommonly Explored Aspects of BDSM.* Las Vegas: The Nazca Plains Corporation, 2008

McNeill, E.: *9 ½ Wochen. Erinnerungen an eine Liebesaffäre.* Marterpfahl, 1999

Midori: *Wild Side Sex: The Book of Kink.* Los Angeles: Daedalus Publishing, 2005

Morin, Jack: *The Erotic Mind: Unlocking the Inner Sources of Sexual Passion and Fulfillment.* New York: HarperCollins, 1995

Paglia, Camille: *Sexual Personae: Art and Decadence from Nefertiti to Emily Dickinson*. New York: Vintage Books, 1990

Perel, Esther: *Wild Life: Die Rückkehr der Erotik in die Liebe*. Pendo, 2006

Réage, P.: *Die Geschichte der O*. Langen-Müller, 2013

Roquelaure, A. N.: *Dornröschens Erwachen. Erotische Abenteuer einer Prinzessin*. Marterpfahl, 2011

Roquelaure, A. N.: *Dornröschens Bestrafung. Erotische Abenteuer einer Prinzessin*. Marterpfahl, 2011

Roquelaure, A. N.: *Dornröschens Erlösung. Erotische Abenteuer einer Prinzessin*. Marterpfahl, 2011

Rose, Chanta: *Bondage for Sex: Volume 1*. San Francisco: BDSM Press, 2006

Taormino, Tristan: *The Ultimate Guide to Kink: BDSM, Role Play and the Erotic Edge*. Berkeley: Cleis Press, 2012

Wade, Jenny: *Transcendent Sex. In der Sexualität eine höhere Wirklichkeit erfahren*. Aquamarin, 2014

Wiseman, Jay: *Erotic Bondage Handbook*. Emeryville: Greenery Press, 2000

ONLINE-KURSE

Kink Academy, www.kinkacademy.com
Ivy Young, »Secrets of Submission«, www.missivyyoung.com
Ivy Young, »50 Shades of Slavery«, www.missivyyoung.com

VIDEOS

Esinem, *Japanese Rope Bondage, Volume I*
Esinem, *Japanese Rope Bondage, Volume II*

Register